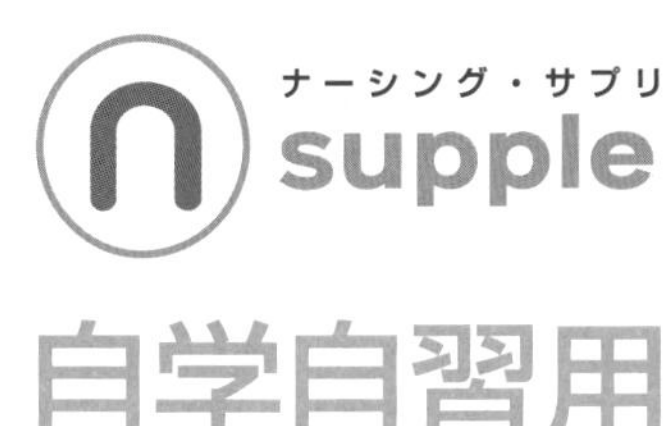

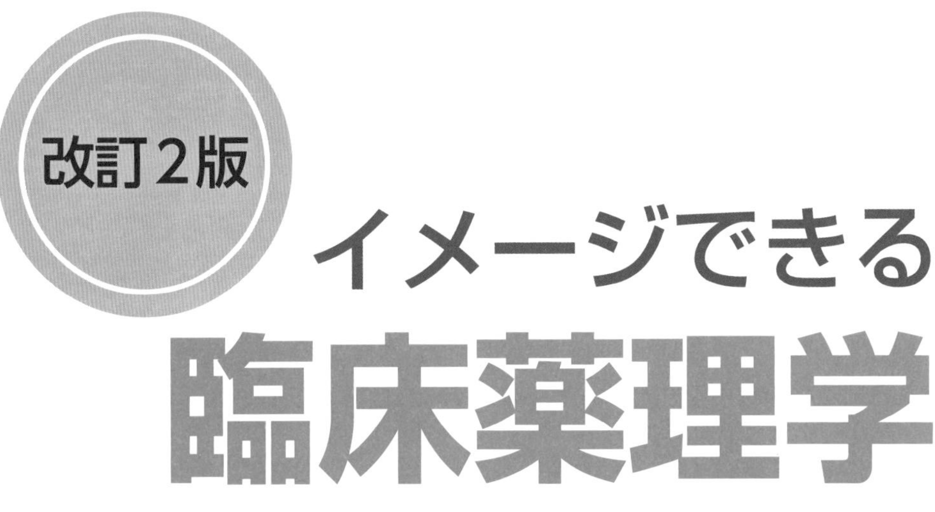

イメージできる 臨床薬理学

ナーシング・サプリ supple 編集委員会 編

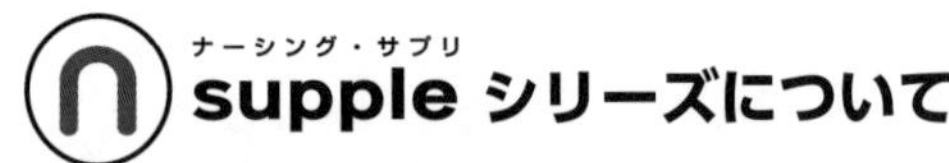

「ナーシング・サプリ」シリーズは，看護学生のみなさんにとって必須となる，看護学の基礎知識について，わかりやすくまとめた学習参考書・問題集です．

授業で学ぶ内容をしっかりとフォローし，実習で役立つ知識も盛り込んでいます．問題を解いたり，ノート代わりに書き込んだり，さまざまに活用することができます．本書を積極的に役立てていただき，あなただけのオリジナルの学習参考書・問題集を完成させてください．きっと看護学を学ぶ楽しさが実感できます！

本書の特長

●イラスト主体の巻頭カラーページが，薬理学を身近にしてくれます．

カラーページはイラストと表を中心に構成しました．「見る」だけで薬理学にアプローチできます．

●繰り返し問題を解けば，段階的に効率よく学習でき知識が自然と身に付きます．

繰り返し問題を解くことで，必ず覚えておきたい基礎知識が自然と身に付けられるようになっています．問題形式も多彩だから，最後まで飽きることなく「臨床薬理学」が学べます．

●解答・解説は別冊挟み込み！

解答・解説は取り外せる別冊挟み込み．答え合わせも簡単です．

本書の使い方

ビジュアルチェック・要点整理からトレーニング・実力アップへと，ステップ・バイ・ステップで学習できる方式を採用しています．看護師国家試験に向けて，しっかりと基礎学力を養うことができます．

ビジュアルチェック

メディカ出版の看護基礎教育テキスト ナーシング・グラフィカ 疾病の成り立ち②『臨床薬理学』の図表から重要な部分をピックアップしています．視覚で理解しながら，臨床薬理学の基礎知識を身に付けていきましょう．

要点整理

臨床薬理学の基礎知識を説明した文章を掲載し，特に覚えておきたい語句の部分を空欄にしています．授業で習ったことを思い出しながら，語句を書き込んでみましょう．

トレーニング

○×式問題です．ビジュアルチェックや要点整理で基礎知識を確認してから解答すると，知識がさらに定着します．

実力アップ

学習の達成度をチェックするための問題です．看護師国家試験を想定した四肢択一・五肢択二形式になっています．選択肢の意味を理解し，その中から正答を選択する「思考する力」を身に付けることができます．国家試験対策に，ぜひご活用ください．

はじめに

勉強は楽しくない．なぜこんなに覚えなくてはいけないの？　役に立つのかどうかもわからないのに……そんなみなさんの声が聞こえてきます．

では，サッカーやスノーボード，楽器演奏は楽しいですか？

たぶん，好きなときに気ままに楽しむのであれば，それはとても楽しいことでしょう．しかし，クラブチームに入って，競技会で勝利することが目的になったとたん，楽しいだけではすまなくなると思います．

例えば，サッカーであれば，ボールを蹴る前に何度もグラウンドを走ること，同じ相手に何度もボールをパスすること，ゴールに向かってひたすらボールを蹴り続けることなど．競技会での自分の活躍と勝利をイメージできないならば，こんな地味な練習は長続きしません．

今，あなたが手にしているこの本は，好きなときに開くものではありません．本書の目的は，あなたが看護師として仕事を始めるためのトレーニングです．グラウンドを走り続けること，パスの練習を続けること，シュート練習を続けること，そんな地味な練習と同じです．患者さんからプロの看護師として認められている姿をイメージでもしない限り，数ページで眠くなります．きっと二度と開きたくないに違いありません．

精神力は大切ですが，根性だけではなかなか期待するような成果は得られません．サッカーにおいても同じです．技術もないのに根性だけではゴールは決められません．基本を身に付けるため，また，それを実際に使えるようになるためには，優秀なコーチが必要です．

相手のディフェンスを打ち破ってゴールを決めるためには，対戦相手の特性を十分に分析して，それに応じた練習を行った上で戦うことが重要です．

本書は，特別優秀なコーチというわけではありませんが，みなさんの基礎力の強化と実力アップのために，適切なアドバイスをしてくれると思います．基礎力の強化と地道な練習を軽視する者は，プロのプレーヤーにはなれません．看護師として仕事をする上で必要な基礎力をしっかり身に付け，プロとして十分に実力を発揮できるよう，本書でトレーニングに励んでください．

あなたの地道なトレーニングを，私たちはサポートします．

編者　古川裕之

イメージできる 臨床薬理学

CONTENTS

序章
医薬品について まずは知っておきたいこと

薬の剤形とその特徴

薬にはさまざまな形（剤形）がある．薬の作用を有効にするため，吸収部位に適する薬が患者の疾患や状態，性別や年齢などに応じて選択される．また，薬はその剤形によって特徴がある．長所だけではなく短所もあるため，投与する際には各薬に応じた注意が必要である（p.8～10表参照）．同時に，投与経路によっても血中濃度のピークや薬の効果発現時間，持続時間は異なる（p.10図2）．薬の特徴を理解した上で正しく投与することが，薬の効果を高めることにつながる．

ビジュアルチェック

図1 ●薬の剤形と吸収部位

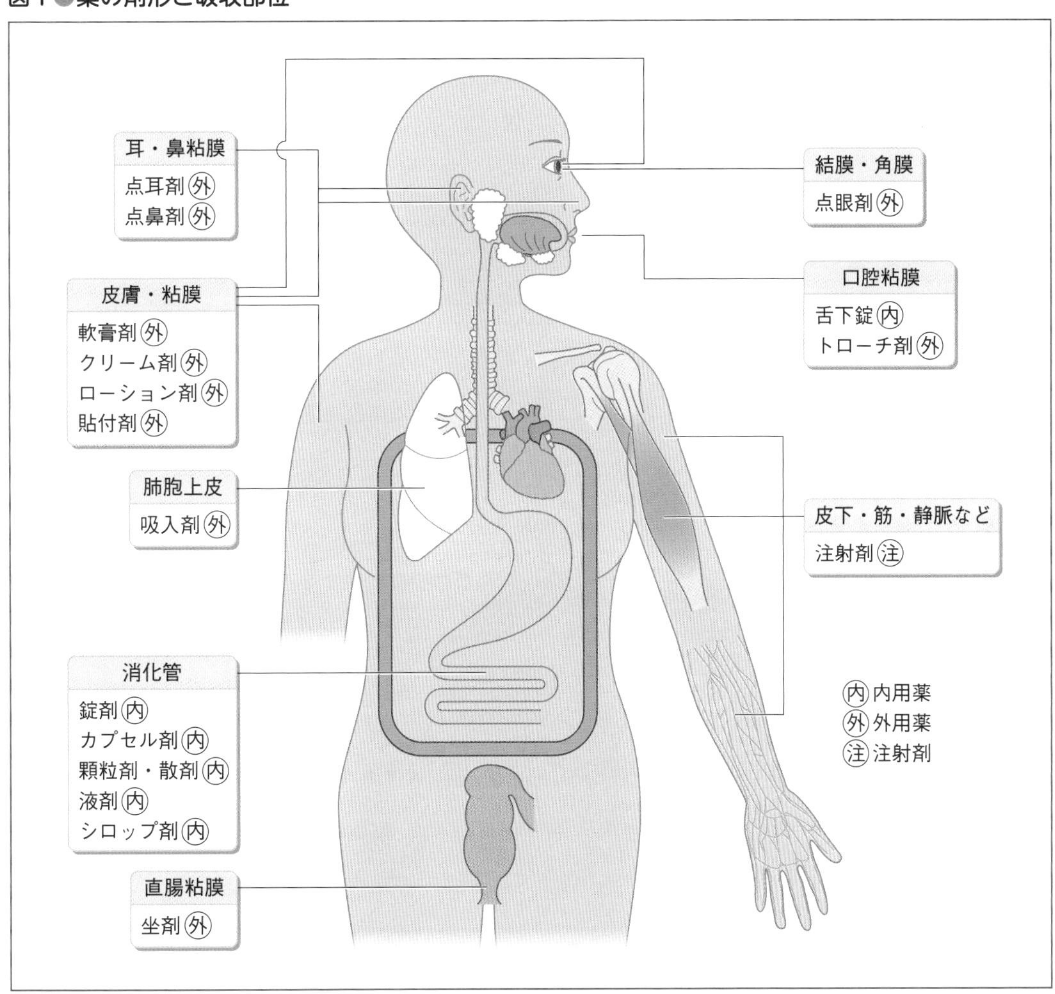

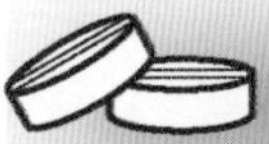

錠剤

有効成分に賦形剤（医薬品の取り扱いや服用を便利にするために加える成分などを加えたものを圧縮して，一定の形にした固形の製剤

<table>
<tr><th colspan="2">形状と特徴</th><th>長　所</th><th>短　所</th></tr>
<tr><td>裸錠・素錠</td><td>成型したままのもの</td><td rowspan="7">・携帯に便利
・含有量が均一
・保存性がよい</td><td rowspan="7">・サイズが大きいと，服用しづらい
・トローチ剤は糖分が多いため，虫歯を生じやすい</td></tr>
<tr><td>糖衣錠</td><td>表面を糖衣で覆ったもの</td></tr>
<tr><td>フィルムコート錠</td><td>安定化（遮光，防湿），また，味やにおいをなくして飲みやすくするために，裸錠の表面を均一に被膜，あるいはフィルムで覆ったもの</td></tr>
<tr><td>腸溶錠</td><td>有効成分が胃酸で分解されないように，酸性に対して不溶性のコーティング剤で被膜したもの</td></tr>
<tr><td>OD 錠
(oral dispersing tablet)</td><td>唾液や少量の水で溶けるように作られたもの．口腔粘膜から吸収され，口腔内崩壊錠ともいう</td></tr>
<tr><td>舌下錠</td><td>肝臓での分解を避けるため，口腔粘膜から吸収させるもの</td></tr>
<tr><td>トローチ剤</td><td>口腔内での作用を期待して，飴のようになめるもの</td></tr>
</table>

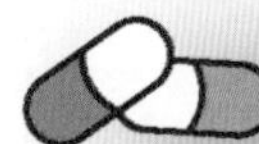

カプセル剤

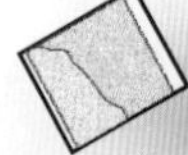

粉薬

粉末状の薬．カプセルの中身も粉末状または液状である

<table>
<tr><th colspan="2">形状と特徴</th><th>長　所</th><th>短　所</th></tr>
<tr><td>硬カプセル剤</td><td>粉状・液状の医薬品などをカプセルに充填したもの</td><td rowspan="2">・粒径の異なる顆粒や溶出性の異なる顆粒などを組み合わせ，作用の持続化を図ることができる</td><td rowspan="2">・水性液剤，水溶性塩などには不向き
・湿度の影響を受けやすい</td></tr>
<tr><td>軟カプセル剤</td><td>カプセル皮膜で被包成型（軟カプセル剤）した製剤</td></tr>
<tr><td>散　剤</td><td>有効成分のみ（原末），あるいは，原末に乳糖などを加えて希釈した粉末状のもの</td><td rowspan="2">・小児用の薬など，微量の調整が必要なときに対応できる</td><td rowspan="2">・湿度が高いと変性・変質する可能性がある
・分割誤差や異物混入の可能性がある
・識別が困難である
・服用しづらい</td></tr>
<tr><td>顆粒剤</td><td>粉末を固めて顆粒に成型した製剤．被膜で覆い，味やにおいをなくしたり，胃酸での分解を防止したもの</td></tr>
</table>

錠剤・カプセル剤・粉薬使用時の注意点

- 薬の作用を持続させるため，薬の成分が胃酸で分解されないよう，また，味の悪さやにおいを隠すために，錠剤，カプセル剤，顆粒剤の表面に工夫（被膜化）がされているものが多い．そのため，患者から服用しにくいとの訴えがあっても，製剤表面の工夫の有無を確認せず，錠剤や顆粒をつぶしたり，カプセルを外したりすることは危険である．
- 錠剤や顆粒の粉砕や，カプセルを外しても問題がないかについては，医薬品添付文書の「適用上の注意」で必ず確認する，または薬剤師に相談する．

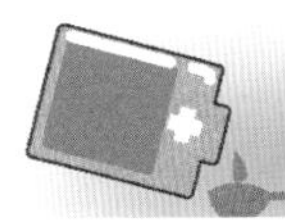

液剤 有効成分を液状にしたもの

形状と特徴		長所	短所	注意点
液剤	有効成分を溶かし，液状にした製剤	・小児や嚥下困難な高齢者にも投与しやすい	・錠剤・散剤に比べて，保存性と携帯性で劣る	・糖分を含むため，保存時の細菌汚染と，虫歯予防のための口腔ケアに注意が必要
シロップ剤	有効成分に糖や甘味料を加えた，粘度が高い製剤			
点眼剤 点鼻剤 点耳剤	有効成分を水溶液として，眼科用，耳鼻科用として製剤化したもの	・携帯に便利	・一部の製剤では冷所保存が必要	・防腐剤を含まない点眼液では，細菌汚染への注意が必要

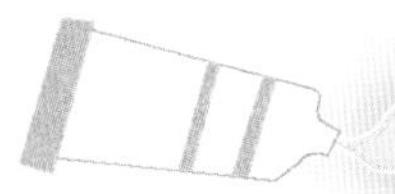

軟膏剤等 皮膚に直接塗布する，半固形の製剤

形状と特徴		長所	短所	注意点
軟膏剤	有効成分を油性の物質に混合して練り上げたもの	・患部に投与（塗布）しやすい	・皮膚への刺激がある	・かゆみ，かぶれ，赤くなるなどの皮膚症状が生じたときは，すぐに医師または薬剤師や看護師に相談するよう指導する
クリーム剤	有効成分を水性の物質に混合して練り上げたもの			
ローション剤	有効成分を液体に混ぜ込んだもの			

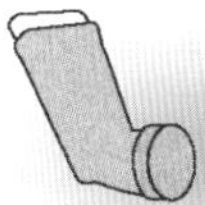

吸入薬 霧状に噴出させた薬を口から吸い込み，気管支や肺から薬効を吸収し作用させる薬

形状と特徴		長所	短所	注意点
エアゾールタイプ	ボンベ内の薬剤を噴射させて吸入する	・携帯に便利	・呼吸症状によっては，うまく吸入できない場合がある	・適切な吸入指導を行う必要がある ・口腔内に薬剤が残らないよう，吸入後は必ずうがいをする
ドライパウダータイプ	粉末の薬剤を勢いよく吸い込む（DPI）			
吸入液タイプ	器具（ネブライザー）で霧状にした薬剤を吸入する			

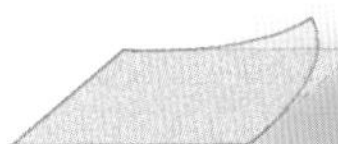

貼付剤 皮膚に直接貼ることで，経皮的に薬効を吸収させる

形状と特徴		長所	短所	注意点
局所用	局所の消炎鎮痛を目的とする	・投与が容易である ・消化器系への直接的な有害作用がない	・皮膚への刺激がある	・全身用の貼付剤は，決められた時間ごとに貼り替える ・同じ場所に貼り続けると，かゆみやかぶれが生じやすい．場所を変えて貼るよう指導する
全身用	全身循環への吸収を目的とする			

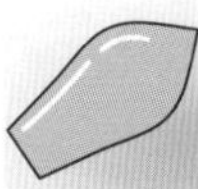

その他の薬剤

液体に溶かして使用する外用薬や，肛門や腟から挿入する坐剤などがある

形状と特徴		長　所	短　所	注意点
液剤（外用）	皮膚などに使用する有効成分を溶かした液状のもの	・消毒やうがい（含嗽）目的で投与しやすい		・着色しているものは，衣服を汚すため注意する
坐　剤	肛門や腟に挿入する固形のもの	・小児にも投与しやすい ・消化器系に対する直接的な有害作用がない	・高温下では製剤がやわらかくなり，挿入しにくくなる	・排便により排出されるため，排便後に挿入（投与）する ・先端部のとがった方から挿入（投与）する

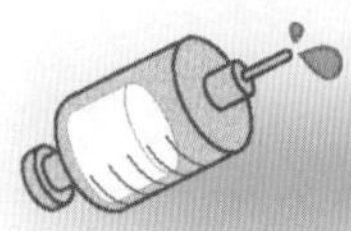

注射薬

注射針を用いて，体内（皮下・皮内・筋肉・血管など）に直接投与する液状の製剤

種　類	長　所	短　所	注意点
皮下注射用 筋肉内注射用 静脈内注射用 （点滴を含む） 動脈内注射用 その他 （髄腔内，腹腔内など）	・静脈内や動脈内など，直接全身循環に投与されるため，作用の発現が早い ・静脈内点滴投与は，注入速度を変えることで，作用の強さをコントロールできる ・作用持続化を目的として，皮下注射用製剤が利用できる	・静脈内投与や動脈内投与など，直接的な全身循環への医薬品投与を間違うと，薬液の回収が困難なため，患者の危険性が高くなる ・皮下注射と筋肉内投与は吸収過程をもつため，静脈内投与に比べると，作用発現までに時間がかかる	・一般に，液体は化学反応が進みやすい．複数の注射剤を混合することで沈殿生成などの外観変化が認められたり，外観変化は伴わないが有効成分の分解が進むなどの配合変化が生じたりするため，注意が必要である ・脂肪製剤を除き，透明でない薬液は，静脈内には投与しない

図２●投与経路別血中濃度の推移

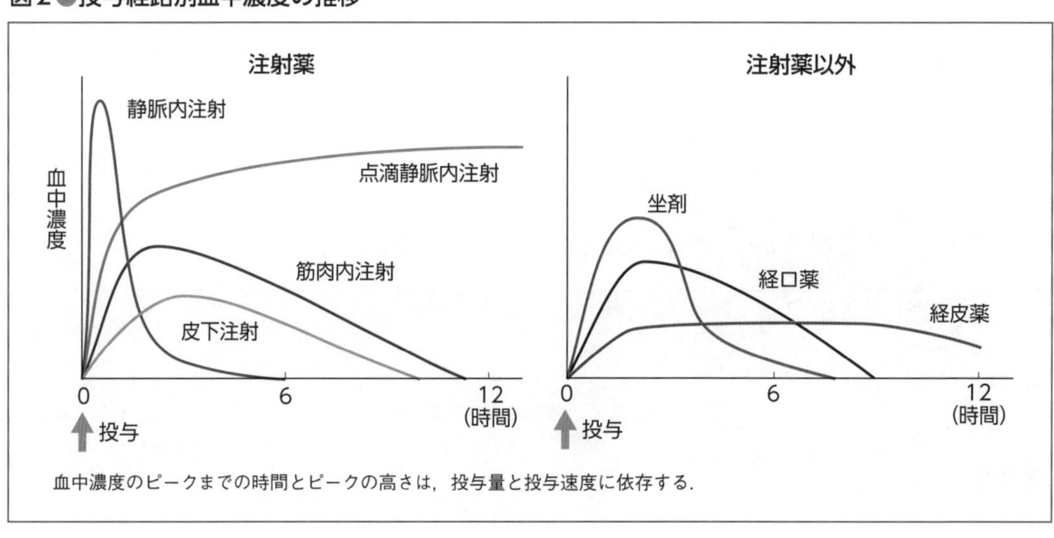

薬理作用の原理

ほとんどの医薬品は，細胞膜に局在する特異タンパク分子（**受容体**：receptor）に作用して，さまざまな生理反応を引き起こす．受容体に結合して生理反応を引き起こす医薬品を**作用薬**（agonist），または**刺激薬**（stimulant）という．

逆に，受容体に結合しても生理反応を引き起こさない医薬品を**拮抗薬**（antagonist），または**遮断薬**（blocker）といい，生理作用に直接関係する酵素のはたらきを妨害する医薬品を**阻害薬**（inhibitor）という．はたらきを妨害するからといって悪いというわけではなく，例えば血管を収縮させ，血圧を上げる体内物質のはたらきを妨害するACE阻害薬は，代表的な降圧薬として多く使用されている．

ただし，多剤併用時には医薬品の効果が高まりすぎたり，効き目を打ち消し合ったりする**相互作用**に注意しなければならない．相互作用は医薬品同士だけではなく，食品や飲料，香草などのハーブやサプリメントとの併用でも起こりうる．

ビジュアルチェック

図3●作用薬（刺激薬）の作用機序

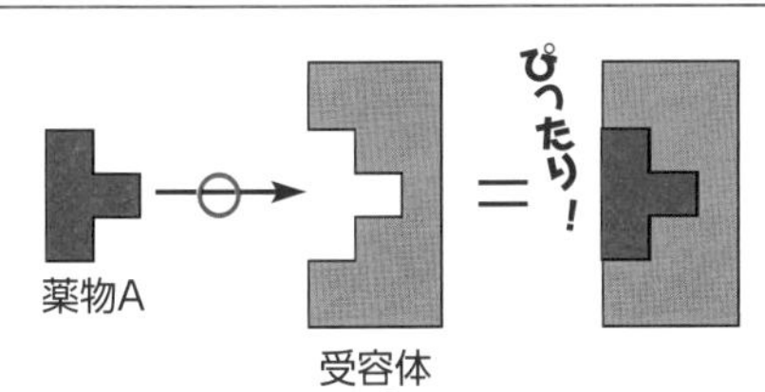

特異タンパク分子（受容体）に作用して，さまざまな生理反応を引き起こし，効果を発揮する．

図4●拮抗薬（遮断薬），阻害薬の作用機序

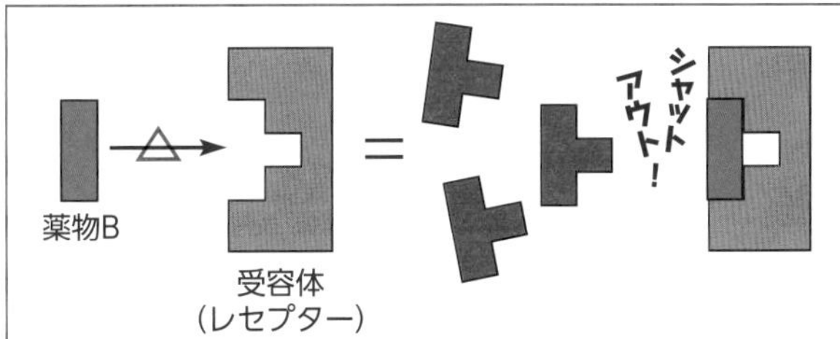

特異タンパク分子（受容体）に結合するが，生理反応を引き起こさない，あるいは，生理作用に直接関係する酵素のはたらきや作用薬との結合を妨げる．

●拮抗薬の種類と特性

種　類	特　性	組み合わせ例
競合的拮抗薬	異なる作用をもつ二つの薬剤が，一つの受容体に対して結合を競い合う．作用を期待する薬剤の用量を増やせば受容体との結合率が上がるため，生理反応を正常に戻すことができる．	アセチルコリンとアトロピン
非競合的拮抗薬	相反する作用をもつ二つの薬剤が，それぞれ異なる受容体と結合するなどして作用薬の受容体結合を減少させ，生理反応を抑制する．	アセチルコリンとパパベリン
不可逆的拮抗薬	受容体との結合が強固で，作用薬の濃度を増加しても結合できる受容体が限られているため，生理反応を完全に正常に戻すことはできない．	抗原抗体反応

●看護師国家試験によく出る相互作用

Ca拮抗薬×グレープフルーツジュース	グレープフルーツ中の成分がシトクロムp450の作用を抑制し，Ca拮抗薬の過度の降圧作用を引き起こす．p.144参照
ワルファリン×納豆	納豆中のビタミンKとワルファリンが拮抗し，効果が減弱する．

●●● 薬を理解するための体の理解（自律神経系）●●●

末梢神経系は，中枢神経系と末梢（身体各部）とを連絡する．末梢神経系で生命活動の維持や調節にはたらく神経系を，**自律神経系**という．

器官の多くは，交感神経系と副交感神経系が拮抗的にはたらくことで**恒常性**が維持されている．

神経系における伝達と神経伝達物質，その受容体の機構には，多くの薬が作用するしくみと共通性がみられる．特に脳・中枢神経系疾患の薬においては，その作用としくみを理解することが重要である．

◆◆ ビジュアルチェック ◆◆

図5●自律神経系の主な分布と末梢の関係

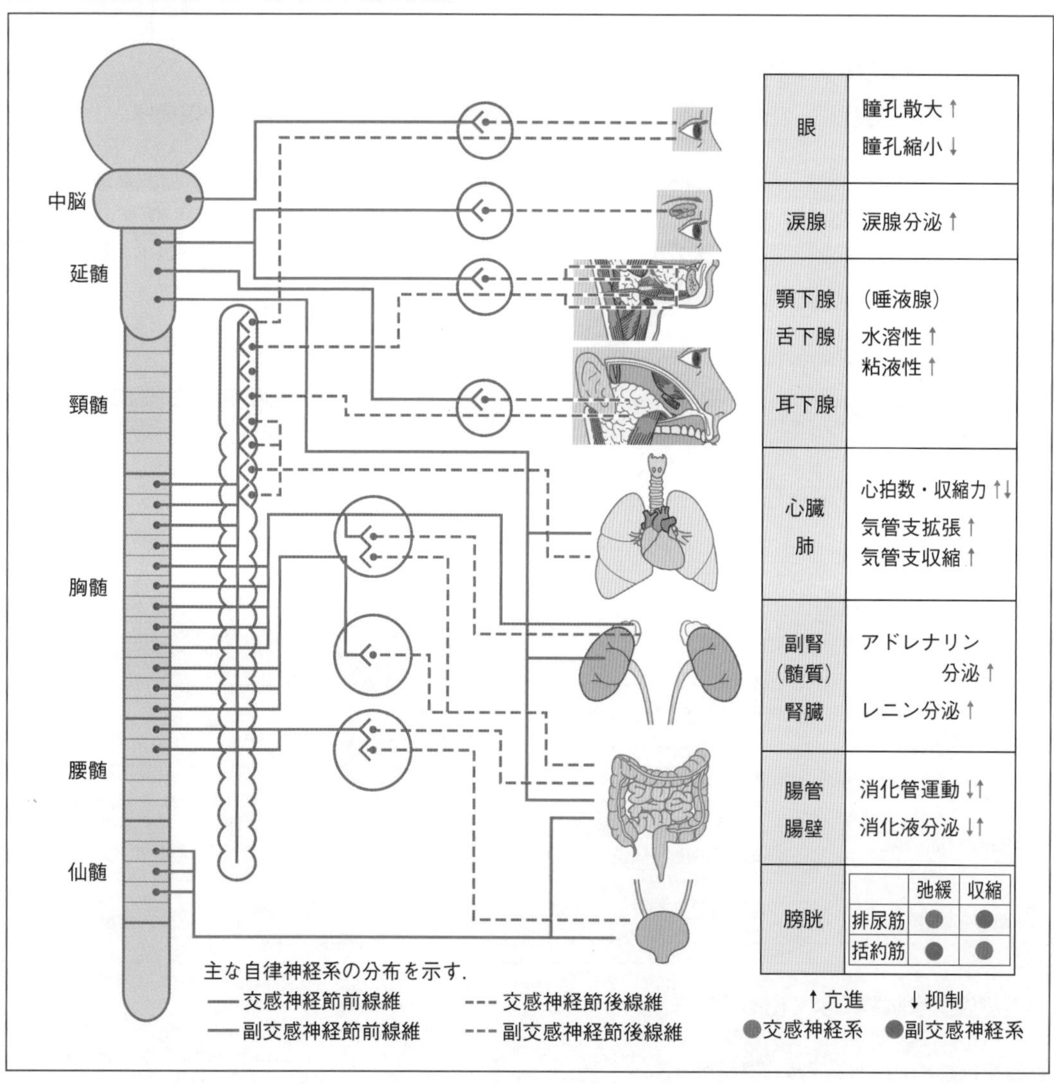

毒薬・劇薬・麻薬の取り扱い

●毒薬●

毒薬は，「**医薬品，医療機器等の品質，有効性及び安全性の確保等に関する法律**」（以下，**医薬品医療機器等法**）第44条において，「毒性が強いものとして厚生労働大臣が薬事・食品衛生審議会の意見を聴いて指定する医薬品」と定義されている．ほかの薬物と区別して貯蔵・保管する必要があり，専用の**施錠できる保管庫**で管理しなければならない．

●劇薬●

劇薬は，「劇性が強いものとして厚生労働大臣が（中略）指定する医薬品」と定義されている．ほかの薬物と区別して貯蔵・保管する必要がある．

	内服（経口）	皮下注射	静脈注射
毒 薬	<30mg/kg	<20mg/kg	<10mg/kg
劇 薬	<300mg/kg	<200mg/kg	<100mg/kg

上図は，体重1kg当たり摂取した場合，半数以上のマウスが死ぬ薬の量を示している．毒薬は劇薬よりも約10倍効力（毒性）が強い．

●麻薬●

麻薬は「**麻薬及び向精神薬取締法**」において，薬品名をはじめ，管理方法までもが規定されている．微量で著しい薬理作用を示し，習慣性，耽溺（たんでき）性（心理的，肉体的な強い依存性）があるが，モルヒネやコデインなどは，**疼痛管理**などにも用いられる．**麻薬施用者**の資格をもつ**医師**（歯科医師，獣医師を含む）でなければ麻薬を施用し，施用のため交付し，麻薬処方せんを交付することはできない．

【麻薬取り扱い時の注意点】

- 必ず**鍵のかかる保管庫**で管理する．保管庫には**覚せい剤**のみ一緒に保管することができる．
- 麻薬を使用するときは，必ず麻薬施用者の氏名が記載された**麻薬処方せん**に従う．
- 使用して残った麻薬注射液等は，必ず麻薬管理者に**返却**する．勝手に廃棄してはならない．
- オピオイド鎮痛薬などの医療用麻薬を他人に譲り渡すことは，「麻薬及び向精神薬取締法」違反となるので，絶対にしないよう患者に指導する．

ビジュアルチェック

図6 ●毒薬と劇薬，麻薬の表示

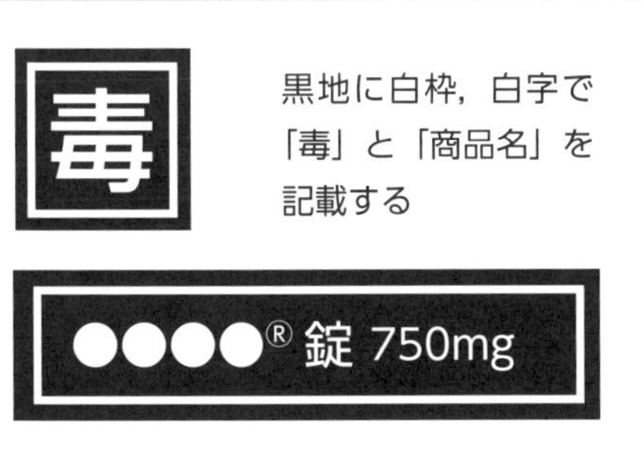

毒薬のラベルの一例

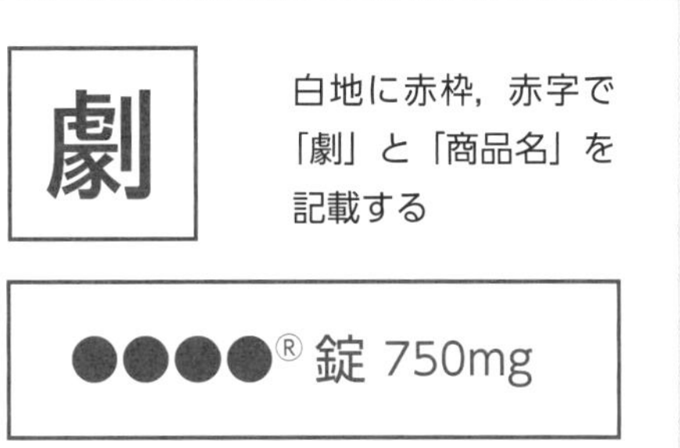

劇薬のラベルの一例

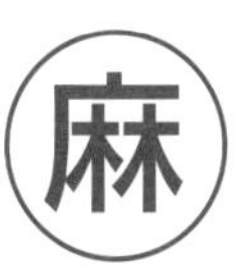

丸の中に「麻」の字を記載する．色は問わない．

麻薬のラベルに記載されているマーク

処方せん

処方せんとは，医師が患者の疾病に対して与薬が必要であると判断した際に，薬品を選択し，その用法・用量・使用期間を記した文書である．

処方せんの交付については，「**医療法**」第22条において「医師は，患者に対し治療上薬剤を調剤して投与する必要があると認めた場合には，患者または現にその看護に当たっている者に対して処方せんを交付しなければならない」と定めている．

処方せんは，医師が薬剤師に指示通りの薬品を調製するよう求めるものだが，「**薬剤師法**」第24条において「薬剤師は，処方せん中に疑わしい点があるときは，その処方せんを交付した医師，歯科医師または獣医師に問い合わせて，その疑わしい点を確かめた後でなければ，これによって調剤してはならない」という**疑義照会**の義務も定めている．よって，薬剤師も調製に責任をもつことが求められる．

ビジュアルチェック

図7●処方せんの様式と記載例

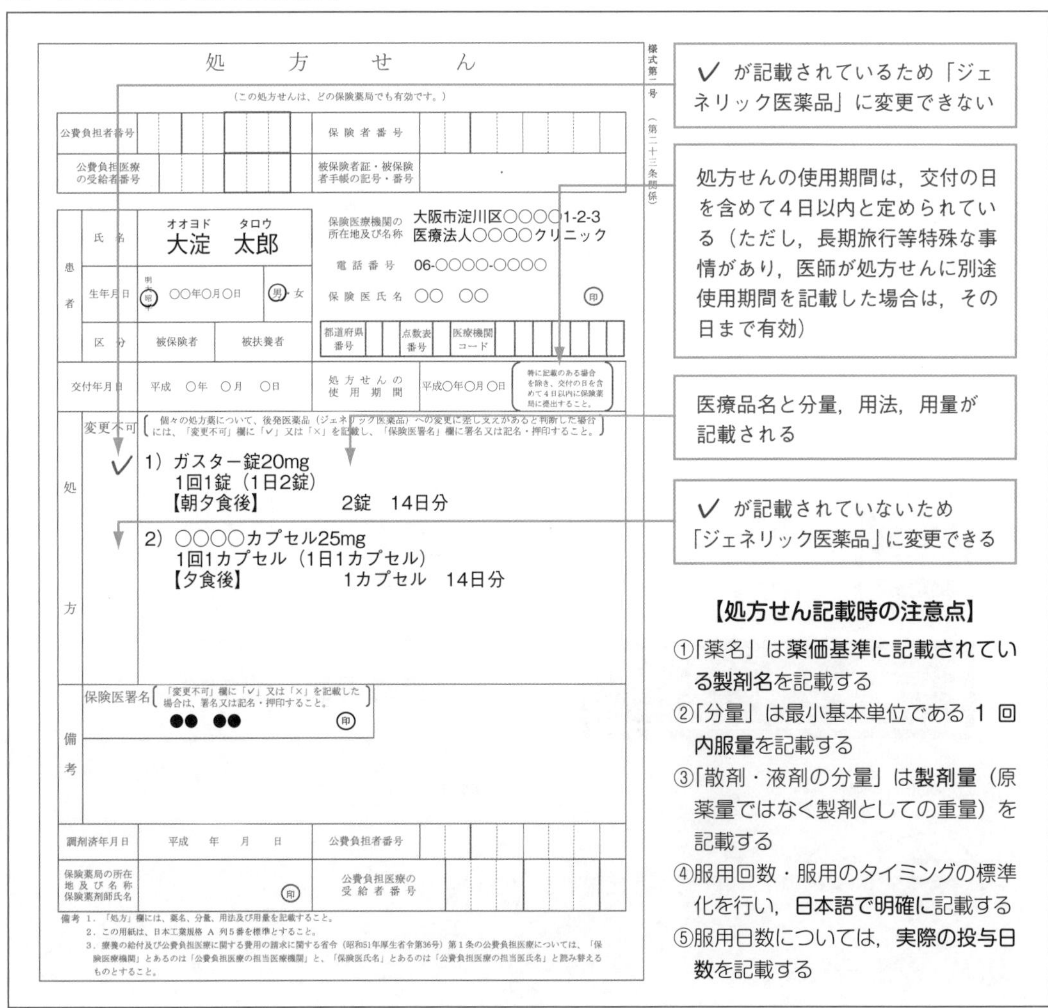

処　方　せ　ん

様式第二号（第二十三条関係）

（この処方せんは、どの保険薬局でも有効です。）

公費負担者番号　　保険者番号

公費負担医療の受給者番号　　被保険者証・被保険者手帳の記号・番号

患者　氏名：オオヨド　タロウ　大淀　太郎

生年月日：明・大・昭・平（昭に丸）　○○年○月○日　男（丸）・女

区分：被保険者　被扶養者

保険医療機関の所在地及び名称：大阪市淀川区○○○○1-2-3　医療法人○○○○クリニック

電話番号：06-○○○○-○○○○

保険医氏名：○○　○○　㊞

都道府県番号　点数表番号　医療機関コード

交付年月日：平成　○年　○月　○日

処方せんの使用期間：平成○年○月○日（特に記載のある場合を除き、交付の日を含めて４日以内に保険薬局に提出すること。）

処方

変更不可（個々の処方薬について、後発医薬品（ジェネリック医薬品）への変更に差し支えがあると判断した場合には、「変更不可」欄に「✓」又は「×」を記載し、「保険医署名」欄に署名又は記名・押印すること。）

✓ 1）ガスター錠20mg
1回1錠（1日2錠）
【朝夕食後】　2錠　14日分

2）○○○○カプセル25mg
1回1カプセル（1日1カプセル）
【夕食後】　1カプセル　14日分

備考

保険医署名（「変更不可」欄に「✓」又は「×」を記載した場合は、署名又は記名・押印すること。）
●●　●●　㊞

調剤済年月日：平成　年　月　日　　公費負担者番号

保険薬局の所在地及び名称・保険薬剤師氏名　㊞　　公費負担医療の受給者番号

備考 1．「処方」欄には、薬名、分量、用法及び用量を記載すること。
2．この用紙は、日本工業規格 A 列5番を標準とすること。
3．療養の給付及び公費負担医療に関する費用の請求に関する省令（昭和51年厚生省令第36号）第１条の公費負担医療については、「保険医療機関」とあるのは「公費負担医療の担当医療機関」と、「保険医氏名」とあるのは「公費負担医療の担当医氏名」と読み替えるものとすること。

医薬品添付文書

医薬品添付文書（図8）は，**医薬品医療機器等法**で医薬品に必ず添付するよう規定されている**公文書**である．特に注意して読むべき項目は，「改訂年月日」「**警告**」「**禁忌**」「使用上の注意」「重大な副作用」「その他の副作用」である．中でも「警告」は，致死的またはきわめて重篤で不可逆的な薬物有害反応が発現する可能性があり，特に注意を喚起する必要がある場合に記載される．「禁忌」は，患者の症状，原疾患，合併症，既往歴，家族歴，体質，併用薬剤から判断して，投与すべきでない患者が記載されている．

2021年8月から，これまで製品と同梱されていた紙の医薬品添付文書は原則廃止され，電子的提供のみとなった．無料の専用アプリ「添文ナビ」をスマートフォンやタブレットにダウンロードし，製剤に印刷されているコードを読み取ることで，最新の添付文書情報が参照できる．

ビジュアルチェック

図8 ●医薬品添付文書の情報内容

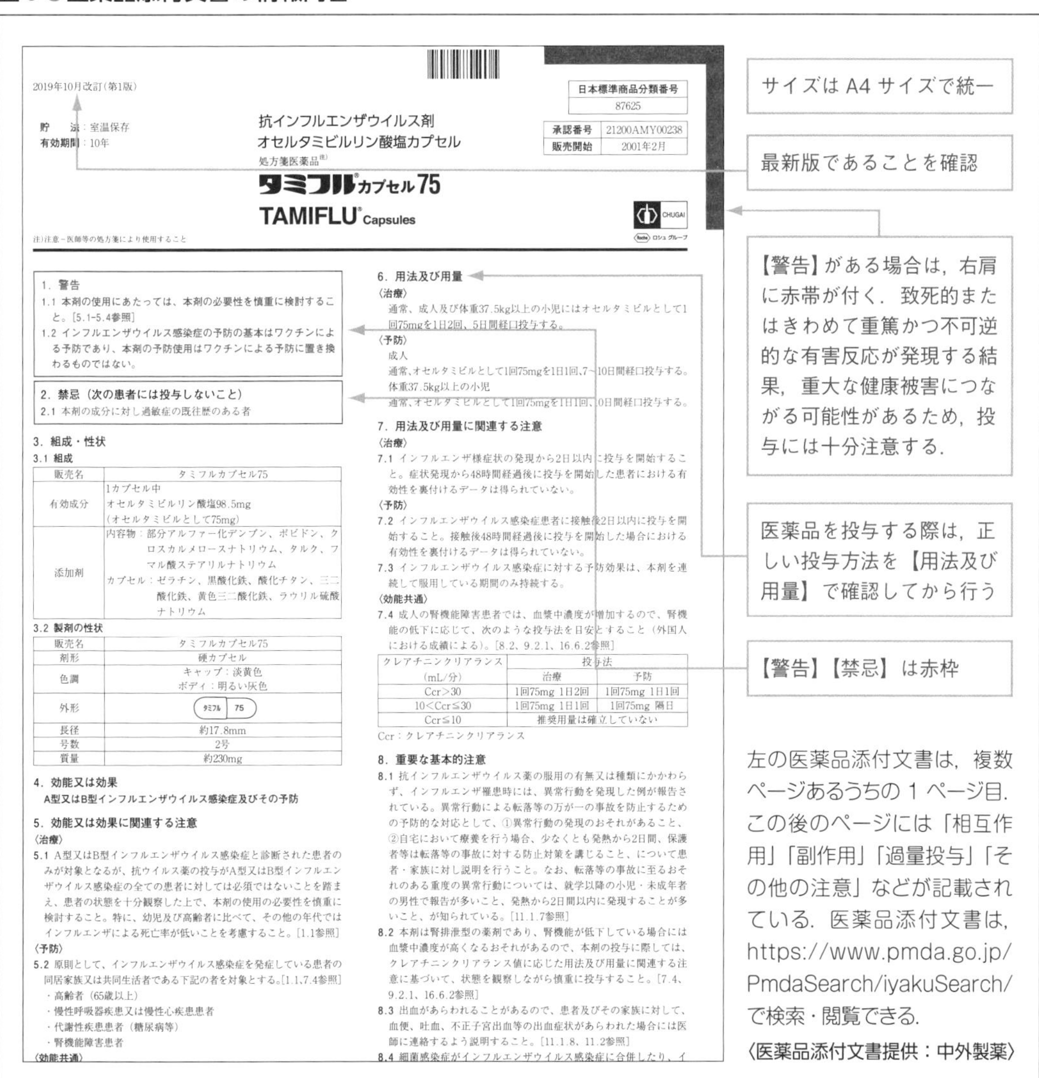

2019年10月改訂（第1版）

日本標準商品分類番号
87625

承認番号	21200AMY00238
販売開始	2001年2月

貯　法：室温保存
有効期間：10年

抗インフルエンザウイルス剤
オセルタミビルリン酸塩カプセル
処方箋医薬品[注)]

タミフル®カプセル75
TAMIFLU® Capsules

CHUGAI
ロシュ グループ

注）注意－医師等の処方箋により使用すること

1．警告
1.1 本剤の使用にあたっては、本剤の必要性を慎重に検討すること。[5.1-5.4参照]
1.2 インフルエンザウイルス感染症の予防の基本はワクチンによる予防であり、本剤の予防使用はワクチンによる予防に置き換わるものではない。

2．禁忌（次の患者には投与しないこと）
2.1 本剤の成分に対し過敏症の既往歴のある者

3．組成・性状
3.1 組成

販売名	タミフルカプセル75
有効成分	1カプセル中 オセルタミビルリン酸塩98.5mg （オセルタミビルとして75mg）
添加剤	内容物：部分アルファー化デンプン、ポビドン、クロスカルメロースナトリウム、タルク、フマル酸ステアリルナトリウム カプセル：ゼラチン、黒酸化鉄、酸化チタン、三二酸化鉄、黄色三二酸化鉄、ラウリル硫酸ナトリウム

3.2 製剤の性状

販売名	タミフルカプセル75
剤形	硬カプセル
色調	キャップ：淡黄色 ボディ：明るい灰色
外形	タミフル 75
長径	約17.8mm
号数	2号
質量	約230mg

4．効能又は効果
A型又はB型インフルエンザウイルス感染症及びその予防

5．効能又は効果に関連する注意
〈治療〉
5.1 A型又はB型インフルエンザウイルス感染症と診断された患者のみが対象となるが、抗ウイルス薬の投与がA型又はB型インフルエンザウイルス感染症の全ての患者に対しては必須ではないことを踏まえ、患者の状態を十分観察した上で、本剤の使用の必要性を慎重に検討すること。特に、幼児及び高齢者に比べて、その他の年代ではインフルエンザによる死亡率が低いことを考慮すること。[1.1参照]
〈予防〉
5.2 原則として、インフルエンザウイルス感染症を発症している患者の同居家族又は共同生活者である下記の者を対象とする。[1.1、7.4参照]
・高齢者（65歳以上）
・慢性呼吸器疾患又は慢性心疾患患者
・代謝性疾患患者（糖尿病等）
・腎機能障害患者
〈効能共通〉

6．用法及び用量
〈治療〉
通常、成人及び体重37.5kg以上の小児にはオセルタミビルとして1回75mgを1日2回、5日間経口投与する。
〈予防〉
成人
通常、オセルタミビルとして1回75mgを1日1回、7～10日間経口投与する。
体重37.5kg以上の小児
通常、オセルタミビルとして1回75mgを1日1回、10日間経口投与する。

7．用法及び用量に関連する注意
〈治療〉
7.1 インフルエンザ様症状の発現から2日以内に投与を開始すること。症状発現から48時間経過後に投与を開始した患者における有効性を裏付けるデータは得られていない。
〈予防〉
7.2 インフルエンザウイルス感染症患者に接触後2日以内に投与を開始すること。接触後48時間経過後に投与を開始した場合における有効性を裏付けるデータは得られていない。
7.3 インフルエンザウイルス感染症に対する予防効果は、本剤を連続して服用している期間のみ持続する。
〈効能共通〉
7.4 成人の腎機能障害患者では、血漿中濃度が増加するので、腎機能の低下に応じて、次のような投与法を目安とすること（外国人における成績による）。[8.2、9.2.1、16.6.2参照]

クレアチニンクリアランス（mL/分）	投与法	
	治療	予防
Ccr＞30	1回75mg 1日2回	1回75mg 1日1回
10＜Ccr≦30	1回75mg 1日1回	1回75mg 隔日
Ccr≦10	推奨用量は確立していない	

Ccr：クレアチニンクリアランス

8．重要な基本的注意
8.1 抗インフルエンザウイルス薬の服用の有無又は種類にかかわらず、インフルエンザ罹患時には、異常行動を発現した例が報告されている。異常行動による転落等の万が一の事故を防止するための予防的な対応として、①異常行動の発現のおそれがあること、②自宅において療養を行う場合、少なくとも発熱から2日間、保護者等は転落等の事故に対する防止対策を講じること、について患者・家族に対し説明を行うこと。なお、転落等の事故に至るおそれのある重度の異常行動については、就学以降の小児・未成年者の男性で報告が多いこと、発熱から2日間以内に発現することが多いこと、が知られている。[11.1.7参照]
8.2 本剤は腎排泄型の薬剤であり、腎機能が低下している場合には血漿中濃度が高くなるおそれがあるので、本剤の投与に際しては、クレアチニンクリアランス値に応じた用法及び用量に関連する注意に基づいて、状態を観察しながら慎重に投与すること。[7.4、9.2.1、16.6.2参照]
8.3 出血があらわれることがあるので、患者及びその家族に対して、血便、吐血、不正子宮出血等の出血症状があらわれた場合には医師に連絡するよう説明すること。[11.1.8、11.2参照]
8.4 細菌感染症がインフルエンザウイルス感染症に合併したり、イ

左の医薬品添付文書は，複数ページあるうちの1ページ目．この後のページには「相互作用」「副作用」「過量投与」「その他の注意」などが記載されている．医薬品添付文書は，https://www.pmda.go.jp/PmdaSearch/iyakuSearch/で検索・閲覧できる．

〈医薬品添付文書提供：中外製薬〉

患者と自身の安全を守る

医療現場では，さまざまなエラーや事故が起きているが，中でも**誤薬**（与薬事故）は，いずれの病院においても慢性的に発生している．同時に，**針刺し事故**や**放射線暴露**など，看護師にも業務上のリスクが発生する．患者はもちろん，自分自身の安全にも十分に注意しなければならない．

●与薬事故●

与薬事故は，患者に薬剤を投与する際の，**情報・薬剤・作業**の**いずれかの誤り**によって発生する．投与する際は，用量・用法を理解した上で，正しく実施しなければならない．特に，生命への影響が大きい注射液の投与時は，

①投与前に既往歴，薬剤アレルギー歴を確認する
②投与開始直後は，十分に観察する（特に**血管外漏出**の有無）
③**アナフィラキシーショック**に対する救急体制を準備しておく

などが必要である．

与薬を行う際は，次の六つのRを十分確認してから行う．

与薬施行時の六つのRight（正しさ）

正しい患者	正しい時間
正しい薬剤	正しい用量
正しい用法（経路と方法）	正しい目的

●針刺し事故●

注射や採血行為において針の使用は必須である．そのため，**血液感染**のリスクがある**針刺し事故**は，医療現場でも起きやすい事故の一つである．針の取り扱いの原則は，**リキャップしない**，**手袋を使用する**ことである．使用済み針を持ち歩かないために，廃棄ボックスを携帯することも予防につながる．

●抗がん薬暴露●

化学療法では，抗がん薬の準備，調製，投与，廃棄に至るプロセスで抗がん薬に暴露する恐れがある．抗がん薬を取り扱う際は，**皮膚**（目を含む），**気道**，**口腔**からの抗がん薬の侵入を防ぐ**バリアプロテクション**が必要である．作業時には手袋・マスク・ガウン・ゴーグル・キャップの**防護用物品**を装着する．

●それでも事故が起こったら●

最も大切なことは「**逃げない・隠さない・ごまかさない**」ことである．事故に遭遇したら，すぐに上司に報告・連絡・相談し，第一に**患者の安全確保**を行う．次に情報を**記録**し，**証拠保全**に努める．**インシデントレポート**を作成し，**再発防止**に役立てることも重要である．

ビジュアルチェック

【血管外漏出】

静脈注射した薬剤や輸液が血管外の周辺組織に漏れると，組織の**炎症**や**壊死**をもたらす．**発赤**や**疼痛**があればすぐに点滴を**中止**し，針を**抜去**する．

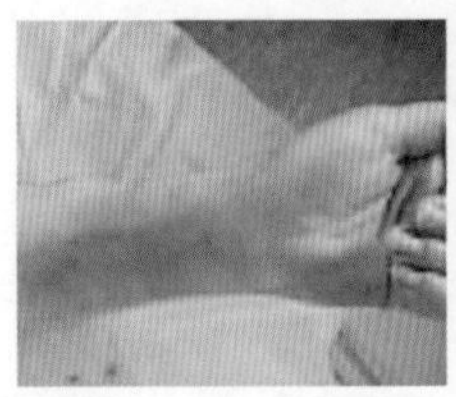

発赤

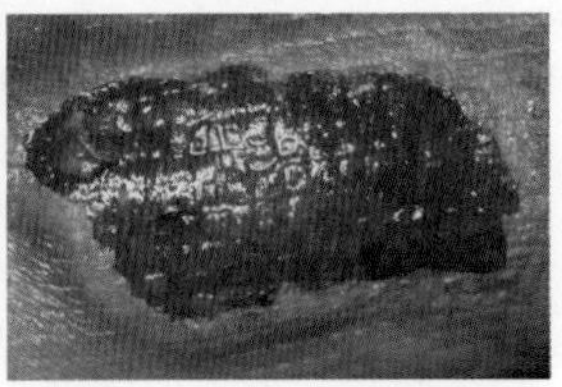

びらん

写真提供：キッセイ薬品工業株式会社．『抗がん剤の血管外漏出の予防と対応ガイド．2016年6月改訂版』より．

【抗がん薬暴露】

殺細胞作用を有する抗がん薬は，正常細胞に対しても強い毒性を示すため，取り扱いには注意を要する．皮膚への接触だけでなく，気化した薬剤の吸引にも十分に注意する．

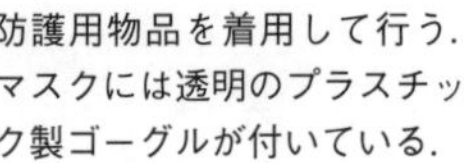

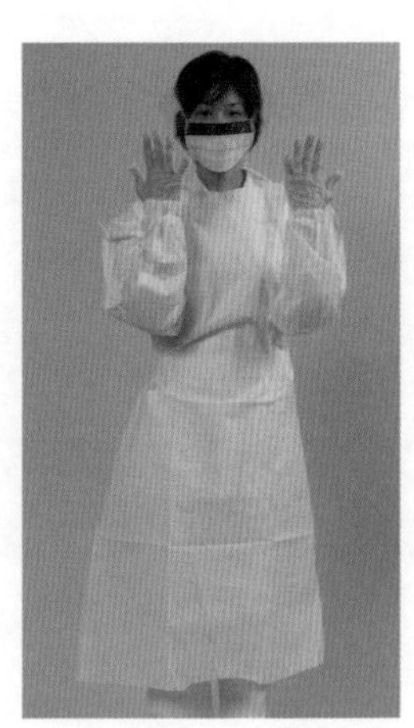

防護用物品を着用して行う．マスクには透明のプラスチック製ゴーグルが付いている．

1章

医薬品総論

薬物動態とは

体内における薬の動きのこと. ➡ 吸収 (absorption)・分布 (distribution)・代謝 (metabolism)・排泄 (excretion) の4つの要素で構成される.

ビジュアルチェック

●薬の投与経路と薬物動態

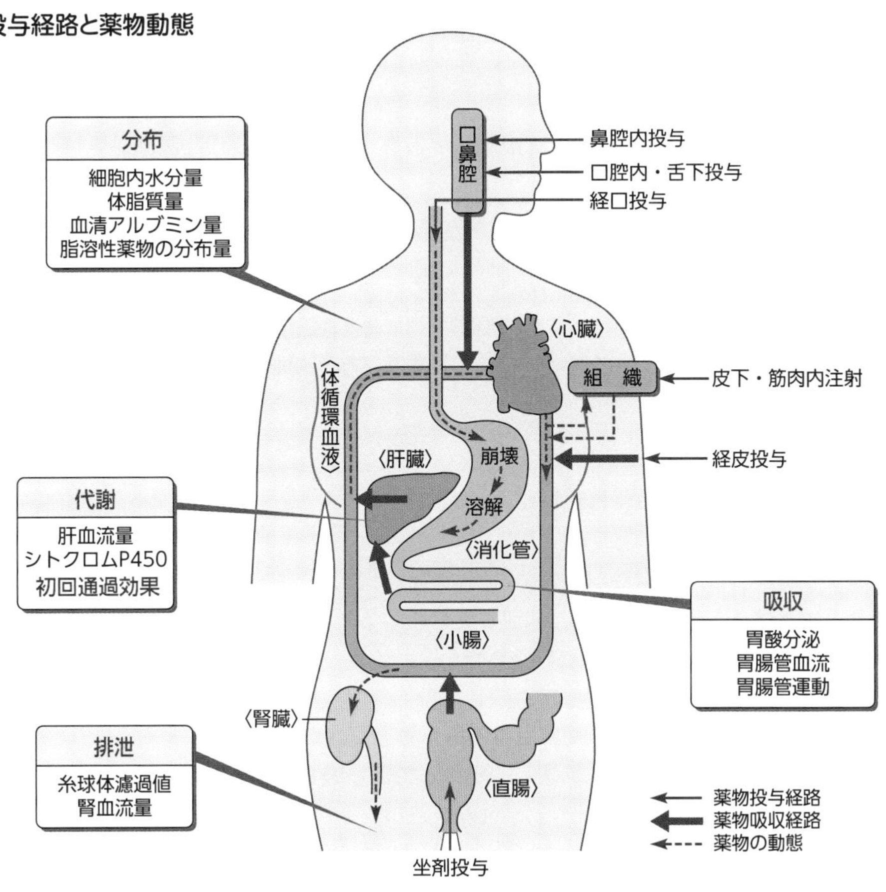

吸収・分布・代謝・排泄 (ADME) とこれに関与する主な因子を示した.
主な薬物投与経路とその薬物吸収経路および薬物の動態を模式的に表している.

◆◆ 要点整理 ◆◆

次の〔　〕内に入る語句を下の選択肢から選び，文を完成させよう．

❶ 食品と医薬品の分類

□□ 食品には通常摂取する一般食品以外に，〔1　　　　〕食品と呼ばれるものがある．

□□ 健康食品には次の3種類がある．

① 〔2　　　　　〕食品：〔3　　　　　〕長官の許可を受けることにより，保健の効果（許可表示内容）を表示することのできる食品．「〔4　　　　〕」とも呼ばれる．

② 〔5　　　　〕食品：国が定めた栄養成分の規格基準に一つでも適合していれば，製造業者等が各々の責任で，栄養成分の機能が表示できる．

③ 〔6　　　　　〕食品：食品関連事業者の責任において，機能性が表示できる．

□□ 医薬品は医師の処方せんが必要な〔7　　　　〕用医薬品と，処方せんが不要の〔8　　　　〕用医薬品に分類される．

□□ 販売時に薬剤師による対面での情報提供・指導が義務付けられた医薬品を〔9　　　　　〕医薬品という．

□□ 薬品の性状と品質の適正化を図るために，厚生労働大臣が定めた医薬品の規格基準書のことを〔10　　　　　〕という．

選択肢	厚生労働省　消費者庁　特定保健用　機能性表示　トクホ　栄養機能　健康 要指導　販売　一般　医療　日本薬局方　調剤　調製

❷ 法規による分類

□□ 毒薬と劇薬は，作用もしくは毒性が強いものとして〔1　　　　　〕大臣が指定している医薬品である．

□□ 劇薬より毒薬のほうが毒性が〔2　　　〕い．

□□ 劇薬と毒薬は〔3　　　　〕薬と区別して貯蔵する必要がある．

□□ 毒薬は〔4　　　　　〕しなければならない．

□□ 麻薬とは，微量で著しい薬理作用を示し，〔5　　　　〕性，耽溺（たんでき）性（心理的，肉体的な強い依存性）がある医薬品で，麻薬施用者のみが処方できる．

□□ 麻薬は「麻薬及び向精神薬取締法」で定める特別な厳しい管理が求められており，万一残ったとしても勝手に〔6　　　　〕してはならない．

□□ 向精神薬とは，〔7　　　　〕神経系に作用し精神機能に影響を与える医薬品をいう．

□□ 覚せい剤は，〔8　　　　　　　〕系に作用して覚せい反応の閾値（いきち）を〔9　　　〕げ，疲労感の減少と気分の高揚をもたらす．

□□ 〔10　　　　　　〕治療薬のセレギリンや，〔11　　　　　　〕薬のエフェドリンは，覚せい剤の原料である．

選択肢	厚生労働　総理　中枢　上　下　強　弱　パーキンソン病　降圧　普通 習慣　覚せい剤　気管支拡張　鎮痛　廃棄　施錠保管　中脳毛様体賦活

❸ 医薬品の名前

□□ 医薬品の名前には，①〔[1] 〕名（chemical name），②一般名（generic name），③〔[2] 〕名（brand name）の3種類がある．

□□ 商品名は，安全管理の面から，「商標」+「〔[3] 〕」+「規格」の3要素で表記される（例：●●●®錠 25mg など）．

□□ 後発医薬品の名前は，「一般名」+「剤形」+「規格」+「〔[4] 〕（記号）」の4要素で表記される（例：●●●®錠 25mg「メディカ」など）．

□□ 医薬品の公定価格を〔[5] 〕という．

選択肢	構造　使用目的　一般　商品　剤形　化学　品質　性質　薬価基準 日本薬局方　医薬品添付文書　会社名

❹ 薬理作用の原理

□□ 多くの医薬品は，〔[1] 〕に局在する特異タンパク分子（〔[2] 〕; receptor）に結合して，さまざまな生理反応を引き起こす．

□□ 受容体に結合し，生理反応を引き起こす医薬品は〔[3] 〕薬（agonist），あるいは〔[4] 〕薬（stimulant）と呼ばれる．

□□ 受容体に結合しても生理反応を引き起こさない医薬品は〔[5] 〕薬（antagonist），または〔[6] 〕薬（blocker）と呼ぶ．

□□ 生理作用に直接関係する〔[7] 〕の働きを妨害する医薬品は，〔[8] 〕薬（inhibitor）と呼ぶ．

□□ 特定型の受容体と結合する能力を〔[9] 〕あるいは〔[10] 〕という．

選択肢	拮抗　阻害　特異性　酵素　タンパク質　遮断　刺激　亢進　選択性 作用　受容体　分布　細胞膜　細胞壁　脂質　腸管

❺ 体内における薬の動き

□□ 体内における薬の動きを〔[1] 〕という．

□□ 体内における薬の動きは，吸収（absorption），〔[2] 〕（distribution），〔[3] 〕（metabolism），排泄（excretion）の4要素で構成されている．

□□ 患者自身による投与が可能なため，多くの医薬品は〔[4] 〕で投与される．

□□ 薬の主な吸収部位は〔[5] 〕である．

□□ 一般的に，医薬品の吸収過程は〔[6] 〕性に比例する．

□□ 小腸から吸収された医薬品は，〔[7] 〕系に入り，〔[8] 〕を通過後，心臓から全身に送り出される．

□□ 一部の医薬品は，肝臓を通過するときに著しく代謝される．これを〔[9] 〕という．

選択肢	薬物動態　代謝　排泄　小腸　水溶　脂溶　門脈　肝臓　腎臓　吸収 分布　心臓　初回通過効果　経口　腸壁　筋肉注射　皮下注射

❻ 医薬品の分布

□□ 体内循環に吸収された医薬品は，〔[1]　　　　　　〕と結合するもの（結合型）と，結合しないもの（〔[2]　　　〕型）として共存する．

□□ 結合型の医薬品は血管内にとどまるため，〔[3]　　　　　〕が発揮できない．

□□ 成人の血液量は，体重の約〔[4]　〕%（60kgの人で約〔[5]　〕L），心拍出量は〔[6]　　　〕L/分である．そのため，投与された医薬品は計算上，1～2分で全身に分布する．

□□ 血液中の医薬品は全身に拡散し，標的臓器の〔[7]　　　　〕と結合して薬理作用を発揮するが，中枢神経系への移行は，〔[8]　　　　　〕（blood-brain barrier：BBB）と呼ばれる障壁によって制限を受ける．

□□ 生体防御機能である障壁は〔[9]　　　〕にも存在（〔9〕関門：placental barrier）するが，〔[10]　　　〕性が高い医薬品ほど胎児への移行は多いと考えられている．

選択肢	5　8　10　1～2　2～3　4～5　胎盤　脂溶　結合　血漿アルブミン 遊離　薬理作用　分離　受容体　生体防御　血液脳関門　肝臓

❼ 医薬品の代謝

□□ 医薬品は，〔[1]　　　〕から排泄されやすいよう〔[2]　　　〕の働きによって，より水に溶けやすくなるように変化（代謝）する．

□□ 多くの医薬品は，代謝によって薬理活性が〔[3]　　　〕する．

□□ 体内（小腸粘膜，血液中，肝臓など）で代謝されて初めて薬理作用を発揮する医薬品のことを〔[4]　　　　　〕という．

□□ 医薬品の代謝で最も重要な臓器は〔[5]　　　〕で，最も重要な酵素は〔[6]　　　　〕に存在する〔[7]　　　　　〕（シトクロムP450）と呼ばれる酵素群である．

□□ 多くの医薬品は，酵素群によって〔[8]　　　　〕され，水に溶けやすくなる．

□□ 医薬品の体内での動きに影響を与えるものとして，代謝酵素の活性に影響を与える〔[9]　　　〕機能と，排泄に影響を与える〔[10]　　　〕機能が挙げられる．

□□ 医薬品の吸収に影響を与える食事は，一般的に薬の吸収速度を〔[11]　　　〕くする．

選択肢	増加　減少　速　遅　酸化　活性化　プロドラッグ　オーファンドラッグ 腎臓　混合機能オキシダーゼ　肝　腎　胃　酵素　肝臓　肝ミクロソーム

❽ 医薬品の排泄

□□ 医薬品の主な排泄臓器は〔[1]　　　〕である．

□□ 水に溶けやすい物質に代謝された医薬品は，〔[2]　　　　　〕により尿中に排泄される．

□□ 尿細管内に〔[3]　　　　　　〕状態（脂溶性）で存在する医薬品は，受動拡散によって血流内に〔[4]　　　　〕される．

□□ 尿細管内の〔[5]　　　〕は医薬品のイオン化に影響を与える．イオン化を促進（アルカリ化あるいは酸性化）すれば，排泄量が〔[6]　　　　〕する．

□□ 一部の医薬品は胆汁に混じって〔7　　　　〕内に分泌され，便として排泄される．

□□ 小腸内の酵素により代謝を受け，小腸から再び吸収される医薬品がある．小腸から再吸収されることを〔8　　　　〕という．

選択肢	
	十二指腸　酵素　酸素　肝臓　腎臓　膵臓　再吸収　pH　腸肝循環 糸球体濾過　イオン　非イオン　酸化　アルカリ化　増加　減少

9 好ましくない副作用（薬物有害反応）

□□ 医薬品には使用目的の薬理作用（主作用）があるが，それ以外の作用はすべて〔1　　　　〕になる．そのうち好ましくないものは〔2　　　　〕（adverse drug reaction：ADR）と呼ばれる．

□□ 好ましくない作用の多くは，〔3　　　　〕関連性のものとそうでないものに二分される．

□□ 医薬品に対する過敏反応のうち〔4　　　　〕は最も重篤で，死亡する可能性もある．

□□ 医薬品の投与に伴うウイルス感染は薬物有害反応の一つで，〔5　　　　〕（ヒト免疫不全ウイルス）や〔6　　　　〕（B型肝炎ウイルス）などが知られている．

選択肢	
	アナフィラキシーショック　HIV　HAV　HBV　薬物有害反応　細菌　用量 非用量　過剰　不足　主作用　副作用　ウイルス

10 薬の併用による薬理作用の変化

□□ 2種類以上の医薬品を併用することで，その作用が強く現れたり，あるいは弱く現れたりすることを〔1　　　　〕という．〔1〕には，①作用機序が関連するものと，②体内での薬の動きの変化が関連するものがある．

□□ 代謝を妨げ合う作用は，医薬品と食品，医薬品と〔2　　　　〕との間でも起こる．

□□ Ca拮抗薬と同時に摂取すると，過度の降圧作用を引き起こす食品は〔3　　　　〕である．

□□ ワルファリンの作用を減弱させるため，〔4　　　　〕を多く含む食品（例：納豆）は同時に摂取しない．

□□ 〔5　　　　〕（ニューキノロン系，テトラサイクリン系，セフェム系のセフジニル）の成分は，食品中に含まれる金属（アルミニウム，カルシウム，マグネシウム，鉄）イオンと結合するため，吸収が〔6　　　　〕する．

□□ アスピリンを〔7　　　　〕で服用すると水に溶けにくくなるため，通常よりも薬の吸収が遅くなる．

□□ 多くの医薬品はシトクロムP450（CYP）の関与により代謝される．同じ〔8　　　　〕で代謝される医薬品を併用すると，予期せぬ〔9　　　　〕が現れる可能性がある．

選択肢	
	サブタイプ　塩分　ハーブ　グレープフルーツ　有害作用　抗菌薬　相互作用 酸性飲料　交差耐性　氷水　亢進　低下　カリウム　ナトリウム

⑪ 依存，耐性と中毒

- □□ 摂取時の快感を体験するため，医薬品の摂取を強く欲求している状態を〔1　　　　〕(drug dependence) という．
- □□ 薬物依存には〔2　　　　〕依存 (psychic dependence) と，〔3　　　　〕依存 (physical dependence) がある．
- □□ 服薬していた医薬品の摂取を中断したときに現れる病的症状・徴候を〔4　　　　〕症候，あるいは〔5　　　　〕症状と呼ぶ．
- □□ 服薬していた医薬品の減量や投与中止により，原疾患が薬の投与以前より悪化することを〔6　　　　〕(反跳) 現象という．
- □□ 長期にわたり薬物を投与し続けると，薬理効果は弱まる．同じ効果を得るには，投与量を〔7　　　　〕必要がある．この状態を，〔8　　　　〕が形成されたという．
- □□〔8〕を形成するものには〔9　　　　〕薬 (モルヒネ)，鎮痛薬，アルコールなどがある．
- □□〔8〕は，類似の化学構造や作用がある薬物でも起こる．これを〔10　　　　〕という．
- □□〔11　　　　〕は，薬物を過量に服用 (投与) したり，投与方法を誤った場合に起こる．

選択肢								
	副作用	リバウンド	麻薬性鎮痛	退薬	離脱	増やす	減らす	薬物耐性
	身体的	薬物	薬物中毒	主作用	交叉耐性	精神的	薬物依存	亢進

⑫ 医薬品と母体の関係

- □□ 母体の疾患治療のために医薬品の投与を行うと，医薬品が胎児の発生・発育に悪影響 (奇形) を及ぼすことがある．母体の疾患が胎児に悪影響を与えると判断されたときを除いて，妊娠〔1　　　　〕週 (特に〔2　　　　〕週) までは，医薬品投与を避けるべきである．
- □□ 医薬品 (サリドマイド，アルコールなど) 投与に関連する奇形には，〔3　　　　〕(低形成，無形成) が知られている．
- □□ ほとんどの医薬品は〔4　　　　〕を通過し，〔5　　　　〕中にも移行する．

選択肢										
	胎児	胎盤	大動脈	乳汁	唾液	過剰発育	発育抑制	8	9	10
	11	12								

⑬ 医薬品の公文書

- □□ 医薬品添付文書は〔1　　　　〕法 (第52条) において，医薬品に必ず添付するよう定められている公文書である．
- □□ 重要な薬物有害反応 (ADR) を医療機関に対して緊急に伝達する必要がある場合は，製薬会社から〔2　　　　〕(イエローレター) が医療機関に届けられる．
- □□ 薬の情報の中にある〔3　　　　〕は，重大な健康被害につながる可能性があるため，特に注意を喚起しなければならない．
- □□〔4　　　　〕は，投与すべきでない患者を示している．
- □□ 投与時に発生する副作用と，投与時の注意事項である〔5　　　　〕にも留意する．
- □□ 薬の情報にある副作用は，発現頻度，〔6　　　　〕度，〔7　　　　〕性から評価することができる．重篤で元に戻らない〔8　　　〕的な副作用（薬物有害反応）に注意する．

□□ 2021年8月から，〔9　　　〕は外箱に封入されなくなる（外箱や製剤本体に印刷されているGS-1バーコードを読み取ることで，最新版が参照できるようになる）．

選択肢	緊急安全性情報　警告　禁忌　薬物動態　組成　使用上の注意　薬理作用 医薬品添付文書　医薬品医療機器等　可逆　不可逆　重篤　使用上の注意

⑭ 処方から投与まで

□□ 医療機関内で使用されるすべての医薬品は，医師の〔1　　　〕に基づいて投与される．

□□ 薬剤師は，医師が発行した処方内容を評価・確認した上で，医薬品を〔2　　　〕する．

□□ 処方内容に疑問がある場合は，診療科や病棟に確認のための〔3　　　〕を行う．

□□ 安全な薬物療法を行うためには，正しい〔4　　　〕(right patient)，正しい薬剤（right drug)，正しい〔5　　　〕(right purpose)，正しい用量（right dose/rate)，正しい用法 (right route)，正しい時間 (right time) の六つのRights (6R) を必ず確認した上で行う．

□□ 注射薬投与中に，誤って薬液が血管外に漏れ出すことを〔6　　　〕という．

□□ 抗がん薬の多くには〔7　　　〕性があり，〔6〕により局部の〔8　　　〕を引き起こすものもある．

選択肢	用量　用法　処方せん　患者　薬剤　目的　時間　壊死　潰瘍　調製 ショック　経過観察　血管外漏出　疑義照会　組織傷害　コアリング

⑮ 医薬品の化学反応

□□ 通常，個体より〔1　　　〕は化学反応（有効成分の分解）が進みやすい．この化学反応は温度の影響を受けており，一般的に温度が〔2　　　〕なるほど促進される．

□□ 一般名が「○○塩酸塩」や「△△硫酸塩」などの薬は，〔3　　　〕を加える（pHを低下させる）ことで水に溶けた状態になっている．

□□「○○塩酸塩」や「△△硫酸塩」などの薬に〔4　　　〕性の成分が混合すると，pHが〔5　　　〕し，薬の溶解性が〔6　　　〕することで結晶が析出し，〔7　　　〕する．「◇◇ナトリウム」や「▽▽カリウム」の場合は，その逆となる．

選択肢	温度　湿度　酸　アルカリ　上昇　低下　用量　気体　液体　固体 促進　遅滞　高く　低く　速く　遅く　白濁　蒸発

⑯ 安全管理および医薬品と転倒転落の関係

□□ 特に安全管理が必要な医薬品を，〔1　　　〕薬と呼ぶ．

□□ 転倒転落は，医薬品の〔2　　　〕や投与量不足によっても発生する．

□□ 糖尿病治療に用いる〔3　　　〕薬や，血圧を下げる〔4　　　〕薬は，転倒転落リスクを高める．

選択肢	精神安定　過量投与　血糖降下　血管拡張　貧血改善　ハイリスク

トレーニング

❶ 法律で定められ，施錠保管する必要がある医薬品に○をつけよう．

□□〔1　　〕 毒　薬
□□〔2　　〕 劇　薬
□□〔3　　〕 普通薬
□□〔4　　〕 麻　薬
□□〔5　　〕 向精神薬
□□〔6　　〕 覚せい剤

❷ 臨床においてよく使用される医薬品の名称に○をつけよう．

□□〔1　　〕 化学名
□□〔2　　〕 一般名
□□〔3　　〕 商品名

❸ 正しいものには○を，誤っているものには×をつけよう．

薬理作用の原理

□□〔1　　〕 薬物は受容体に結合することにより生理反応を引き起こす．
□□〔2　　〕 受容体に結合して生理反応を引き起こす医薬品は，作用薬（agonist）または刺激薬（stimulant）と呼ばれている．
□□〔3　　〕 受容体に結合しても生理反応を引き起こさない医薬品は，拮抗薬（antagonist）または遮断薬（blocker）と呼ばれている．
□□〔4　　〕 生理反応に関係する酵素の働きを妨害する医薬品は，阻害薬（inhibitor）と呼ばれている．
□□〔5　　〕 すべての医薬品の受容体は同じものである．

体内における薬の働き

□□〔1　　〕 経口投与したとき，医薬品は主に胃で吸収される．
□□〔2　　〕 経口投与したとき，医薬品は主に小腸で吸収される．
□□〔3　　〕 吸収過程は，一般的には医薬品の化学的性質の一つである脂溶性に比例する．
□□〔4　　〕 一部の医薬品は，最初に肝臓を通過するときに著しく代謝される（初回通過効果）ことが知られている．
□□〔5　　〕 皮膚に貼付した医薬品は，全身循環に移行しない．

体内における薬の分布

□□〔1　　〕 体内循環に吸収された医薬品は，血漿アルブミンと結合するもの（結合型）と結合しないもの（遊離型）として共存する．
□□〔2　　〕 結合型の医薬品は血管内にとどまり，薬理作用を発揮することはできない．
□□〔3　　〕 薬理作用を発揮できるのは，遊離型の医薬品のみである．
□□〔4　　〕 結合型の医薬品も遊離型の医薬品も，ともに薬理作用を発揮する．
□□〔5　　〕 医薬品を静脈内に直接注入すると，吸収過程を経由しないで血流に直接入るため作用が速く現れる．
□□〔6　　〕 生体防御機能として，中枢神経系には血液脳関門（blood-brain barrier：BBB），胎盤には胎盤関門（placental barrier）という障壁がある．
□□〔7　　〕 障壁があるため，乳汁中には医薬品は移行しない．

□□〔8　　〕 医薬品は，腎臓から排泄されやすいように，肝臓の酵素（シトクロムP450）の働きによって，より水に溶けやすくなるよう変化（代謝）する．

□□〔9　　〕 医薬品の薬物動態に影響を与えるものに，肝機能と腎機能がある．

好ましくない副作用（薬物有害反応）

□□〔1　　〕 副作用はすべて，好ましくない作用のことである．

□□〔2　　〕 好ましくない副作用は，薬物有害反応（ADR）と呼ばれる．

□□〔3　　〕 薬物有害反応はすべて，投与量に関係している．

□□〔4　　〕 薬物有害反応には，投与量に関係しているものと関係していないものがある．

□□〔5　　〕 薬物相互作用は，医薬品同士だけでみられる．

□□〔6　　〕 薬物相互作用は，医薬品と食品，医薬品と香草（ハーブなど）でもみられる．

□□〔7　　〕 薬物相互作用の主な原因は，相手の代謝を促進したり，低下させたりすることにある．

薬物依存

□□〔1　　〕 薬物依存は，医薬品の摂取を強く欲求している状態をいう．

□□〔2　　〕 薬物依存には，①精神的依存と②身体的依存の２タイプがある．

□□〔3　　〕 医薬品の摂取を中断したときに現れる病的症状・徴候を，退薬症候あるいは離脱症状と呼ぶ．

□□〔4　　〕 薬物を長期間にわたり服用すると薬理効果が弱まる．同じ効果を得るには投与量を増やす必要がある．これを薬物耐性（drug tolerance）が形成されたという．

□□〔5　　〕 薬物耐性を形成する医薬品の例として，モルヒネなどの麻薬性鎮痛薬などがある．

□□〔6　　〕 抗がん薬や抗生物質では，薬物耐性はみられない．

医薬品投与時の注意事項

□□〔1　　〕 医薬品投与時の重要な確認事項である六つのRightsとは，正しい患者，正しい薬剤，正しい目的，正しい用量，正しい用法，正しい時間のことである．

□□〔2　　〕 医薬品投与時の安全管理において，投与後の十分な経過観察が必要である．

□□〔3　　〕 安全管理におけるハイリスク薬として，インスリン，経口血糖降下薬，カリウム，抗不整脈薬，強心薬，高血圧治療薬，血管拡張薬，ヘパリン，ワルファリン，血小板凝集抑制薬，免疫抑制薬，抗がん薬，抗痙攣薬，テオフィリンが挙げられる．

□□〔4　　〕 血中濃度を測定する医薬品は，安全管理におけるハイリスク薬ではない．

転倒転落と医薬品投与

□□〔1　　〕 看護において，患者の転倒転落を防止することは重要な課題である．

□□〔2　　〕 転倒転落リスクに影響を与える医薬品には，①意識・平衡感覚など精神機能の低下作用をもつものと，②運動機能の低下作用をもつものがある．

□□〔3　　〕 転倒転落はすべて医薬品投与が原因で起きる．

□□〔4　　〕 精神機能を低下させる医薬品には，睡眠導入薬や精神安定薬などがある．

□□〔5　　〕 糖尿病治療に用いる血糖降下薬と高血圧症の治療に用いる血管拡張薬は，転倒転落のハイリスク薬である．

□□〔6　　〕 嘔吐・悪心や食欲不振を副作用（薬物有害反応）にもつ抗がん薬は，転倒転落のリスクを高める．

◆◆ 実力アップ ◆◆

❶ 鍵がかかる保管庫に必ず保管しなければならない医薬品はどれか． 〔　　　　〕

1. 塩化カリウム
2. モルヒネ塩酸塩
3. リドカイン塩酸塩
4. インスリン

❷ 麻薬の取り扱いで誤っているのはどれか． 〔　　　　〕

1. 投与後のアンプルは捨てずに，薬剤部（薬局）に返却する．
2. 投与後に残った薬液は，残さないように確実に廃棄する．
3. 麻薬の錠剤や坐剤が不潔になって投与できないときは，現物を薬剤部（薬局）に返却する．
4. すべての麻薬は病棟では鍵のかかるところで保管する．

❸ 医薬品の全身作用が，最も短時間に発現するのはどれか． 〔　　　　〕

1. 皮内注射
2. 皮下注射
3. 筋肉内注射
4. 静脈内注射

❹ ワルファリン服用時に避けたほうがよい食品はどれか． 〔　　　　〕

1. 緑　茶
2. 納　豆
3. チーズ
4. グレープフルーツ

❺ 与薬方法とその特徴との組み合わせで誤っているのはどれか． 〔　　　　〕

1. 内　服 ―――――― 食後に服用したほうが最高血中濃度に到達する時間が短い．
2. 貼付（全身性経皮吸収型）― 血中濃度を長時間維持できる．
3. 吸　入 ―――――― 局所以外に全身循環にも移行することがある．
4. 静脈内注射 ―――― 吸収過程がないので作用の発現が速い．

❻ 与薬についての注意で誤っているのはどれか． 〔　　　　〕

1. 与薬時には，患者に姓名を言ってもらい確認する．
2. 与薬後も患者の経過観察を十分に行う．
3. アンプルやバイアルは，注射が終わるまで残しておく．
4. カプセルが飲みにくい場合は，カプセルの中身だけを飲んでもらう．

7 患者への服薬説明で誤っているのはどれか. 〔　　　〕

1. 水薬は容器をよく振ってから取り分ける.
2. どうしても飲み込めないときは，錠剤を噛(か)み砕(くだ)いてもよい.
3. カプセル剤や錠剤は，胃への傷害を抑えるために，コップ一杯の水で服用するとよい.
4. 食事を摂らなくても，食後服用の医薬品は時間通りに服用する必要がある.

8 医薬品に関する言葉の説明で誤っているのはどれか. 〔　　　〕

1. ハイリスク薬 ―――― 特に安全管理が必要な医薬品
2. ジェネリック医薬品 ―― 特許期間満了後に販売される後発医薬品
3. ノンコンプライアンス ― 患者が指示通りに服薬できないこと
4. リバウンド現象 ―――― 薬の影響で体重が増加したり減少したりすること

9 経口で薬を投与後（内服）に肝臓で代謝されることを何というか. 〔　　　〕

1. コンプライアンス
2. 初回通過効果
3. 薬物有害反応
4. プラシーボ効果

COLUMN

アスパラギン酸カリウムは滋養強壮剤？　それともビタミン剤？

アスパラギン酸カリウム注とアスパラ®カリウム注は，滋養強壮剤やビタミン剤ではなく，いずれもカリウム補給剤です．注射用カリウム製剤は，患者安全管理の上で非常に危険性が高い薬剤の一つで，全国の医療機関で誤投与による致命的な事例が何度も発生しています．

注射用カリウム製剤のうちアスパラギン酸カリウム注，アスパラ®カリウム注，KCL（塩化カリウム）注の3製剤の投与目的について，医療者（医師，看護師，薬剤師）を対象に質問調査が行われました（2007年1～3月，医師25人，看護師297人，薬剤師271人，無記名の質問用紙で実施）．

調査結果の概要は以下の通りです．

①アスパラギン酸カリウム注では，医師の32%，看護師の19%，薬剤師の17%が「ビタミン補給」と回答し，医師の12%，看護師の17%，薬剤師の12%が「滋養強壮」と回答．本来の投与目的である「電解質補給」との回答は，医師と看護師で44%，薬剤師で59%でした．

②アスパラ®カリウム注では，医師の4%，看護師の9%，薬剤師の6%が「ビタミン補給」と回答．「電解質補給」と回答したのは，医師が84%，看護師が81%，薬剤師が89%でした．

③KCL注では，「電解質補給」との回答は医師が100%，看護師が91%，薬剤師が89%でした．看護師の3%が「ビタミン補給」，薬剤師の1%が「滋養強壮」と回答していました．

調査結果から，アスパラギン酸カリウム注において，投与目的が正しく理解されていないことがわかります．またアスパラ®カリウム注においても，看護師の11%が「ビタミン補給」あるいは「滋養強壮」と回答していることは，市販されている健康ドリンク剤の名称「アスパラ®ドリンク」の影響かもしれません．また，輸液への混合時に均一に混ざっているかを確認できるように添加されているビタミンB_2による製剤の黄着色も，健康ドリンク剤を連想させている可能性があります．

医薬品名がもつイメージなどに惑わされることなく，投与目的を正しく理解してください．

（古川裕之）

2章

主な生活習慣病に使用する薬

生活習慣病とは

食べすぎや運動不足，ストレス，喫煙，飲みすぎなど，「身体の負担になる生活習慣」によって引き起こされる病気のこと．

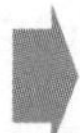

脳血管疾患や心疾患の危険因子となる**高血圧症・糖尿病・脂質異常症・動脈硬化症**などは，いずれも**生活習慣病**であるとされている．

要点整理

次の〔　〕内に入る語句を下の選択肢から選び，文を完成させよう．

❶ 生活習慣病の原因

□□ 食生活（過食・偏食），運動不足，〔1　　　　　〕，喫煙，飲酒（暴飲）など，生活習慣によって引き起こされる病気を生活習慣病と呼ぶ．

□□ 生活習慣病には，高血圧症，〔2　　　　　〕，脂質異常症，動脈硬化症などが挙げられる．

□□ 過食や偏食，運動不足，喫煙などの生活習慣は，血液中に〔3　　　　　〕を増加させる．〔3〕は〔4　　　　　〕に付着し，〔5　　　　　〕の原因となる．

□□ 生活習慣病は，〔6　　　　　〕と関係が深い．

□□ 生活習慣病の治療の基本は，**食事療法**と〔7　　　　　〕療法である．

選択肢	
	栄養　血管壁　肥満　やせ　コレステロール　ストレス　加齢　運動 心筋梗塞　がん　動脈硬化　貧血　更年期　骨膜　心筋　薬物　糖尿病

❷ メタボリックシンドローム

□□ メタボリックシンドロームとは，内臓に〔1　　　　　〕が蓄積した肥満（内臓脂肪型肥満：リンゴ型）に，高血圧，〔2　　　　　〕，高血糖などを合併した状態をいう．

□□ メタボリックシンドロームと診断された場合，心筋梗塞や脳梗塞など〔3　　　　　〕疾患を発症する危険性が高い．

□□ ウエスト周囲径が男性〔4　　　　　〕cm，女性〔5　　　　　〕cm以上は要注意である．

□□ 肥満の判定に用いる体格指数の一つである〔6　　　　　〕（body mass index）の標準値は，〔7　　　　　〕である．

選択肢	
	20　22　25　80　85　90　血管　肥満　やせ　BMI　脂肪 動脈硬化性　脂質異常症　骨粗鬆症

高血圧とは

血圧とは，血液が血管を流れるときに血管の壁にかかる圧力のこと．**高血圧**とは，何らかの理由で血管の中を流れる血液量が増えたり，血管が細くなったりして，血管の壁にかかる圧力が高くなった状態をいう．

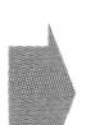

★血圧を下げる**降圧薬**
・アンジオテンシンⅡ受容体拮抗薬（ARB）
・アンジオテンシン変換酵素（ACE）阻害薬
・Ca拮抗薬　・利尿薬 など

ビジュアルチェック

●降圧薬の作用機序

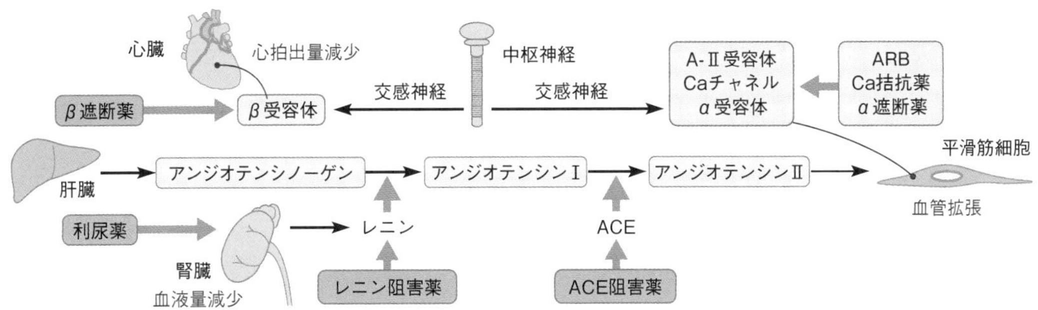

要点整理

次の〔　〕内に入る語句を下の選択肢から選び，文を完成させよう．

❶ 高血圧の診断と原因

□□ 血圧とは，血液が血管内を流れるとき〔1　　　　〕を押し広げる〔2　　　　〕をいう．

□□ 診察室血圧で，最高血圧〔3　　　　〕mmHg，最低血圧〔4　　　　〕mmHgのどちらか一方でも超えた場合，または〔5　　　　〕が≧135/85mmHgのとき，高血圧と診断される．

□□ 高血圧の90％以上は，原因が特定できない〔6　　　　〕高血圧である．

□□ 高血圧は，高血圧になりやすい遺伝因子と〔7　　　　〕やアルコールの過剰摂取，ストレス，〔8　　　　〕などの環境因子が複雑に絡み合って発症する．

選択肢	診察室血圧　家庭血圧　80　90　100　140　塩分　糖分　本態性　二次性　肥満　圧力　利尿　横隔膜　血管壁

❷ 高血圧の治療薬

□□ 高血圧の第一選択薬は，〔1　　　　〕薬，Ca拮抗薬，〔2　　　　〕（ACE）阻害薬，アンジオテンシンⅡ受容体拮抗薬（ARB）である．

□□ Ca拮抗薬と同時に〔3　　　　〕を摂取すると，過度の降圧作用を引き起こすことがある．

選択肢	グレープフルーツジュース　利尿　ほうれん草　アンジオテンシン変換酵素

糖尿病とは

血糖値が慢性的に高くなる疾患
↓
膵臓から分泌される**インスリン**の働きが悪い，またはインスリンの量が少ない.

放置すると，
・**糖尿病網膜症**
・**糖尿病腎症**
・**糖尿病神経症**
（三大合併症）を引き起こす.

★血糖値を下げる**血糖降下薬**
・α-グルコシダーゼ阻害薬
・スルホニル尿素（SU）薬
・インスリン分泌促進薬
・DPP-4阻害薬　など

要点整理

次の〔　〕内に入る語句を下の選択肢から選び，文を完成させよう.

❶ 糖尿病

□□ 糖尿病とは，インスリン作用不足による慢性の〔1　　　　　〕状態を主徴とする代謝症候群である.

□□ 糖尿病患者は，生活習慣の欧米化や人口の高齢化とともに，年々〔2　　　　　〕している.

□□ 糖尿病は１型，２型，その他の特定の機序・疾患によるもの，〔3　　　　　〕糖尿病の４つに大別される.

□□ 日本の糖尿病患者の90％以上は〔4　　　〕型糖尿病である.

□□ 糖尿病の３大合併症は，〔5　　　　　〕症，腎症，神経症（細小血管の障害）である.

選択肢	低血糖　高血糖　増加　減少　1　2　網膜　妊娠　貧血

❷ 糖尿病の治療薬

□□ ２型糖尿病の場合，食事療法と運動療法で改善されないときは，〔1　　　　　　〕薬を用いた薬物療法や，〔2　　　　　　〕注射を行う.

□□ 〔3　　　　　〕でつくられるインスリンが足りない場合は，注射で補充する.

□□ インスリンは作用時間によって超速効型，速効型，〔4　　　　　〕型，中間型，〔5　　　　　〕型に分類される.

□□ 持効型のインスリンの作用持続時間は，およそ〔6　　　　〕時間である.

□□ インスリンの薬物有害反応である〔7　　　　　〕は，食事の時間が遅れたり，食事量や炭水化物の摂取量が少ない，運動量が多いときにも起こりやすい.

□□ 糖尿病患者が発熱や下痢，嘔吐，食欲不振などで食事ができないときを〔8　　　　　　〕という.

選択肢	インスリン　12　24　72　膵臓　肝臓　低血糖　高血糖　持続 持効　混合　シックデイ　経口血糖降下　昇圧　廃用症候群

脂質異常症とは

血液中の脂質（血清脂質）の中で，特にLDLコレステロールとトリグリセライドが増加，あるいはHDLコレステロールが低下した状態をいう．

血清脂質を低下させる

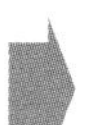

★脂質異常症治療薬
・HMG-CoA還元酵素阻害薬
・フィブラート系薬
・陰イオン交換樹脂
・PCSK9阻害薬
・MTP阻害薬　など

要点整理

次の〔　〕内に入る語句を下の選択肢から選び，文を完成させよう．

❶ 脂質異常症の特徴と治療

□□ 脂質異常症とは，血液中の脂質（血清脂質）の中で〔[1]　　　　　　　〕が140mg/dL以上，〔[2]　　　　　　　〕が150mg/dL以上に増加，または，〔[3]　　　　　　　〕が40mg/dL未満に減少した状態である．

□□ 脂質異常症は，〔[4]　　　　　　　〕の最大の原因となる．

□□ 脂質異常症の治療の目的は〔[5]　　　　　　　〕を低下させることである．

□□ 脂質異常症の治療は，〔[6]　　　　　　　〕や心筋梗塞などの動脈硬化性疾患を予防することにつながる．

□□ 主な治療薬として，〔[7]　　　　　　　〕薬（スタチン系），フィブラート系薬，陰イオン交換樹脂などが用いられる．

選択肢	
	HDLコレステロール　LDLコレステロール　動脈硬化　栄養　肥満　陰イオン　狭心症　トリグリセライド　HMG-CoA還元酵素阻害　血清脂質

COLUMN

心筋梗塞や脳梗塞を誘う!?　メタボリックシンドローム

メタボリックシンドロームは，日常の生活習慣が多くの危険因子を呼び覚まし，それらが互いに重なって心筋梗塞や脳梗塞に至る症候群とされています．背景にある肥満は，体のどの部分に脂肪がつくかによって２つのタイプに分けられます．下腹部や腰周り，太もも，お尻の皮下に脂肪が蓄積するタイプを**皮下脂肪型肥満**と呼び，体型から洋ナシ型肥満といいます．

一方，内臓の周りに脂肪が蓄積するタイプを**内臓脂肪型肥満**と呼び，こちらはリンゴ型肥満といいます．メタボリックシンドロームの要因は，一般的に**内臓脂肪型肥満**と言われています．

診断は，まず立位で軽く息を吐いた状態でへそ回り（腰の一番細いところではない）を測定し，男性≧85cm，女性≧90cmであれば内臓脂肪型肥満が疑われます．

これに，

①高血圧：収縮期血圧≧130mmHgかつ／または拡張期血圧≧85mmHg,

②空腹時高血糖：≧110mg/dL,

③脂質異常症：トリグリセリド≧150mg/dLかつ／またはHDLコレステロール<40mg/dL

上記のうち２つ以上を満たすとメタボリックシンドロームと診断されます．

内臓脂肪は皮下脂肪に比べて蓄積されやすいものの，エネルギーを消費すれば燃焼されるため，メタボリックシンドロームの解消には，体を動かし内臓脂肪を使うことが一番です．

さらに，過食や暴飲を控えることが必要です．同時に，高血圧や脂質異常症，糖尿病などと診断されている場合は，それらをしっかり治療していくことも大切です．

（木津純子）

動脈硬化とは

血管の内側に**コレステロール**や**中性脂肪**などが付着して血管が狭く硬くなり，血液の流れが悪くなった状態をいう．

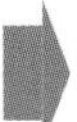

血液の流れが阻害されることで臓器や下肢に必要な栄養や酸素が正常に供給されなくなり，**脳梗塞**や**狭心症**などの疾患を引き起こす要因となる．

◆◆ 要点整理 ◆◆

次の〔　〕内に入る語句を下の選択肢から選び，文を完成させよう．

❶ 動脈硬化の治療

□□ 動脈硬化性疾患は，〔1　　　　〕が重要である．

□□ 動脈硬化の治療には，〔2　　　　　　〕系が第一選択薬となる．

□□ LDL-コレステロールおよびトリグリセライドの値が〔3　　　　〕ほど，冠動脈疾患の発症頻度は高くなる．

選択肢	キャンディン　スタチン　予防　偏食　HDL-C　安静　高い　低い

不整脈とは

心拍が速くなったり遅くなったり，あるいは乱れたりする**心臓の異常な拍動**のこと．

心拍を正常に戻す

★**抗不整脈薬**
- Naチャネル抑制薬
- β遮断薬
- Ca拮抗薬
- Kチャネル遮断薬

◆◆ 要点整理 ◆◆

次の〔　〕内に入る語句を下の選択肢から選び，文を完成させよう．

❶ 不整脈と抗不整脈薬

□□ 不整脈とは，〔1　　　　〕が速くなったり遅くなったり，または乱れたりする「心臓の異常な拍動」のことである．

□□ 不整脈は，器質的心疾患や〔2　　　　〕神経に影響を与える疾患や薬物，飲酒，喫煙，ストレスなどによって起こる．

□□ 抗不整脈薬選択の新しいガイドラインとして，「〔3　　　　　　　　〕」が提唱されている．

□□ 抗不整脈薬は〔4　　　　〕不整脈が対象である．

□□ 抗不整脈薬は心臓の働きに対して〔5　　　　　〕的側面から作用する．

□□ 抗不整脈薬には多くの種類があるが，「〔6　　　　　　　　〕分類」は，薬理学的作用の特徴を簡潔に表現している．

選択肢	シシリアン・ガンビット　ボーン・ウィリアムズ　運動　電気生理学　自律 心拍　血流　頻脈性　呼吸　抗凝固　攣縮性

狭心症とは

心筋の酸素需要と供給のバランスが崩れ，**心筋虚血**と**胸痛**が生じた状態．

発作の寛解，発作を抑える

★狭心症治療薬
・硝酸薬（ニトログリセリン）
・カリウムチャネル開口薬
・β遮断薬
・Ca拮抗薬

ビジュアルチェック

●狭心症治療薬の作用機序

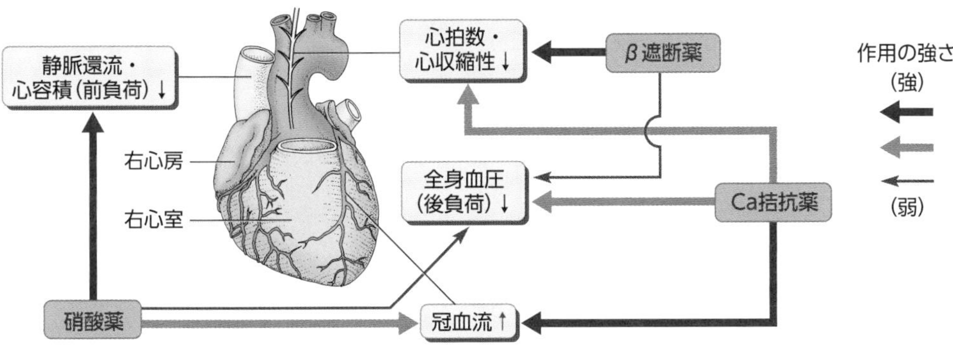

要点整理

次の〔　〕内に入る語句を下の選択肢から選び，文を完成させよう．

❶ 狭心症と治療薬

□□ 狭心症は，心筋における〔1　　　　〕の需要と供給のバランスが崩れると生じる．
□□ 狭心症では，心筋虚血（きょけつ）と〔2　　　　〕が生じる．
□□ 冠状動脈に器質的病変があり，運動や排便時などに生じるものを〔3　　　　〕狭心症という．
□□ 労作性狭心症では，心筋の〔4　　　　〕は伴わない．
□□ 労作性狭心症では，胸痛発作時に心電図上において，ST部分の〔5　　　　〕を示す．
□□ 安静時や睡眠中に発作が出現するものを〔6　　　　〕狭心症（安静時狭心症）という．
□□ 冠攣縮性狭心症の心電図では，ST〔7　　　　〕がみられる．
□□ 労作性狭心症であったものが頻度や起こり方などが変化し，安静時にも発作が生じることがある．これは，〔8　　　　〕狭心症と呼ばれる．
□□ 不安定狭心症には，〔9　　　　〕薬が用いられる．
□□ 狭心症の発作時には〔10　　　　〕薬（ニトログリセリン）が用いられる．
□□ 非発作時の場合，労作性狭心症では〔11　　　　〕薬が，冠攣縮性狭心症には持続性硝酸薬と〔12　　　　〕薬が主い用いられる．

選択肢	酸素　壊死　硝酸　β遮断　α遮断　Ca拮抗　上昇　下降　水平降下 カリウムチャネル開口　安定　不安定　労作性　冠攣縮性　胸痛　腹痛

心不全とは

心臓に負荷がかかり心臓の収縮・拡張が十分に行えず，血流が悪くなり，全身に酸素や栄養分を供給できない状態.

心臓の働きを正常時に近づける

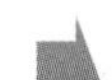

★心不全治療薬
・アンジオテンシン受容体拮抗薬（ARB）
・ACE阻害薬　・ジギタリス
・心房性ナトリウム利尿ペプチド（ANP）製剤
・HCNチャネル遮断薬

ビジュアルチェック

●心不全治療薬の作用機序

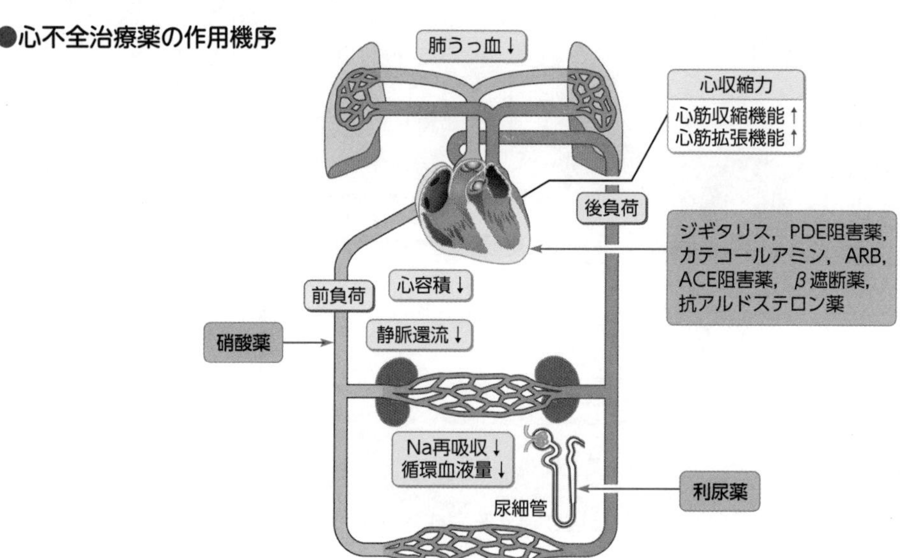

要点整理

次の〔　〕内に入る語句を下の選択肢から選び，文を完成させよう.

❶ 心不全と心不全治療薬

□□ 心不全は，心臓に何らかの負荷がかかり，心臓の収縮や〔1　　　　〕が十分に行えない.

□□ 心不全は〔2　　　　〕が悪くなり，全身に〔3　　　　〕や栄養分を供給できなくなる.

□□ 静脈から心臓に戻ってくる血液によってかかる負荷を〔4　　　　〕，左心室が血液を送り出すときにかかる負荷を〔5　　　　〕という.

□□ 心不全の治療は，急性心不全と〔6　　　　〕心不全を区別して考える.

□□ 心不全の治療には〔7　　　　〕薬や〔8　　　　〕薬（ARB）が有用とされる.

□□ 心不全治療時にジギタリスを過量投与すると，〔9　　　　〕が発現する.

選択肢	ACE阻害　慢性　遷延性　酸素　酵素　拡張　狭窄　前負荷　後負荷 アンジオテンシンⅡ受容体拮抗　右室梗塞　ジギタリス中毒　ビタミンH　血流

心筋梗塞とは

心臓の**冠状動脈**に**血栓**が生じてふさがり，そこから末梢の心筋が虚血となり，壊死してしまう**虚血性心疾患**である.

血栓を溶解する

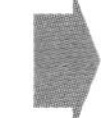

★心筋梗塞治療薬
・血栓溶解薬　・抗凝固薬
・DOAC（トロンビン直接阻害薬）
・抗血小板薬

ビジュアルチェック

●血栓溶解薬の作用機序

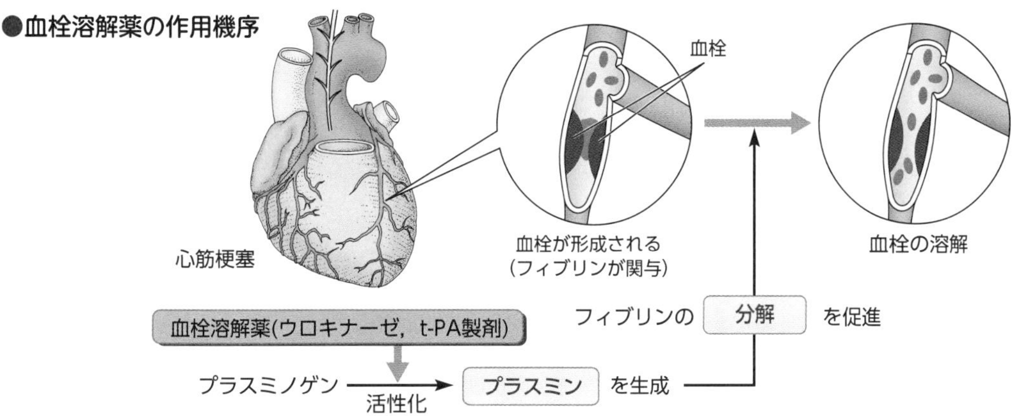

要点整理

次の〔　〕内に入る語句を下の選択肢から選び，文を完成させよう.

❶ 心筋梗塞

□□ 心筋梗塞とは，心臓の〔1　　　　　〕に〔2　　　　〕が生じて血流が妨げられる虚血性心疾患である.

□□ 血栓によって虚血状態となった心筋は，約6～12時間で〔3　　　　〕する.

□□ 心筋梗塞は多くの場合，胸部の〔4　　　　〕や絞扼（こうやく）感，圧迫感として突然発症する.

□□ 心筋梗塞による胸部の激痛は，〔5　　　　　〕の舌下投与では改善しない.

□□ 心筋梗塞の診断の決め手は，心電図における特徴的なST〔6　　　　〕である.

選択肢	激痛　掻痒感　ニトログリセリン　オピオイド　壊死　膨張　上昇　下降 冠状動脈　右鎖骨下静脈　血栓　動脈瘤　浮腫

❷ 心筋梗塞の治療薬

□□ 心筋梗塞の急性期治療においては，組織プラスミノーゲンアクチベータ（t-PA）などの〔1　　　　　〕薬を投与する.

□□ 心筋梗塞の急性期治療では，遅くとも〔2　　　〕時間以内に治療薬を投与する.

選択肢	抗甲状腺　制吐　血栓溶解　ステロイド　6　8　14　24

脳血管障害とは

脳の動脈が詰まる，または血管が**破裂・出血**し，脳組織が障害される疾患をいう．**脳梗塞・脳内出血・くも膜下出血・一過性脳虚血発作**（TIA）などがある．

★脳血管障害治療薬
- 血栓溶解薬（rt-PA・ウロキナーゼ）
- 脳保護薬　・抗凝固薬　・抗血小板薬
- タンパク質リン酸化酵素阻害薬

◆◆ 要点整理 ◆◆

次の〔　〕内に入る語句を下の選択肢から選び，文を完成させよう．

❶ 脳血管障害の分類

□□ 脳を養う血管が詰まる脳血管障害を〔1　　　　　〕という．

□□ 脳梗塞は，〔2　　　　　〕梗塞，アテローム血栓性脳梗塞，心原性脳塞栓症の3種に分類される．

□□ 〔3　　　　　〕とは，脳内の細い血管が破れ出血を起こすもので，血管の先の脳が虚血したり，漏れた血液が血腫となって脳組織を圧迫するなどして，脳に傷害を与える．

□□ 〔4　　　　　〕は，脳の表面を走行する血管にできた〔5　　　　　〕が破れ，くも膜下腔に血液があふれる．

□□ 〔6　　　　　〕発作（TIA）は，症状が突然現れるが一時的なもので，24時間以内に回復する．

□□ 脳血管障害の治療には，症状に合わせて血栓を溶解する〔7　　　　　〕薬や脳保護薬，抗凝固薬，抗血小板薬，タンパク質リン酸化酵素阻害薬が用いられる．

選択肢	脳内出血　脳梗塞　ラクナ　一過性脳虚血　動脈瘤　心筋　心膜 くも膜下出血　脊髄　脳血管攣縮（れんしゅく）　血栓溶解

トレーニング

❶ 高血圧の治療薬について正しいものには○を，誤っているものには×をつけよう.

□□〔1　〕低用量から開始する.
□□〔2　〕原則１日３回毎食後に降圧薬を使用する.
□□〔3　〕２～３日で降圧目標に到達することを目指す.
□□〔4　〕投与した降圧薬の効果がほとんどない場合は，作用機序の異なる他の降圧薬に変更する.
□□〔5　〕ARBと利尿薬，ARBとCa拮抗薬の配合剤は，アドヒアランスを改善し，血圧コントロールの改善につながる.

❷ 経口糖尿病薬として正しいものには○を，誤っているものには×をつけよう.

□□〔1　〕選択的セロトニン再取り込み阻害薬
□□〔2　〕αグルコシダーゼ阻害薬
□□〔3　〕スルホニル尿素薬
□□〔4　〕フィブラート系薬
□□〔5　〕ビグアナイド薬

❸ 脂質異常症治療薬であるプラバスタチンについて正しいものには○を，誤っているものには×をつけよう.

□□〔1　〕糖尿病患者には投与禁忌である.
□□〔2　〕腎機能障害のある患者には，投与する際は注意が必要である.
□□〔3　〕HMG-CoA還元酵素を阻害してコレステロール合成を抑制する.
□□〔4　〕１日１回投与の場合，朝食後に服用することが望ましい.
□□〔5　〕薬物有害反応としては横紋筋融解症，ミオパチー，肝機能障害などがある.

❹ 狭心症治療薬として正しいものには○を，誤っているものには×をつけよう.

□□〔1　〕Ca拮抗薬
□□〔2　〕硝酸薬（ニトログリセリン）
□□〔3　〕β遮断薬
□□〔4　〕ベンゾジアゼピン系薬
□□〔5　〕H_2受容体拮抗薬

❺ 心筋梗塞治療薬（予防薬含む）として正しいものには○を，誤っているものには×をつけよう.

□□〔1　〕非ステロイド性抗炎症薬
□□〔2　〕硝酸薬（ニトログリセリン）
□□〔3　〕抗血小板薬（チクロピジン）
□□〔4　〕DOAC（トロンビン直接阻害薬）
□□〔5　〕低用量アスピリン製剤

◆◆ 実力アップ ◆◆

1 生活習慣病について正しいのはどれか．〔　　〕

1. 生活習慣病の原因は加齢で，治療の基本は薬物療法である．
2. 肥満における食事療法の目的は，筋肉を増強させることである．
3. 生活習慣病の予防の一つに，飽和脂肪酸の積極的摂取がある．
4. エネルギーを効率よく消費できる有酸素運動を行い，肥満を改善することが重要である．

2 喫煙について正しいのはどれか．2つ選べ．〔　　〕

1. 肺気腫や喘息，心筋梗塞や脳血管疾患の罹患率が軽減される．
2. 生活習慣病との関連性はない．
3. 空気中に立ち上る副流煙より，直接吸入する主流煙のほうが有害物質を多く含む．
4. 喫煙は，家族など周囲の人にもリスクを与える．これは受動喫煙といわれる．
5. 禁煙補助薬は，禁煙時の離脱症状を軽減する．

3 高血圧治療薬でないのはどれか．〔　　〕

1. アンジオテンシンⅡ受容体拮抗薬（ARB）
2. Ca拮抗薬
3. 選択的エストロゲン受容体モジュレーター
4. 利尿薬

4 カルシウム拮抗薬について正しいのはどれか．〔　　〕

1. 血管平滑筋を緊張させ，冠状動脈や末梢血管を収縮させる．
2. 症状が増悪する可能性があるので，急に投与を中止しない．
3. 妊婦にも投与可能である．
4. グレープフルーツジュースと一緒に服用すると，降圧作用が弱くなる．

5 アンジオテンシン変換酵素（ACE）阻害薬について正しいのはどれか．2つ選べ．〔　　〕

1. 腸保護効果がある．
2. 薬物有害反応として，空咳が出ることがある．
3. カリウム保持性利尿薬と併用すると，低カリウム血症を起こすことがある．
4. 妊婦，血管浮腫の患者には投与禁忌である．
5. 過量投与すると，血圧が上昇する．

6 血糖コントロールの指標と評価について正しいのはどれか．〔　　〕

1. 食後2時間の血糖値の正常領域は200mg/dL以上である．
2. HbA1c（%）のコントロール目標値は8.5未満である．
3. 早朝空腹時血糖値は126mg/dL以上が目標である．
4. 随時血糖値200mg/dL以上は糖尿病型と判定される．

❼ インスリンについて正しいのはどれか．2つ選べ．〔　　　〕

1. 薬物有害反応は高血糖，疼痛，チアノーゼなどである．
2. 懸濁製剤は，注射の際，均一になるように激しく振ってから使用する．
3. 1型糖尿病だけでなく，2型糖尿病にも使用される．
4. 未使用のインスリン製剤は，室温で保存する．
5. 投与の際は，注射液の中に空気が入らないように必ず空打ちを行う．

❽ 糖尿病について誤っているのはどれか．〔　　　〕

1. 日本人の糖尿病患者の多くは1型である．
2. 糖尿病治療薬の有害作用で，最も気をつけなければならないのは低血糖である．
3. スルホニル尿素薬の服用により空腹感が高まり，過食傾向になりやすい．
4. αグルコシダーゼ阻害薬による低血糖には，ブドウ糖を用いる．

❾ 脂質異常症の診断基準について正しいのはどれか．〔　　　〕

1. 治療方針・管理目標値は，加齢，高血圧などの危険因子には左右されない．
2. 高トリグリセリド血症は，トリグリセリドが120mg/dL以上をいう．
3. 低HDLコレステロール血症は，HDLコレステロールが40mg/dL未満をいう．
4. 高LDLコレステロール血症は，LDLコレステロールが180mg/dL以上をいう．

❿ 脂質異常症の治療薬でないはどれか．〔　　　〕

1. アンジオテンシン変換酵素阻害薬
2. フィブラート系薬
3. HMG-CoA還元酵素阻害薬
4. MTP阻害薬

⓫ ボーン・ウィリアムズ分類に準じて使用する薬について，正しいのはどれか．〔　　　〕

1. ベラパミルはⅢ群Kチャネル遮断薬に属する．
2. アミオダロンはⅠc群Naチャネル抑制薬に属する．
3. プロプラノロールはⅡ群β遮断薬に属する．
4. ジソピラミドはⅣ群Ca拮抗薬に属する．

⓬ 抗不整脈薬について誤っているのはどれか．〔　　　〕

1. ジソピラミドの併用禁忌はモキシフロキサシン，バルデナフィルなどである．
2. アミオダロンは他の抗不整脈薬が使用できないか，無効の場合のみ投与する．
3. ピルシカイニドの薬物有害反応は，全身痙攣やショックである．
4. リドカインは局所麻酔薬としても使用される．

⑬ ジゴキシンについて正しいのはどれか.　〔　　　〕

1. 過量投与で意識障害（傾眠・昏睡）が起こる.
2. カリウム低値ではジギタリス中毒を起こしやすいので，カリウム値を観察する.
3. 薬物有害反応は麻痺性イレウス，末梢虚血などである.
4. ジギタリス中毒が出現したら，水分を補給し休息する.

⑭ 硝酸薬（ニトログリセリン）について誤っているのはどれか.　〔　　　〕

1. 薬物有害反応としては血圧低下，顔面潮紅，めまい，頭痛，動悸，頻脈などがある.
2. テープ剤は，毎回，右胸の同じ部位に貼る.
3. 注射薬ミリスロール®は不安定狭心症に使用する.
4. 急性心筋梗塞はニトログリセリンでは改善しない.
5. 注射薬を投与する際は，塩化ビニル製の輸液セットを用いない.

⑮ β遮断薬について正しいのはどれか.　〔　　　〕

1. 心臓や血管に作用する交感神経のβ受容体の働きを抑える.
2. 運動時の血圧上昇や心拍数の増加を亢進する.
3. 安静時狭心症に効果を示す.
4. 心不全や高度の徐脈のある患者，喘息患者にも投与できる.

⑯ 血栓溶解薬ウロキナーゼについて誤っているのはどれか.　〔　　　〕

1. 発症12時間以内に用いる.
2. 出血している患者には投与禁忌である.
3. 血栓溶解薬はフィブリン上でプラスミンを生成してフィブリンを分解する.
4. ウロキナーゼより，t-PA（アルテプラーゼなど）は血栓親和性，血栓溶解力が強い.

⑰ 抗凝固薬（ワルファリン）について誤っているのはどれか.　〔　　　〕

1. 肝臓のビタミンK依存性血液凝固因子の生合成を抑制して，抗凝血効果を示す.
2. 服用中に納豆を摂取すると効果が増強する.
3. 手術前は5日間休薬する.
4. 重篤な肝・腎機能障害がある患者，妊婦には投与禁忌である.

⑱ 抗血小板薬（アスピリン）について正しいのはどれか.　〔　　　〕

1. 血液凝固に必要なトロンボキサンA_2の合成を阻害し，白血球凝集抑制作用を示す.
2. 手術前には7～10日間休薬する.
3. 用量として1回330mg，1日3回経口投与する.
4. 空腹時に服用する.

3章

がん・痛みに使用する薬

がん（悪性腫瘍）の薬物療法

がんの代表的な薬物療法

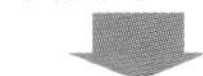

化学療法

→ 細胞を殺す効果がある薬（抗悪性腫瘍薬）を使用して，腫瘍細胞を直接攻撃する．

→ 化学療法のほかにも，**内分泌療法**，**サイトカイン療法**，**分子標的療法**などがある．

ビジュアルチェック

●抗がん薬の作用機序

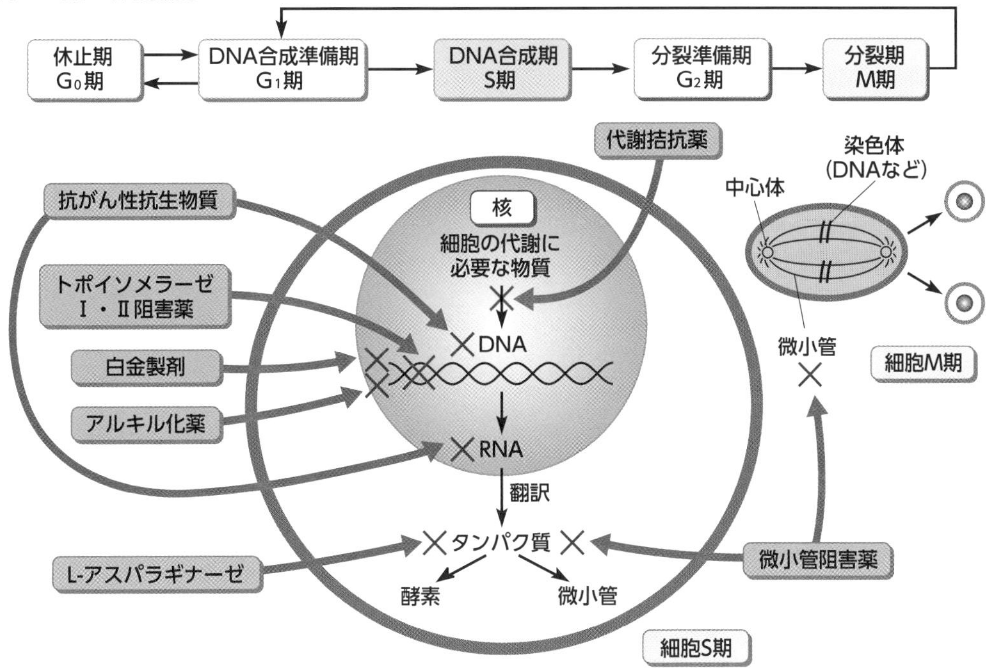

トポイソメラーゼは，間違ったDNAの複製が起こった場合，それを正す酵素である．
DNAのらせん構造を切り離し，再結合させる働きがある．

●薬物療法の感受性とがんの種類

抗がん薬で完治する可能性のあるもの	急性白血病，悪性リンパ腫，精巣（睾丸（こうがん））腫瘍，絨毛（じゅうもう）癌など
抗がん薬で病気の進行を遅らせることができるもの	乳癌，卵巣癌，骨髄腫，肺小細胞癌，慢性骨髄性白血病，低悪性度リンパ腫など
抗がん薬を投与してある程度効果があり，症状がよくなるもの	前立腺癌，甲状腺癌，骨肉腫，頭頸部癌，子宮癌，肺癌，大腸癌，胃癌，胆道癌など
効果がほとんど期待できないもの	脳腫瘍，悪性黒色腫，腎癌，膵癌，肝癌など

◆◆ 要点整理 ◆◆

次の〔 〕内に入る語句を下の選択肢から選び，文を完成させよう．

❶ がんの薬物療法

□□ がんの薬物療法の代表的なものは〔1　　　　〕療法である．

□□ 抗がん薬を数種類組み合わせて行う療法を〔2　　　　〕療法と呼ぶ．

□□ 化学療法の他にも内分泌療法，〔3　　　　　　〕療法，分子標的療法などがある．

□□ 細胞を殺す効果を有する薬（抗悪性腫瘍薬）は，〔4　　　　〕を直接的に攻撃する．

□□ アルキル化薬は，〔5　　　　〕をアルキル化して，腫瘍細胞の〔5〕合成を阻害する．

□□ 代謝拮抗薬は，細胞の代謝に必要な物質と拮抗したり，〔6　　　　〕に関わる酵素を阻害することで腫瘍細胞の発育を抑制する．

□□ 抗腫瘍性抗生物質は，腫瘍細胞の〔7　　　　〕を破壊し，DNAやRNAの合成を阻害する．

□□ 微小管阻害薬は，細胞分裂の際に出現する微小管のタンパクと〔8　　　　〕し，腫瘍細胞の分裂を抑制する．

□□ サイトカイン療法に用いられる〔9　　　　　　〕は，〔10　　　　〕の治療にも用いられる．

選択肢	多剤併用　肝炎　細胞膜　核酸合成　結合　分裂　DNA　RNA　化学 微小管阻害薬　サイトカイン　インターフェロン　骨髄抑制　腫瘍細胞

❷ 内分泌療法と分子標的療法

□□ 内分泌療法では，〔1　　　　　　〕やホルモンの作用を抑制する薬が用いられる．

□□ ホルモン受容体陽性乳癌の治療には，〔2　　　　　　〕の分泌を抑える〔3　　　　　　〕療法を行う．

□□ プロゲステロンは，脳下垂体全体に働きかけて〔4　　　　　　〕の量を低下させ，腫瘍細胞の働きを抑制する．

□□ 男性ホルモンの働きを〔5　　　　〕する抗アンドロゲン薬は，〔6　　　　　〕癌に使用される．

□□ 分子標的療法では，腫瘍細胞の無秩序な増殖や転移を引き起こす〔7　　　　〕を標的として，効率よく攻撃する．

□□ 分子標的療法は，予期せぬ重篤な〔8　　　　〕が生じることがあるため，緊急時に対応できる病院で専門医師の指示のもとでのみ行われる．

□□ トラスツズマブは，〔9　　　　〕細胞に特異的に発現するHER2を標的として作用する．

□□ 慢性骨髄性白血病には，分子標的治療薬の〔10　　　　　〕が有効とされる．

選択肢	有害作用　乳癌　前立腺　エストロゲン　抑制　活性化　合成ホルモン 内分泌　ホルモン　分子　イマチニブ　男性ホルモン　女性ホルモン

抗がん薬の有害作用

ほとんどの抗がん薬は，がん細胞と正常細胞を区別して攻撃しているわけではない．そのため，正常細胞が抗がん薬の影響を受け，重篤な**有害作用**として現れることが多い．

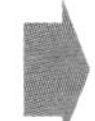

特に**骨髄**，**消化管上皮**，**毛根**など，細胞分裂や増殖が活発な正常細胞ほどその影響を受けやすい．

●主な有害作用

・**骨髄抑制**（骨髄での造血機能が障害され，白血球減少・貧血・出血傾向が生じる）
・ショック／アナフィラキシー　・悪心／嘔吐　・下痢（脱水症状）　・腎毒性　・肺毒性　・心毒性
・肝毒性　・精神神経障害　・口内炎　・脱毛　・皮膚障害　など

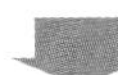

作用機序の異なる複数の抗がん薬を組み合わせて投与する**多剤併用療法**で，有害作用の軽減を図る．

要点整理

次の〔　〕内に入る語句を下の選択肢から選び，文を完成させよう．

❶ 抗がん薬の投与と異常

□□ 抗がん薬の全身投与には末梢静脈投与，〔1　　　　　　〕投与がある．
□□ 抗がん薬の局所投与には動脈内，胸腔内，腹腔内，〔2　　　　　〕内，膀胱内投与などがある．
□□ 末梢静脈から投与する際には，〔3　　　　　　　〕などの異常に注意する．
□□ 投与時には，血液の〔4　　　　　〕の有無を確認する．
□□ 投与速度を間違えた場合，〔5　　　　　　〕を引き起こすリスクが高くなる．
□□ 万一，誤って過剰投与した場合は，十分な補液と〔6　　　　　〕薬で腎排泄を促す．
□□ 排泄が腎経路でない場合は，〔7　　　　　　〕で薬剤除去を行う．一度吸収されてしまった薬による有害作用には〔8　　　　　　〕を行うしかない．

選択肢	静脈炎　心不全　対症療法　利尿　ステロイド　髄腔　硬膜下　逆流 血液透析　中心静脈　血液製剤　気管支拡張　経口　皮下　血管外漏出

❷ 抗がん薬の主な有害作用

□□ 抗がん薬の主な有害作用は，〔1　　　　　　〕，悪心・嘔吐，〔2　　　　　　〕などの消化器症状，心毒性，肺毒性，腎毒性，肝毒性をはじめ，〔3　　　　　　〕障害，脱毛，皮膚障害などである．
□□ 〔4　　　　　　　〕薬は特異的な分子を標的にした薬のため，有害作用も多様である．
□□ 静脈注射の際，薬剤や輸液が血管外の周辺組織に漏れ出すことを，〔5　　　　　　　〕という．
□□ 抗がん薬が漏れた場合，組織が壊死することもあるため，発赤や疼痛があればすぐに投与を中止し，針を〔6　　　〕する．
□□ 抗がん薬は正常細胞に対しても強い〔7　　　　　〕を示す．看護の際には皮膚への接触だけでなく，〔8　　　　　〕した薬剤の吸引にも注意する．

選択肢	分子標的治療　ステロイド　セロトニン　ナトリウムイオン　毒性　小腸粘膜 精神神経　骨髄抑制　口内炎　抜去　気化　血管外漏出

❸ 骨髄抑制

□□ 多くの抗がん薬に共通してみられる〔1　　　　　　〕とは，骨髄での造血機能が傷害され〔2　　　　〕減少をきたした状態である．

□□ 抗がん薬はすべての細胞や臓器に対して毒性をもつが，特に〔3　　　　〕細胞は抗がん薬に対して高い感受性をもつ．

□□ 抗がん薬による白血球および血小板の減少は，抗がん薬投与の数日後から認められるが，約〔4　　　〕週間で最も減少する．

□□ 赤血球の寿命は約〔5　　　　〕日のため，抗がん薬による影響はすぐには受けないが，投与後1～2週目より徐々に出現する．

□□ 抗がん薬投与により〔6　　　　〕が減少すると，患者は〔7　　　　〕状態になりやすい．

選択肢	
	易感染　筋弛緩　白血球　赤血球　造血　血球　変性　骨髄抑制　凝血 1　2　3　4　100　120　240

❹ 消化器障害（悪心・嘔吐）

□□ 抗がん薬の投与により，〔1　　　　〕から分泌された神経伝達物質の〔2　　　　〕が〔3　　　　〕を刺激し，悪心や嘔吐が起こる．

□□ 抗がん薬による嘔吐には，急性嘔吐と〔4　　　　〕性嘔吐がある．

□□ 急性嘔吐は，投与後〔5　　　〕時間以内に起こる．

□□ 遅発性嘔吐は，投与後〔6　　　～　　　〕時間に発生し，2～5日間続く．

□□ 頻回の嘔吐によって電解質のバランスが維持できなくなると，脱水や〔7　　　〕機能障害をきたすことがある．

□□ 抗がん薬による悪心・嘔吐は，〔8　　　　〕薬を一緒に投与することでコントロールできる．

□□ 化学療法の2～3時間前は，〔9　　　　〕を摂取しないよう指導する．

選択肢	
	制吐　ステロイド　遅発　早発　セロトニン　嘔吐中枢　ナトリウムイオン 24　48　食物　ビタミン　小腸粘膜　心　肝　腎

❺ 消化器障害（口内炎）

□□ 抗がん薬を投与すると，口腔粘膜に〔1　　　　　　〕（活性酸素）が発生し，粘膜破壊や炎症を起こす．

□□ 口内炎は，〔2　　　　　〕の減少により，局所感染を起こすことでも生じる．

□□ 口内炎では，ただれ，味覚異常，〔3　　　　〕，潰瘍性病変などの症状が現れる．

□□ 口内炎は，〔4　　　　　〕，フルオロウラシルなどの使用で生じやすい．

選択肢	
	赤血球　白血球　血液　唾液　疼痛　瘙痒感　フリーラジカル　シナプス メトトレキサート　ペニシリン　ジアスターゼ

❻ 脱毛，皮膚障害

□□ 〔[1] 〕は，骨髄，消化管粘膜とともに抗がん薬の影響を最も受けやすい．

□□ 抗がん薬による脱毛は身体的に重篤化することは少ないが，患者に与える〔[2] 〕は大きい．

□□ 抗がん薬による脱毛は，投与後約〔[3] 〕週間ごろから現れる．

□□ 抗がん薬による脱毛は，〔[4] 〕である．

□□ 抗がん薬のフルオロウラシルの有害作用には，手足に知覚過敏やほてり感，腫脹などが生じる〔[5] 〕がある．

選択肢	1　2　3　4　易感染　筋弛緩　可逆的　不可逆的　頭皮毛根細胞 皮膚表層　心理的影響　手足症候群　多発性関節炎

❼ WHO方式がん疼痛治療法

□□ WHO方式がん疼痛治療法では，〔[1] 〕が推奨されている．

□□ WHO方式がん疼痛治療法では，痛みが軽度なら〔[2] 〕（非麻薬性）鎮痛薬を選択する．

□□ 中等度の痛みの場合，〔[3] 〕鎮痛薬を選択し，痛みに応じて非オピオイド鎮痛薬を使用する．

□□ 痛みの程度の把握には，〔[4] 〕などのペインスケールを使用する．

□□ 突然痛みが強くなったり，間欠(かんけつ)的に痛みが出現するときは，〔[5] 〕（疼痛時の頓用(とんよう)）を行う．

□□ 鎮痛薬は突然服用を中止すると〔[6] 〕症状が出現し，多量に服用すると〔[7] 〕症状が現れることがある．

選択肢	禁断　亢進　中毒　レスキュードーズ　フェイススケール　ウエイトスケール 弱オピオイド　非オピオイド　強オピオイド　WHO3段階除痛ラダー

❽ がん性疼痛に使用する薬

□□ オピオイド鎮痛薬は〔[1] 〕オピオイド鎮痛薬（コデインなど）と，〔[2] 〕オピオイド鎮痛薬（モルヒネなど）に分けられる．

□□ オピオイド鎮痛薬は，脳にある〔[3] 〕に結合し，〔[4] 〕から脳へと痛みの刺激が伝わるのを抑える．

□□ 非オピオイド鎮痛薬は，WHO 3段階除痛ラダーにおいて，第1段階の〔[5] 〕の痛みで使用する．

□□ 鎮痛補助薬は，〔[6] 〕と併用することで鎮痛効果を発揮する．

選択肢	高　低　強　弱　非　オピオイド受容体　ニューロン　軽度　重度 鎮痛薬　カルシウム　脊髄　大脳皮質

◆◆トレーニング◆◆

❶ 抗がん薬で完治する可能性の高いものに○をつけよう.

□□〔1　　〕　急性白血病
□□〔2　　〕　悪性リンパ腫
□□〔3　　〕　脳腫瘍
□□〔4　　〕　精巣（睾丸）腫瘍

❷ 白血病について正しいものには○を，誤っているものには×をつけよう.

□□〔1　　〕　白血球が悪性腫瘍化して白血病細胞となり，血液または骨髄の中で増殖する.
□□〔2　　〕　臨床経過や検査所見により，急性白血病と慢性白血病に分類される.
□□〔3　　〕　急性白血病は，急性骨髄性白血病と急性リンパ性白血病に分類される.
□□〔4　　〕　成人では，急性リンパ性白血病が急性白血病の80％以上を占める.
□□〔5　　〕　慢性骨髄性白血病の治療は，インターフェロンによる治療が有効である.

❸ 乳癌について正しいものには○を，誤っているものには×をつけよう.

□□〔1　　〕　乳癌の発生は遺伝的要素の関与は少なく，個人のエストロゲン量が大きく関連する.
□□〔2　　〕　乳癌の75～80％が湿潤性乳管癌である.
□□〔3　　〕　乳癌の治療は，非浸潤がんの場合，局所療法として縮小手術（原発巣の切除）と腋窩リンパ節の郭清（かくせい）後，放射線療法を行う.
□□〔4　　〕　化学療法は，腫瘍細胞のホルモン受容体やHER2タンパク質の過剰出現が認められたときにのみ行われる.
□□〔5　　〕　CAF療法など，多剤併用療法が多く用いられている.

❹ オピオイド鎮痛薬について正しいものには○を，誤っているものには×をつけよう.

□□〔1　　〕　オピオイド鎮痛薬は，弱・中・強の3段階に分けられる.
□□〔2　　〕　脳にあるオピオイド受容体に結合し，脊髄から脳へ痛みの刺激の伝導を抑制し，鎮痛効果を示す.
□□〔3　　〕　アセトアミノフェンは弱オピオイド鎮痛薬である.
□□〔4　　〕　コデインは中オピオイド鎮痛薬である.
□□〔5　　〕　モルヒネは強オピオイド鎮痛薬である.

❺ モルヒネ製剤の剤形でないものに×をつけよう.

□□〔1　　〕　舌下錠
□□〔2　　〕　坐　剤
□□〔3　　〕　内用液
□□〔4　　〕　注射剤

❻ 鎮痛補助薬の組み合わせで正しいものには○を，誤っているものには×をつけよう．

		〈薬剤の種類〉	〈一般名〉	〈使用目的〉
□□	〔1 〕	抗痙攣薬	フェニトイン	放散性疼痛
□□	〔2 〕	抗うつ薬	アミトリプチリン	鎮痛，抗うつ
□□	〔3 〕	ステロイド	プレドニゾロン	内臓性疼痛
□□	〔4 〕	抗不安薬	ジアゼパム	筋弛緩
□□	〔5 〕	抗精神病薬	クロルプロマジン	制　吐

COLUMN

がん患者にとっての治療薬とは

がんの患者さんと話をしていると，自分に投与されている薬について非常に気にしている方が多いことに気が付きます．

特に，進行がんや他臓器への転移などがあり，予後が現代の医学をもってしても厳しい患者さんの場合は，その傾向が顕著になるように感じます．そのような患者さんにとって自分に投与されている薬は，大切な命を守る砦（とりで）であり，希望である場合も多いのです．

がんの治療を行っていく過程で，投与する薬の変更が行われることはよくあります．医療を行っている側には必要な変更も，時にこのような患者さんに大きな不安と落胆を与えることを考えたことはあるでしょうか？

入院をしている予後の厳しい患者さんは，周りをよく見ています．自分と同じような状態の患者さんがどのような治療を受けているか，どのような経過をたどっていくかを，まるで自分のことのように見ていることが多いように感じます．そのため，このような患者さんにとっては，新しい薬が加わる，あるいは，今まで服薬していたのに，突然飲まなくてよいといわれることが，時に自分に残された時間があまりないことを示していると考えてしまう場合があります．他の患者さんの状態の推移を自分に置き換えてしまうのです．

がんの患者さんは，常に自分の予後を心配しています．薬の変更が，時に心配を増加させ，生きる望みにも影響を与える場合があることを，われわれ医療者は忘れてはなりません．

医療を行う側の私たちにとっては治療の一環である薬の変更が，時として患者さんの生きる希望を失わせてしまうことがあるのです．

（赤瀬智子）

◆◆ 実力アップ ◆◆

❶ 抗がん薬治療で正しいのはどれか. 〔　　　〕

1. 抗がん薬の感受性には個人差がある.
2. 動脈内投与は禁忌である.
3. 抗がん薬の多剤併用療法を行うほど有害作用が増強される可能性が高い.
4. がん細胞は特異的に作用を受ける.

❷ 化学療法中にがん患者の血球が減少する理由はどれか. 〔　　　〕

1. 抗がん薬によって破壊されたがん細胞から造血抑制物質が産生される.
2. 抗がん薬により，脾臓が障害される.
3. がん細胞に対する免疫応答が造血細胞にも起こる.
4. 正常な造血細胞が抗がん薬に傷害される.

❸ 化学療法中の感染予防で重要な項目はどれか. 〔　　　〕

1. 好中球
2. 好塩基球
3. 血小板
4. リンパ球

❹ 悪性腫瘍と治療薬の組み合わせで誤っているのはどれか. 〔　　　〕

1. 乳癌 ―――――― アロマターゼ阻害薬
2. 前立腺癌 ―――― インターフェロン
3. 悪性リンパ腫 ―― ビンカアルカロイド
4. 肺癌 ―――――― シスプラチン

❺ 化学療法時の必要事項として誤っているのはどれか. 〔　　　〕

1. 抗がん薬が付着したものは，すべて密封の医療廃棄物容器に入れる.
2. 化学療法中の患者の排泄物には毒性があるため，手袋をして取り扱う.
3. 投与速度は，輸液ポンプを使用し調節する.
4. 抗がん薬の投与速度が速すぎると静脈炎を引き起こすこともあるが，遅ければ問題はない.

❻ 抗がん薬を末梢静脈から注入している患者が刺入部の痛みを訴えた．看護師は直ちに注入を中止した．予期した危険性はどれか. 〔　　　〕

1. 血管刺入部の感染
2. 血栓形成
3. 血管外漏出
4. アレルギー反応

7 シスプラチンを使用した化学療法中のがん患者に現れた症状で，投与量調整が必要なのはどれか．〔　　　〕

1. 頭　痛
2. 尿量減少
3. 下　痢
4. せん妄

8 肺癌患者に抗がん薬の投与が開始され，24時間が経過した．突然激しい下痢症状が現れ，電解質異常を起こし始めた．早急に補液を開始したが，循環器不全が起こる可能性があるため，薬剤投与を中止した．このような薬物有害反応が推測される薬剤はどれか．〔　　　〕

1. レンチナン
2. エトポシド
3. トラスツズマブ
4. イリノテカン

9 抗がん薬投与前の措置として，メスナの投与と十分量の輸液が行われた．また，尿のアルカリ化のために，7％炭酸水素ナトリウムの注射薬が準備された．化学療法に使用されたこの抗がん薬はどれか．〔　　　〕

1. シクロホスファミド
2. ビンクリスチン
3. パクリタキセル
4. インターフェロンアルファ

10 抗がん薬と有害作用との組み合わせで誤っているのはどれか．〔　　　〕

1. シクロホスファミド ―――― 出血性膀胱炎
2. ドキソルビシン ―――― うっ血性心不全
3. フルオロウラシル ―――― 悪性症候群
4. メトトレキサート ―――― 肝機能障害

11 WHO 3段階除痛ラダーで，軽度の痛みの第一選択薬はどれか．〔　　　〕

1. コデイン
2. ペンタゾシン
3. モルヒネ水
4. アスピリン

⑫ がん性疼痛で正しいのはどれか.　〔　　　〕

1. がんによる神経障害性疼痛の第一選択薬はモルヒネである.
2. がんの疼痛に心理状態は影響されない.
3. がんの進行度と疼痛は関係がない.
4. 持続性の痛みが多い.

⑬ モルヒネの有害作用はどれか.　〔　　　〕

1. 骨髄抑制
2. 便秘
3. 第8脳神経障害
4. 溶血性貧血

⑭ 鍵をかけて保管しなくてもよい薬剤はどれか.　〔　　　〕

1. モルヒネ
2. アセトアミノフェン
3. オキシコドン
4. ペンタゾシン

⑮ オピオイド（麻薬性）鎮痛薬の取り扱いで正しいのはどれか.　〔　　　〕

1. 使用後のアンプルは，薬剤部に返納する.
2. 使用後の残薬は，鍵のかかった麻薬専用医療廃棄物容器に捨てる.
3. 在庫管理は病棟管理者である看護師長が行う.
4. オピオイド鎮痛薬の処方せんには，処方した医師，病棟管理者，与薬した看護師の自署が必要である.

⑯ 薬剤と重大な副作用との組み合わせで正しいのはどれか.　〔　　　〕

1. モルヒネ ―――――― 散　瞳
2. メトトレキサート ―― 間質性肺炎
3. シスプラチン ――――― 体重増加
4. アスピリン ―――――― 血圧上昇

⑰ 子宮癌患者の腰部の痛みが間欠的に発現し始めた．モルヒネ錠10mgを1日2回服用し，通常フェイススケールスコア0でコントロールされている．痛みの調整を疼痛時レスキュードーズで行うようにした．調整に適切な薬剤はどれか.　〔　　　〕

1. アセトアミノフェン
2. アスピリン
3. モルヒネ錠
4. モルヒネ内用液

18 大腸癌患者のがん性疼痛に対しモルヒネが使用されており，最近腎機能が低下してきた．今後の対処で正しいのはどれか．〔　　　〕

1. 腎機能が低下してきたので，オキシコドンへの変更を検討する．
2. 腎機能が低下してきたので，モルヒネ水のレスキュードーズで調整する．
3. モルヒネ量の検討と，十分な水分補給が必要である．
4. 腎機能が回復するまで，モルヒネの増量は避ける．

19 がん性疼痛の治療でモルヒネ錠服用中の患者が嘔気を理由に，モルヒネ錠服用を拒否した．正しい応対はどれか．〔　　　〕

1. モルヒネ錠の投与中止により，突然，禁断症状が出るため，モルヒネ注射を準備した．
2. 突然の投与中止により幻覚症状などが発現する恐れがあるため，半量の服用を勧めた．
3. 制吐薬を使用し，落ち着いた時点でモルヒネ錠の服用を勧めた．
4. モルヒネ錠服用中の嘔気は消化管運動低下のためなので，整腸薬の服用を勧めた．

20 モルヒネ投与中の患者が，「小人がやってきた」「何か聞こえる」などとつぶやいている．最初に行うべき対応で正しいのはどれか．〔　　　〕

1. 腎機能を確認し，モルヒネの減量を検討する．
2. モルヒネによるせん妄と考えられるため，他剤に変更する．
3. 第一に，心配事がないか聞くことが大切である．
4. 睡眠薬を併用し，体を休ませることが大切である．

21 抗がん薬を末梢から点滴静脈内注射している患者の訴えで，緊急度が最も高いのはどれか．〔　　　〕

1. 嘔　気
2. 倦怠感
3. 刺入部痛
4. 食欲不振
5. 口　渇

4章

脳・中枢神経系疾患で使用する薬

中枢神経系とは

神経系 → 中枢神経系 → 脳 → 精神機能，運動機能，自律機能をコントロール
　　　　　　　　　　→ 脊髄 → 感覚器からの情報を脳に伝え，脳からの指令を末梢に伝える伝導路．脊髄反射の場でもある．
神経系 → 末梢神経系

ビジュアルチェック

●ニューロンの構造（有髄神経）

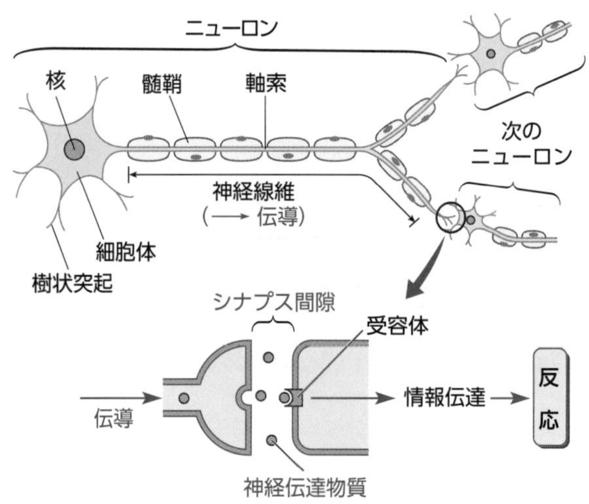

●シナプス伝達

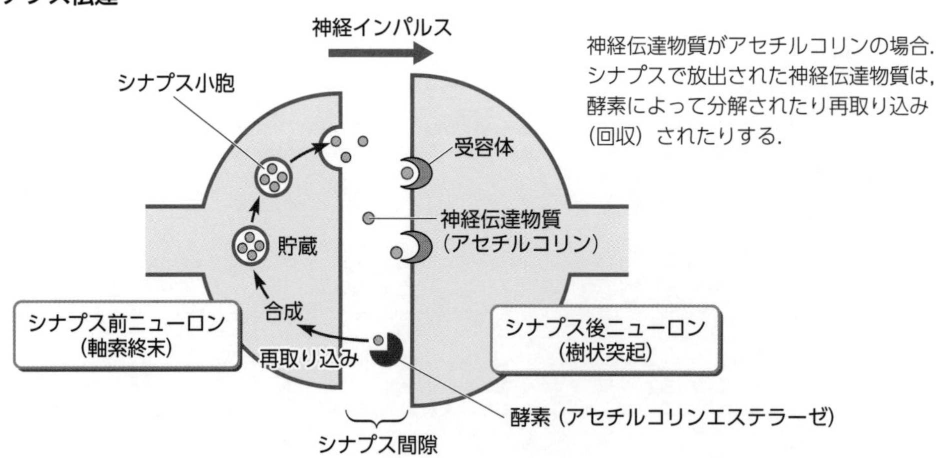

神経伝達物質がアセチルコリンの場合．シナプスで放出された神経伝達物質は，酵素によって分解されたり再取り込み（回収）されたりする．

要点整理

次の〔 〕内に入る語句を下の選択肢から選び，文を完成させよう．

❶ 中枢神経系の働きと薬

□□ 神経系は，〔1　　　　〕神経系と末梢神経系に分けられる．

□□ 中枢神経系は〔2　　　　〕と脊髄から成り立っている．

□□ 脳は多数の神経細胞（ニューロン）から成り立っており，この多数のニューロンが互いにネットワークをつくり〔3　　　　〕を行う．

□□ ニューロンとニューロンの間，またはニューロンと骨格筋などの効果器との間の接合部を〔4　　　　〕と呼ぶ．

□□ 情報を伝達する側のニューロンを〔4〕前ニューロン，情報を受け取る側のニューロンを〔4〕後ニューロンといい，その間の隙間を〔5　　　　〕という．

□□ 〔4〕で情報伝達を介在する神経伝達物質は〔6　　　　〕の一種である．

□□ 脳における神経伝達物質には，〔7　　　　〕，アセチルコリン，ノルアドレナリン，セロトニン，γ-アミノ酪酸（GABA）などがある．

選択肢	アミノ酸　シナプス　シナプス間隙　脳　頸椎　中枢　末梢　情報伝達　運動　ドパミン　ニューロン

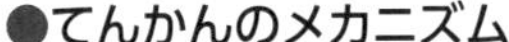

てんかんとは

大脳の神経細胞の突発的で異常な**電気的興奮**に伴い，**けいれん**や**意識障害**などの発作が**2回以上反復**して起こる慢性疾患．原因の詳細は解明されていない．

発作には
- **部分発作**
- **全般発作**（欠神発作・ミオクローヌス発作・強直間代発作・脱力発作）がある．

★発作を抑える**抗てんかん薬**
- ピロリドン誘導体
- トリアジン骨格
- ヒダントイン系薬
- ミノスチルベン系薬　など

ビジュアルチェック

●てんかんのメカニズム

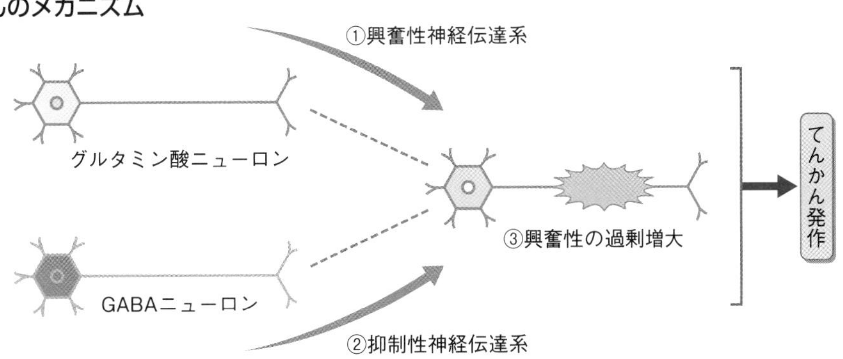

てんかんの発症機序は
①興奮性神経伝達系の増強➡②抑制性神経伝達系の障害
➡③ニューロンの興奮性の過剰増大が引き起こされる➡てんかん発作が出現する．
てんかん症状が発作的に出現し消失する機序は不明である．

要点整理

次の〔　〕内に入る語句を下の選択肢から選び，文を完成させよう．

❶ てんかんの病態

□□ てんかんは，〔1　　　　〕の神経細胞の突発的で異常な〔2　　　　〕興奮に伴い，けいれんや意識障害などの発作が，2回以上反復して起こる慢性疾患である．

□□ てんかんの診断には〔3　　　　〕検査を用いる．

□□ てんかん発作において，大脳の片側の一部から始まるものを〔4　　　　〕発作という．

□□ てんかん発作において，意識障害で始まるものを〔5　　　　〕発作という．

□□ 全般発作の中で，突然生じる瞬間的な意識消失発作を〔6　　　　〕発作という．

□□ 全般発作の中で，顔面や四肢，体幹などの筋肉が，瞬間的にビクっとけいれんする発作を〔7　　　　〕発作という．

□□ 全般発作の中で突然，全身のけいれんや脱力などが起こる発作を〔8　　　　〕発作という．

□□ 全般発作の中で，突然，筋肉が脱力する発作を〔9　　　　〕発作という．

選択肢	部分　全般　欠神　脳波　意識　ミオクローヌス　小脳　間代　電気的 強直　大脳　強直間代　脱力　意識障害

❷ 抗てんかん薬の投与と注意点

□□ 抗てんかん薬の投与量は，血液中の薬物濃度が〔1　　　　〕にあるかを見ながら決定する．これを〔2　　　　〕（TDM）という．

□□ 近年，ピロリドン誘導体（レベチラセタム）とトリアジン骨格（ラモトリギン）の新規抗てんかん薬は，〔3　　　　〕の第一選択薬とされる．

□□ 抗てんかん薬を服用すると，眠気，注意力・集中力・反射運動能力などの〔4　　　　〕が起こることが多い．

□□ 薬の〔5　　　　〕や睡眠不足，風邪での発熱で発作は起こりやすくなる．

□□ たとえ長期間発作が起きなくても，自己判断で抗てんかん薬の服用を〔6　　　　〕したり，服用回数を〔7　　　　〕と発作が再発する危険性が高い．

□□ 抗てんかん薬は他の薬と〔8　　　　〕を起こしやすい．

選択肢	飲み忘れ　過剰摂取　増やす　減らす　睡眠不足　増量　中止　低下 亢進　相互作用　有効治療濃度範囲　治療薬物モニタリング　フェニトイン 部分発作　欠神発作

パーキンソン病とは

中脳にある**黒質**が変性脱落し，**ドパミン含有量が減少**するために起こる**錐体外路系変性疾患**．ドパミンが減少すると，大脳皮質からの指令がうまく体に伝わらない．

パーキンソン病の主症状
- **安静時振戦**
- **筋固縮**
- **無動**
- **姿勢反射障害**

★ドパミンの働きを助ける薬
- ドパミン遊離（放出）促進薬
- ドパミン受容体作動薬
- アデノシンA_{2A}受容体阻害薬
- レボドパ製剤　など

ビジュアルチェック

●パーキンソン病治療薬の作用の概念図

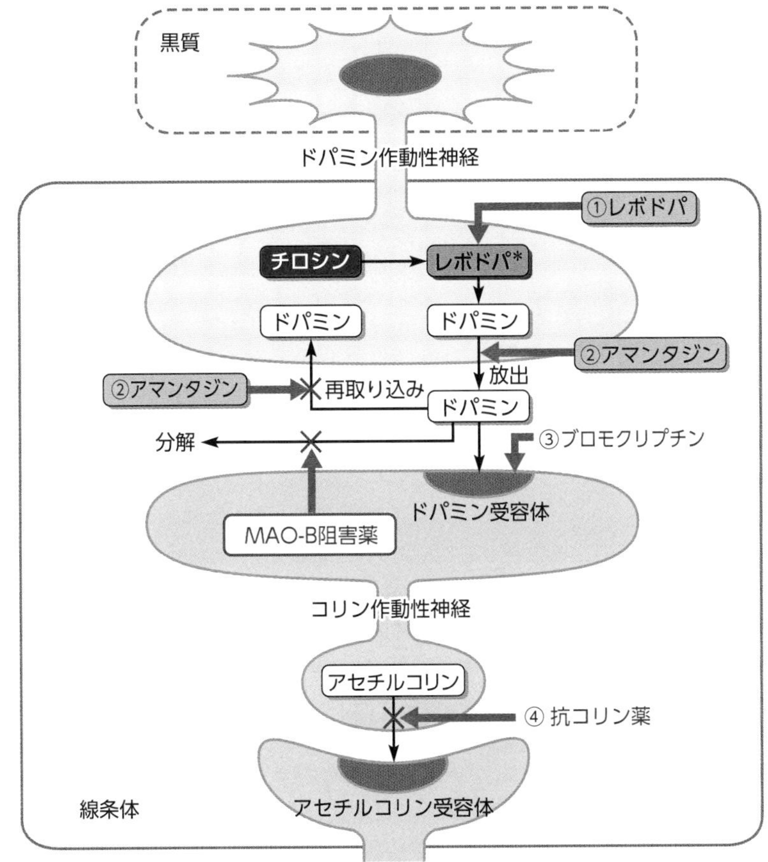

＊脳内にあるレボドパ．酵素により，チロシン→レボドパ→ドパミンと変換する．

◆◆ 要点整理 ◆◆

次の〔　〕内に入る語句を下の選択肢から選び，文を完成させよう.

① パーキンソン病

□□ パーキンソン病は，中脳の黒質－大脳の線条体の〔1　　　　　〕含有量が低下することで起こる進行性の〔2　　　　　〕変性疾患である.

□□ ドパミンは，中枢神経系に存在する〔3　　　　　〕で，運動機能やホルモン調節，感情や意欲などに関わっている.

□□ ドパミンには，〔4　　　　　〕からの指令を全身に伝え，体の動きをスムーズにする働きがある.

□□ パーキンソン病は，〔5　　　　　〕年齢者に好発する.

□□ 主症状は，〔6　　　　　〕（丸薬をまるめるような手のふるえ），〔7　　　　　〕（筋肉のこわばり），〔8　　　　　〕（動作の開始困難，仮面様顔貌など），〔9　　　　　〕障害（前傾前屈姿勢，小刻み歩行）である.

□□ パーキンソン病の診断には，〔10　　　　　〕の重症度分類が指標とされる.

選択肢	
	無動　姿勢反射　安静時振戦　中高　若年　筋固縮　けいれん　ドパミン　神経伝達物質　錐体外路系　中枢系　ヤール　コーマ　大脳皮質

② パーキンソン病治療薬

□□ 〔1　　　　　〕製剤は，ドパミン補充を目的に用いられる.

□□ 〔2　　　　　〕薬は，ドパミンの分泌を促進し，不足分量を補う.

□□ 〔3　　　　　〕薬は，ドパミンに代わってドパミン受容体を直接刺激し，その働きを高める.

□□ 〔4　　　　　〕薬は，コリン作動性ニューロン活性を遮断し，アセチルコリン系の作用を抑制する.

□□ B型モノアミン酸化酵素（MAO-B）阻害薬には，〔5　　　　　〕の分解抑制作用がある.

選択肢	
	ドパミン　セロトニン　抗コリン　レボドパ　ドパミン受容体作動　収斂　免疫抑制　ドパミン遊離促進　血管拡張

③ パーキンソン病治療薬の薬物有害反応

□□ 重大な薬物有害反応の一つである〔1　　　　　〕は，薬を開始した数日後，薬の容量を変更，または中止した際などに発症することが多い.

□□ レボドパ製剤の長期投与により，レボドパの服薬時間に関係なく症状が良くなったり，突然，悪くなったりする現象を〔2　　　　　〕現象という.

□□ 自分の意志とは関係なく不随意に体が動いてしまう症状を〔3　　　　　〕という.

選択肢	
	ジスキネジア　カタレプシー　悪性症候群　アカシジア　アナフィラキシー　on-off　wearing off

アルツハイマー型認知症とは

脳内にβアミロイドというタンパク質がたまり，正常な脳の神経細胞を壊して脳を萎縮させる．脳の萎縮は徐々に進行する．

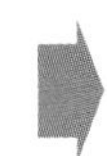

短期記憶を司る**海馬**に萎縮が起こると，体験したこと自体を忘れてしまう**記憶障害**が起こる．

新しいことが覚えられない．

★**アセチルコリン**の量を増やす または

★**NMDA受容体**の興奮を抑制する

（いずれも対症療法）

ビジュアルチェック

●アルツハイマー型認知症の発症メカニズム

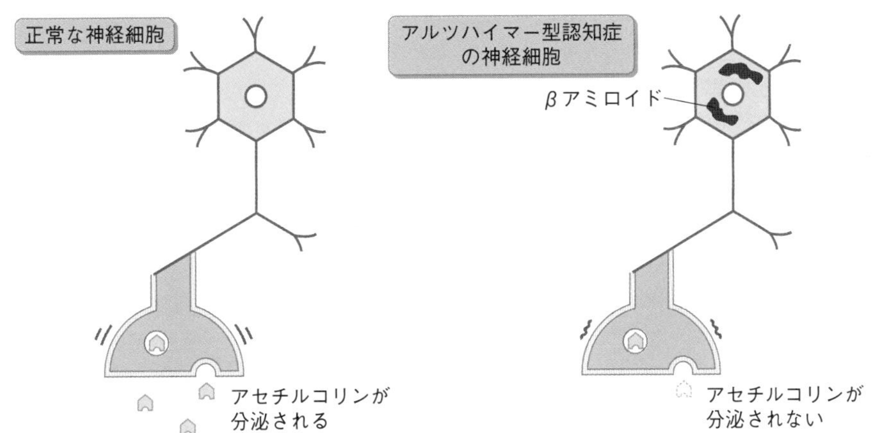

正常な神経細胞では，神経末端からアセチルコリンが十分に分泌されるが，老人斑（タンパク質・βアミロイドが沈着，集合）によって神経細胞が障害されると変性・消失し，アセチルコリンが分泌されなくなる．

要点整理

次の〔　〕内に入る語句を下の選択肢から選び，文を完成させよう．

❶ アルツハイマー型認知症

□□ アルツハイマー型認知症は，〔1　　　　〕力障害に始まり，記憶の保持や想起ができなくなる脳の〔2　　　　〕疾患である．

□□ アルツハイマー型認知症は，主に〔3　　　　〕期から〔4　　　　〕期に発症する．

□□ 原因の一つに，記憶や学習に関与する脳内の〔5　　　　〕において〔6　　　　〕の量が減少することが明らかになっている．

□□ 脳内の〔7　　　　〕受容体（NMDA受容体）が，過剰に〔8　　　　〕していることも原因の一つとされている．

□□ 治療には，〔9　　　　〕阻害薬，NMDA受容体拮抗薬などが用いられる．

選択肢	
	興奮　鎮静　海馬　コリンエステラーゼ　トロンビン直接　下垂体　初老
	老年　若年　記銘　変性　幻視　幻想　グルタミン酸　アセチルコリン

統合失調症とは

思考や行動，感情を一つの目的に沿ってまとめる（統合）能力が低下する．
↓
まとめきれない思考が，幻覚や妄想となって現れ，生活に困難が生じる．

→ **陽性症状**：幻覚や妄想などがあり，自傷他害などの問題行動を引き起こすことがある．
陰性症状：意欲，気力，集中力が欠如し，社会生活が困難となる．

→ **★抗精神病薬**
主に脳内のドパミン受容体を遮断．興奮や不安などの症状を鎮める．

要点整理

次の〔　〕内に入る語句を下の選択肢から選び，文を完成させよう．

❶ 統合失調症

□□ 統合失調症とは思考や行動，感情を一つにまとめる〔1　　　　〕能力が低下し，まとめきれない思考が幻覚や妄想となり，苦痛や困難が生じる疾患である．

□□ 統合失調症は，通常，〔2　　　　〕期，または壮年期早期に発症する．

□□ 原因は解明されていないが，何らかの〔3　　　　〕の機能異常や心理社会的なストレスなどの相互作用が関係すると考えられている．

□□ 統合失調症は，〔4　　　　〕症状と陰性症状に分類される．

□□ 統合失調症の陰性症状では，感情・意欲・気力・集中力が〔5　　　　〕し，引きこもりなどの要因となる．

選択肢	陰性　陽性　欠如　充実　脳　心臓　思春　老年　統合

❷ 抗精神病薬と有害作用

□□ 統合失調症の治療には，〔1　　　　〕薬が使用される．

□□ 薬物治療では，主に脳内の〔2　　　　〕経路でドパミン受容体を〔3　　　　〕することで過活動を〔4　　　　〕し，幻覚，妄想，興奮，不安などの症状を鎮める作用をもつといわれている．

□□ 抗精神病薬には，定型抗精神病薬と〔5　　　　〕抗精神病薬がある．

□□ 陽性症状に有効なのは，〔6　　　　〕抗精神病薬である．

□□ 抗精神病薬療法中に発症する最も重篤な薬物有害反応は，〔7　　　　〕である．

□□ 体のある部分を動かそうとすると他の筋肉にまで力が入り，舌が出るなど急性に出る不随意の筋強直症状を〔8　　　　〕という．

□□ 手や足に不快感があり，静座不能となった状態を〔9　　　　〕という．

選択肢	定型　非定型　アカシジア　カタレプシー　急性ジストニア　悪性症候群 抑制　遮断　亢進　ドパミン　抗精神病

うつ病とは

抑うつ気分，意欲の低下，睡眠障害，疲労・倦怠感，食欲不振などの症状が現れる．脳内の神経伝達物質や受容体などの機能障害が原因と推察されている．

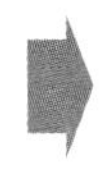

ストレスやイライラを抑えるセロトニンと，意欲に関連するノルアドレナリンが減少し，受容体の働きが弱くなっていると考えられている．

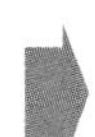

★抗うつ薬
ノルアドレナリンやセロトニンの量を増やしてその働きを強化し，脳細胞間の情報伝達を正常化させる．

要点整理

次の〔　〕内に入る語句を下の選択肢から選び，文を完成させよう．

❶ うつ病と抗うつ薬

□□ うつ病は，抑うつ気分，興味や意欲の低下，睡眠障害などの精神症状をはじめ，疲労・倦怠感，疼痛，便秘や食欲不振などの〔1　　　〕症状も伴う．

□□ うつ病では不安の抑制に関与する〔2　　　〕と，意欲に関連する〔3　　　〕が減少し，〔4　　　〕の働きが弱くなると考えられている．

□□ 抗うつ薬は〔5　　　〕の受容体に作用し，〔2〕や〔3〕の量を増やしてその働きを強化し，脳細胞間の〔6　　　〕を正常化させることでうつ状態を緩和させる．

□□ 抗うつ薬は，構造式や薬理作用の違いにより〔7　　　〕抗うつ薬，四環系抗うつ薬，〔8　　　〕(選択的セロトニン再取り込み阻害薬)，〔9　　　〕(セロトニン・ノルアドレナリン再取り込み阻害薬)，ノルアドレナリン作動性・特異的セロトニン作動性抗うつ薬(NaSSA)などに大別される．

□□ 〔8〕，〔9〕は，薬物有害反応の〔10　　　〕抗うつ薬として，近年広く用いられている．

選択肢	
	三環系　SSRI　SNRI　神経伝達物質　受容体　多い　少ない　情報伝達 精神　身体　情報伝達　ノルアドレナリン　セロトニン

❷ 抗うつ薬の有害作用

□□ 三環系・四環系抗うつ薬の主な有害作用には，〔1　　　〕，注意力・集中力・反射運動能力の低下，抗コリン作用などがある．

□□ 抗コリン作用とは，神経伝達物質であるアセチルコリンに〔2　　　〕する作用である．

□□ 三環系抗うつ薬は，閉塞隅角緑内障，尿閉のある患者への投与は〔3　　　〕であることが多いため，投与時には注意が必要である．

□□ SSRI，SNRIは，抗コリン作用による有害作用は少ないが，〔4　　　〕が関与しているため嘔気，食欲不振などの消化器症状を引き起こす．

□□ 特にSNRIは，〔5　　　〕作用による動悸にも注意が必要である．

選択肢	
	アドレナリン　ノルアドレナリン　セロトニン　拮抗　作用　刺激　禁忌 効能　効果　注意　薬効薬理　眠気

睡眠障害とは

睡眠に関して問題があり，苦痛を感じる状態. 不眠症, 過眠症, 睡眠・覚醒スケジュール障害など，さまざまなタイプがあり，原因も多岐にわたる.

不眠症の分類
- 入眠障害
- 熟眠障害
- 中途覚醒
- 早朝覚醒　など

★睡眠薬
- ベンゾジアゼピン系
- 非ベンゾジアゼピン系
- メラトニン受容体作動薬
- オレキシン受容体拮抗薬

◆◆ 要点整理 ◆◆

次の〔　〕内に入る語句を下の選択肢から選び，文を完成させよう.

❶ 不眠症の分類

不眠症はその訴えから四つに分類できる.

□□〔1　　　　　〕：床に入ってから，なかなか眠ることができない，寝つきが悪い状態.
□□〔2　　　　　〕：眠った気がしない，眠りが浅いといった熟睡できない状態.
□□〔3　　　　　〕：一度寝入っても途中で覚醒してしまい，再入眠までに時間がかかる状態.
□□〔4　　　　　〕：朝早くに目が覚めてしまう状態.

選択肢	レム睡眠　ノンレム睡眠　中途覚醒　睡眠不足　入眠障害　早朝覚醒 早朝覚醒　過眠症　熟眠障害

❷ 睡眠薬と有害作用

□□ 睡眠薬はバルビツール酸（BB）系，非バルビツール酸系，〔1　　　　　　　　〕（BZ）系，非BZ系のほか，メラトニン受容体作動薬，オレキシン受容体拮抗薬などがある.
□□ BZ系睡眠薬は，大脳辺縁系を中心とした〔2　　　　　〕に選択的に作用する.
□□ BZ系睡眠薬の作用持続時間と血中濃度の半減期は，〔3　　　　　〕する.
□□ 睡眠薬服用時に特に問題となる有害作用には，次のようなものがある.

〔4　　　　　〕作用：筋肉に力が入らず脱力やふらつきがあるため，転倒の危険性が高まる.

〔5　　　　　〕効果：一度覚醒しても催眠作用が持続してしまい，眠気やだるさ，ふらつき，ぼーっとすることなどが生じる状態.

〔6　　　　　〕障害：他人からはまったく普通に見える行動をとっているが，覚醒後，本人はそのことが思い出せない状態を〔7　　　　　〕（一過性前向性〔7〕）という.

〔8　　　　　〕：アルコールとの併用で，不安・焦燥や攻撃的な行動を起こす.

〔9　　　　　　　〕性不眠：長期間（6カ月間以上）睡眠薬を服用していて，突然服用を中止すると，睡眠薬を使う前よりもさらに不眠がひどくなること.

〔10　　　　　　　〕症状：長期間（6カ月間以上）睡眠薬を服用していて，突然服用を中止すると，不安症状や気分不快，発汗症状や振戦などの症状が発現すること.

選択肢	記憶　健忘　比例　反比例　持ち越し　筋弛緩　抗不安　睡眠　抑制 奇異反応　離脱（退薬）　反跳（リバウンド）　情動中枢　ベンゾジアゼピン

③ 抗不安薬の特徴と有害作用

□□ 近年，多用されている抗不安薬は，〔1　　　　　〕系薬である.

□□ 〔1〕系薬は，大脳（特に皮質）にある〔2　　　　〕（γ-アミノ酪酸）受容体に作用し，脳の活動を〔3　　　　〕する作用がある.

□□ 〔1〕系薬の過量投与には，〔4　　　　　　　〕薬であるフルマゼニルを用いる.

□□ 抗不安薬は母乳に〔5　　　　〕するため，授乳中の服用は〔6　　　　〕.

□□ 高齢者への投与では，〔7　　　　〕が発現しやすい.

□□ 呼吸器疾患の患者に用いた場合，〔8　　　　〕抑制が生じることがある.

□□ 〔9　　　　〕と併用すると，〔10　　　　〕抑制が生じることがある.

□□ 〔11　　　　　〕のある患者に投与すると，〔12　　　　〕作用により眼圧が上昇し，症状が悪化する恐れがあるため投与しない.

□□ 〔13　　　　〕の患者へは，筋弛緩作用により症状が悪化する恐れがあるため投与しない.

選択肢	急性閉塞隅角緑内障　移行　遮断　疼痛　末梢　避ける　抗コリン　呼吸 GABA　中枢　ベンゾジアゼピン　ベンゾジアゼピン受容体拮抗　運動失調 アルコール　重症筋無力症　抑制　亢進

④ 気分安定薬（抗躁薬）

□□ 躁病は，感情の高揚を基盤とした誇大な〔1　　　　〕や興奮などが主症状だが，原因は明らかではない.

□□ 気分安定薬は〔2　　　　　〕が第一選択薬で，長期間の服用により再発が防止できる.

□□ 〔2〕は，血中濃度安全域が〔3　　　〕い．有効血中濃度を超えると中毒症状が発現しやすくなるため，服用開始時は頻回に〔4　　　　〕を測定し，用量を決める.

□□ 気分安定薬の有害作用として，〔5　　　　〕がある.

□□ 〔5〕の初期症状は，食欲低下，悪心・嘔吐，下痢などの消化器症状，〔6　　　　〕，傾眠，錯乱などの〔7　　　　〕症状，運動障害，運動失調などの運動機能症状，発熱，発汗などの全身症状を示す.

□□ 〔5〕は，〔2〕の血中濃度が〔8　　　〕くなったときに現れるため，血中濃度を定期的にモニタリングしたり，〔9　　　　〕防止のため水分補給を促す.

選択肢	中枢神経　末梢神経　脱水　高　低　炭酸リチウム　広　狭　言動 血中濃度　リチウム中毒　振戦

◆◆ トレーニング ◆◆

❶ てんかんの治療薬について正しいものには○を，誤っているものには×をつけよう．

□□〔1　〕 治療薬の作用機序は，γ-アミノ酪酸（GABA）がかかわる抑制性神経伝達系の活性化，興奮伝達系（グルタミン酸作動性神経）作用の抑制，イオンチャネル（興奮性ナトリウムチャネル）の抑制の3種類に分けられる．

□□〔2　〕 抗てんかん薬の投与量は，血液中の薬物濃度が治療に有効な濃度（有効域）に達しているかを見ながら決めていく．

□□〔3　〕 主な抗てんかん薬にはフェニトイン，カルバマゼピン，バルプロ酸ナトリウム，フェノバルビタールがある．

□□〔4　〕 フェニトインは，動脈内注射で投与する．

□□〔5　〕 すべての抗てんかん薬に共通して，眠気，注意力・集中力・反射運動能力などの低下，複視などが起こることがある．

□□〔6　〕 薬の飲み忘れや睡眠不足，発熱は発作を誘引する．

□□〔7　〕 長期間発作が起きなければ，自己判断で服用を中止してもよい．

❷ パーキンソン病の治療薬について正しいものには○を，誤っているものには×をつけよう．

□□〔1　〕 パーキンソン病は，黒質－線条体のセロトニン含有量低下が原因の進行性の錐体外路系変性疾患である．

□□〔2　〕 パーキンソン病の治療に用いられる薬は，レボドパ製剤，ドパミン遊離（放出）促進薬，ドパミン受容体作動薬など，ドパミンに関係したものが中心である．

□□〔3　〕 重大な薬物有害反応は，治療薬の急激な減量または中止による悪性症候群である．

□□〔4　〕 レボドパ製剤を長期間（一般に2～3年）投与すると，レボドパの薬効時間が短縮し，服用後，数時間を経過すると効果が消退するwearing off現象がみられる．

❸ 抗精神病薬の主な薬物有害反応に○をつけよう．

□□〔1　〕 悪性症候群

□□〔2　〕 パーキンソン症候群（パーキンソニズム）

□□〔3　〕 骨髄抑制

□□〔4　〕 アカシジア（静座不能）

□□〔5　〕 ジスキネジア

□□〔6　〕 血圧上昇

❹ 抗不安薬について正しいものには○を，誤っているものには×をつけよう．

□□〔1　〕 最もよく使用されている抗不安薬は，大脳（特に皮質）にあるγ–アミノ酪酸（GABA）受容体に作用し，GABAの神経抑制効果を増強するベンゾジアゼピン系薬である．

□□〔2　〕 ベンゾジアゼピン系薬は抗不安作用のほか，催眠・鎮静，筋弛緩，抗痙攣作用を併せもつ．

□□〔3　〕 催眠作用が強いものは睡眠薬，抗不安作用が強いものは抗不安薬として用いられる．

□□〔4　〕 主な薬物有害反応には，①精神運動機能の低下，②肝機能障害，③興奮・錯乱，④眼圧上昇，⑤筋弛緩などがある．

□□〔5　〕 ベンゾジアゼピン系薬は，緑内障患者や重症筋無力症患者にも安全に使用できる．

❺ 睡眠薬の使い分けについて正しいものには○を，誤っているものには×をつけよう．

□□〔1　〕 入眠障害 ➡ 超短時間作用型～短時間作用型

□□〔2　〕 中途覚醒 ➡ 短時間作用型

□□〔3　〕 早朝覚醒 ➡ 中間作用型～長時間作用型

❻ 抗うつ薬・躁病治療薬について正しいものには○を，誤っているものには×をつけよう．

□□〔1　〕 うつ病では，不安に関与するセロトニンと，意欲に関連するノルアドレナリンが減少し，受容体のはたらきが弱くなっていると考えられている．

□□〔2　〕 抗うつ薬は，神経伝達物質の受容体に作用し，ノルアドレナリンやセロトニンの量を増加して脳細胞間の情報伝達を正常化させることでうつ状態を緩和する．

□□〔3　〕 SSRIとSNRIは，薬物有害反応の少ない抗うつ薬として近年広く用いられている．

□□〔4　〕 SSRIとSNRIは抗コリン作用による有害作用は少ないが，嘔気などの消化器症状を引き起こす．

□□〔5　〕 感情の高揚を主症状とする躁病には，気分を安定させるために，フェノバルビタールが第一選択薬として使用される．

❼ 脳血管障害の薬物療法の組み合わせで正しいものには○を，誤っているものには×をつけよう．

□□〔1　〕 濃グリセリン，D-マンニトール ――― 脳浮腫の管理

□□〔2　〕 t-PA，ウロキナーゼ ――― 血栓溶解作用

□□〔3　〕 ヘパリン，ワルファリン ――― 抗凝固作用

□□〔4　〕 アスピリン，チクロピジン ――― 鎮痛作用

◆◆ 実力アップ ◆◆

1 脳血管障害でよくみられる症状はどれか. 〔　　　〕

1. 発　疹
2. 腰　痛
3. 下　痢
4. 嘔　吐

2 意識混濁を伴う劇症肝炎の患者にラクツロースが投与されるが，期待する効果で最も重要なのはどれか. 〔　　　〕

1. プロトロンビン時間の延長
2. アルブミン合成の亢進
3. 排便の促進
4. アンモニアの腸管吸収の抑制

3 21時の消灯後，23時と24時の巡視時には起きていたが，その後は眠っていた．翌朝8時の検温時にも眠っていた患者が「ここ3日ほど眠れない」と訴え，睡眠薬を希望した．このような時，選択すべき睡眠薬の種類はどれか. 〔　　　〕

1. 超短時間作用型
2. 短時間作用型
3. 中間時間作用型
4. 長時間作用型

4 向精神薬服用時にみられる錐体外路症状に関与する物質はどれか. 〔　　　〕

1. リチウム
2. ドパミン
3. カリウム
4. グルタミン

5 抗不安薬の服用開始直後の患者で最も注意が必要な症状はどれか. 〔　　　〕

1. 起立性低血圧
2. アカシジア（静座不能）
3. 遅発性ジスキネジア
4. 下　痢

5章

感染症に使用する薬

感染症とは

病原体が体内に侵入し，傷害が生じる疾患.

【病原体】

細菌・ウイルス・真菌・微生物・原虫・蠕虫など

【感染症の成立要因】

- 病原体
- 病原体の感染力と量
- 感染経路
- 宿主の感受性

★感染症の薬物療法

- 細菌感染症➡抗菌薬
- ウイルス➡抗ウイルス薬
- 真菌感染症➡抗真菌薬
- 寄生虫感染症➡抗原虫薬 など

ビジュアルチェック

●感染経路による分類

感染の種類		特　徴	例（疾患名）
水平感染	経口感染	水，食品などを介して口から侵入する.	食中毒，A型肝炎，腸管寄生虫症
	接触感染	感染者，感染動物との接触，汚染された衣類やタオルを介して感染.	性感染症，疥癬
	飛沫感染	咳，くしゃみ，会話などで飛び散る直径5μm以上の飛沫による感染.	インフルエンザ，風疹，麻疹，マイコプラズマ
	空気感染	直径5μm以下の飛沫核（微生物を含む飛沫が気化した後の小粒子）による感染.	結核，水痘，麻疹，レジオネラ症
	昆虫媒介感染	蚊，ハエ，ダニ，ノミなどが媒介する感染.	日本脳炎，リケッチア感染症，野兎病，マラリア
	輸血 針刺し事故等	汚染された血液・体液などによる感染.	HIV，B型肝炎，C型肝炎，梅毒
垂直感染		母親から胎児や乳児に胎盤，産道，母乳を介して感染する.	HIV，梅毒，B型肝炎，HTLV-1

●化学療法薬の分類

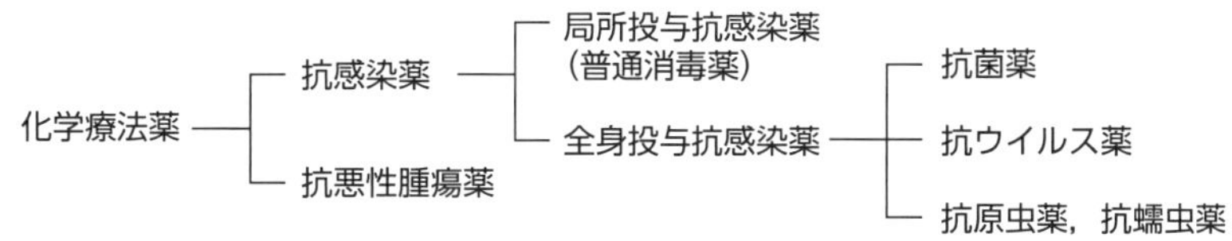

細菌感染症とは

レンサ球菌や肺炎球菌，結核菌などの**細菌**がヒトの体内に侵入し，体内で毒素を産生したり臓器を侵食したりすることで発症する.

〈代表的な細菌感染症〉

・百日咳・梅毒・結核・コレラ・ジフテリア・梅毒・O157 などの**腸管出血性大腸菌感染症・溶連菌感染症** など

★**抗菌薬**

病原体に殺菌的，または静菌的に作用する．細胞壁合成阻害薬，蛋白合成阻害薬，DNA・RNA合成阻害薬，細胞膜傷害薬などに分類される.

ビジュアルチェック

●抗菌薬の作用と種類

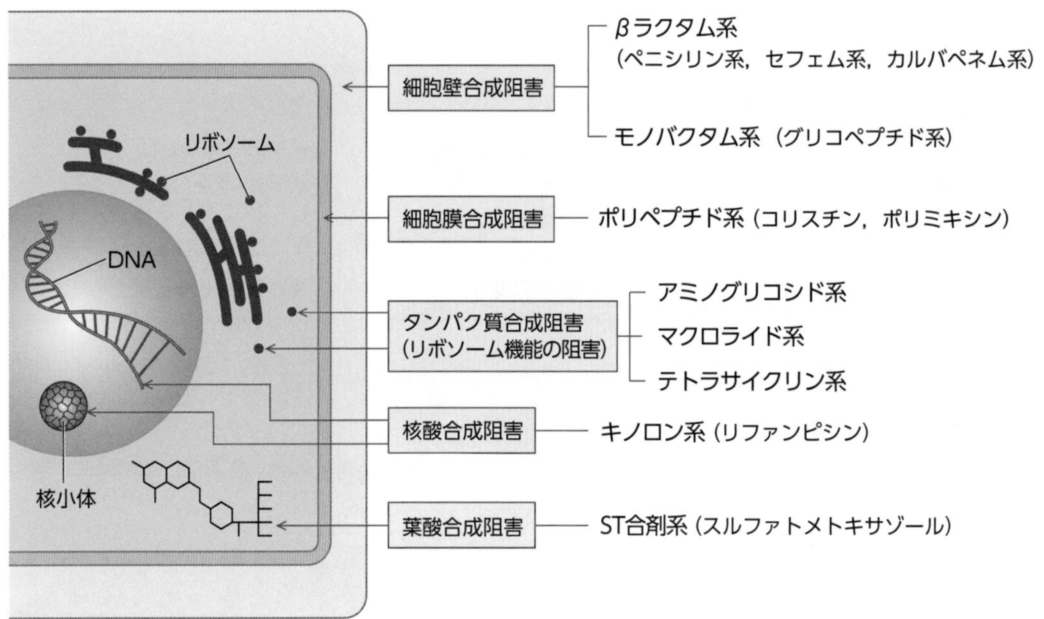

要点整理

次の〔 〕内に入る語句を下の選択肢から選び, 文を完成させよう.

❶ 細菌感染症

- □□ 細菌と真菌には細胞膜の外に〔1 〕がある.
- □□ ヒトには〔2 〕はあるが, 細胞壁はない.
- □□ 細胞壁の合成を阻害すると, 細菌と〔3 〕には有害だが, ヒトには無害である.
- □□ 〔4 〕(人体) には無害だが, 寄生体 (病原微生物) には有害で, 発育を抑制したり死滅させる作用を〔5 〕という.
- □□ 細胞内でタンパク質を合成する小顆粒である〔6 〕は, 細菌とヒトとでは構造が異なる.
- □□ 細菌のリボソームのみを阻害する薬を, 〔7 〕阻害薬という.
- □□ これまでは滅菌できた病原微生物が, 抗菌薬の効果に耐えて生育し, 滅菌できなくなることを〔8 〕の獲得という.
- □□ 結核の感染経路は, 〔9 〕感染である.
- □□ マイコプラズマの感染経路は, 〔10 〕感染である.

選択肢	経口　接触　飛沫　空気　宿主　細菌　真菌　寄生虫　細胞膜　耐性 細胞壁　蛋白質合成　選択毒性　消毒　滅菌　静菌　リボソーム

❷ 抗菌薬

□□ 細胞壁合成阻害薬は，細菌や真菌の〔[1]　　〕に結合して，細胞壁の合成を阻害する．

□□ N（〔[2]　　〕）と，C=O（ケトン炭素）の結合を含む四員環（β）の化合物のことを，βラクタムという．

□□ ペニシリン系とセフェム系は，〔[3]　　〕をもつため，〔3〕系と総称する．

□□ βラクタム環のC=OとNの間を切断する酵素を，〔[4]　　〕（ペニシリン系ではペニシリナーゼ，セフェム系ではセファロスポリナーゼ）と総称する．

□□ 細胞膜傷害薬は，細胞膜に作用して細胞膜の透過性を（〔[5]　　〕）させ，細胞内成分を漏出させることで殺菌作用を生じさせる．

□□ ポリペプチド系薬には，強い〔[6]　　〕があるため，〔[7]　　〕は禁忌である．

□□ 化学療法薬の通常の有効濃度に耐えて生存・発育・増殖を維持する能力を獲得した細菌を，薬剤〔[8]　　〕菌という．

□□ ペニシリンにも耐性を獲得した〔[9]　　〕菌は，臨床で最も問題になっている．略号は〔[10]　　〕である．

□□ 結核菌やらい菌は染色されにくいが，一度染色されると酸などで脱色されにくい（抗酸性）ため，〔[11]　　〕と呼ばれる．

選択肢	MRSA　NSAIDs　抗酸菌　非ピリン系　耐性　上昇　遮断　βラクタム　細胞壁合成酵素　βラクタマーゼ　メチシリン耐性黄色ブドウ球　静脈内注射　経口投与　窒素　ナトリウム　心毒性　腎毒性

ウイルス感染症とは

ウイルスとは，生きた細胞に侵入しないと増殖（複製）できない感染性微生物である．宿主の細胞内で自身のDNAやRNAを放出する．

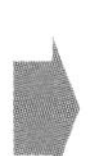

〈代表的なウイルス感染症〉
インフルエンザ・水痘・おたふくかぜ・麻疹・風疹・新型コロナウイルス感染症(COVID-19) など

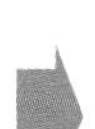

★抗ウイルス薬
多くの抗ウイルス薬は，ウイルスのもつ遺伝子の複製を抑えることで効果を発揮するが，おおむね一種類のウイルスしか攻撃できない．

◆ 要点整理 ◆

次の〔　〕内に入る語句を下の選択肢から選び，文を完成させよう．

❶ ウイルスとは

□□ ウイルスは細胞膜も〔[1]　　〕ももたないため，〔[2]　　〕は無効である．

□□ ウイルスはDNAまたはRNAをもっており，宿主の〔[3]　　〕を利用して複製する．

□□ ウイルスの複製を阻止する薬物は〔[4]　　〕の代謝機構を阻害する恐れがある．

選択肢	宿主　細菌　真菌　細胞壁　葉酸　代謝機構　抗菌薬　ステロイド

❷ 抗インフルエンザウイルス薬

□□ 抗インフルエンザウイルス薬は，発病後〔1　　　　〕時間以内に服用しないと無効である．

□□ 脱殻阻害薬は，殻（カプシド）にM2タンパクをもつ〔2　　　〕型のみに有効である．

□□ ウイルスから放出された〔3　　　　〕は細胞の核に侵入し，ウイルス遺伝子を〔4　　　　〕する．

□□ ポリメラーゼ阻害薬は，遺伝子の複製に必要な〔5　　　　　　〕を特異的に阻害し，ウイルスの複製を阻止する．

□□ 〔6　　　　　　　　〕阻害薬は，複製によって産生されたウイルスが細胞外に出る（遊離）ことを阻害する．

□□ ザナミビルとラニナミビルの投与方法は，〔7　　　　〕投与である．

選択肢	12　24　48　A　B　C　RNA　DNA　ノイラミニダーゼ　翻訳 複製　ポリメラーゼ　点滴静注　経口　吸入

❸ その他の抗ウイルス薬

□□ 抗肝炎ウイルス薬は，〔1　　　〕型慢性肝炎と，C型肝炎が対象である．

□□ 抗ヘルペスウイルスは，単純疱疹，〔2　　　　〕，水痘が適応となる．

□□ サイトメガロウイルスは，ヘルペスウイルスの一種で，〔3　　　　　〕が低下しているときに〔4　　　　〕感染症として発症することが多い．

□□ 抗HIV薬はHIV特有のウイルスの増殖を〔5　　　　〕することはできるが，〔6　　　　〕させることはできない．

選択肢	A　B　帯状疱疹　風疹　疥癬　日和見　免疫能　気力　聴力　死滅 抑制　活性化　亢進

❹ 真菌感染症

□□ 真菌はヒトと同じ〔1　　　　〕生物であり，細胞の基本構造はヒトとほぼ同じである．

□□ 真菌感染症は，皮膚や〔2　　　〕などに寄生する〔3　　　　　　〕真菌症と，消化器や呼吸器などを侵す〔4　　　　　〕真菌症に分けられる．

□□ 抗真菌薬の作用機序は，次の四つである．

①細胞壁の合成を〔5　　　　〕する．

②細胞膜を〔6　　　　〕する．

③核酸の代謝を〔7　　　　〕する．

④葉酸の代謝に〔8　　　　〕する．

選択肢	原核　真核　単細胞　表在性　深在性　阻害　拮抗　傷害　親和性 亢進　抑制　爪　毛髪　関節

❺ 消毒薬

- □□ すべての微生物を死滅させることを〔[1]　　　　〕という．
- □□ 人畜が感染症を起こさない程度に減少，または死滅させることを〔[2]　　　　〕という．
- □□ 消毒薬は，〔[3]　　　　〕・中水準・低水準の三つに分けることができる．
- □□ 消毒薬に対する抵抗性は，〔[4]　　　　〕が最も高い．
- □□ 中水準消毒薬は，細菌芽胞への効果は期待〔[5]　　　　〕．
- □□ 消毒薬は，目的とする微生物に有効な〔[6]　　　　〕に合わせて選択する．

選択肢	減菌　滅菌　消毒　不活化　免疫能　超水準　高水準　殺菌　抗生物質 できる　できない　細菌芽胞　糸状真菌　一般細菌　抗菌スペクトル

❻ 予防接種

- □□ 予防接種は〔[1]　　　　〕接種により感染症に対する〔[2]　　　　〕を高め，病原微生物が体内に侵入しても発病させない手段である．
- □□ 予防接種は，公衆衛生学的には〔[3]　　　　〕予防に含まれる．
- □□ ワクチンには〔[4]　　　　〕ワクチン，〔[5]　　　　〕，生ワクチンがある．
- □□ 予防接種には，定期予防接種と〔[6]　　　　〕予防接種がある．
- □□ 治療薬の薬物有害反応に当たるものを，ワクチンでは〔[7]　　　　〕という．

選択肢	トキソイド　任意　善意　一次　二次　三次　ワクチン　不活化　準生 免疫能　副反応　禁忌　トキソイド　ポリオ

COLUMN

包装によって変化する薬の単位

薬は一般的に，g（グラム），mg（ミリグラム）で表示されますが，製品化された薬剤の場合，包装によって別の表現も使います．患者さんへの説明では「朝夕食後，30分以内に2錠飲んでください」というように，剤形で表現することが多くなります．

①内服薬

包：袋に入った散剤（粉薬）．

錠：医薬品を一定の形に圧縮したもの（錠剤）や，坐剤（肛門または膣に挿入する固形の外用薬）．

カプセル：医薬品をカプセルに詰めたもの，またはカプセル基材で包み成型したもの．

②注射薬

アンプル：ガラスの容器だったが，現在はプラスチック製のものもある．

バイアル：ガラス製の小さなビン．ゴム製の蓋（ふた）が付いている．

（林正健二）

トレーニング

❶ 正しいものには○を，誤っているものには×をつけよう．

〔1　　〕 最初に発見され実用化された抗菌薬は，ペニシリンである．
〔2　　〕 ペニシリンは細菌の細胞膜合成を阻害する．
〔3　　〕 ペニシリンの基本骨格はβラクタムと呼ばれる．
〔4　　〕 βラクタムはペニシリン以外にセフェム系にも存在する．
〔5　　〕 βラクタムはβラクタマーゼという酵素で合成される．

❷ 正しいものには○を，誤っているものには×をつけよう．

〔1　　〕 それまで有効だった濃度の抗菌薬に耐えて生育する現象を薬物耐性という．
〔2　　〕 病原微生物が耐性を獲得する機序は一つしかない．
〔3　　〕 βラクタム環を加水分解する酵素をβラクタマーゼという．
〔4　　〕 βラクタマーゼをもつ菌はペニシリン系とセファロスポリン系に耐性をもつ．
〔5　　〕 多剤耐性細菌に有効なバンコマイシンにも耐性の菌が出現している．

❸ 抗菌薬とその代表的な副作用（薬物有害反応）との組み合わせで正しいものには○を，誤っているものには×をつけよう．

〔1　　〕 ペニシリン ―――――― ショック
〔2　　〕 バンコマイシン ――――― 前立腺肥大
〔3　　〕 ポリミキシン ―――――― 難聴
〔4　　〕 テトラサイクリン ―――― ビタミンK欠乏症
〔5　　〕 アミノグリコシド系薬 ―― 心毒性
〔6　　〕 クロラムフェニコール ―― 再生不良性貧血

❹ 抗ウイルス薬とその適応症との組み合わせで正しいものには○を，誤っているものには×をつけよう．

〔1　　〕 アシクロビル ―――――― 帯状疱疹
〔2　　〕 インターフェロンアルファ ― C型慢性肝炎
〔3　　〕 アマンタジン ―――――― B型インフルエンザ
〔4　　〕 オセルタミビル ――――― A型・B型インフルエンザ
〔5　　〕 バロキサビルマルボキシル ― A型・B型インフルエンザ
〔6　　〕 ガンシクロビル ――――― サイトメガロウイルス感染症

❺ 表在性白癬菌感染症（ミズムシ）に用いる薬に○をつけよう.

〔1　〕 ミカファンギン
〔2　〕 アムホテリシンB
〔3　〕 ミコナゾール
〔4　〕 イトラコナゾール
〔5　〕 フルシトシン

❻ 寄生虫について正しいものには○を，誤っているものには×をつけよう.

〔1　〕 線虫は主に消化管に寄生する.
〔2　〕 吸虫は主に呼吸器に寄生する.
〔3　〕 条虫は魚，牛，豚などの肉から感染する.
〔4　〕 トリコモナスは咽頭炎の原因となる.
〔5　〕 マラリアは蚊が媒介する.

❼ 消毒薬について正しいものには○を，誤っているものには×をつけよう.

〔1　〕 消毒後には微生物が完全に死滅していない場合もある.
〔2　〕 滅菌後には微生物も芽胞も死滅している.
〔3　〕 高圧蒸気滅菌法は滅菌に用いる.
〔4　〕 微生物で消毒薬に対する抵抗性が最も高いのは芽胞である.
〔5　〕 グルタラールはエタノールよりも殺菌力が弱い.

❽ 予防接種法で定期予防接種となっているものに○をつけよう.

〔1　〕 インフルエンザ
〔2　〕 ジフテリア
〔3　〕 ロタウイルス
〔4　〕 破傷風トキソイド
〔5　〕 黄熱
〔6　〕 麻疹（はしか）
〔7　〕 肺炎球菌
〔8　〕 日本脳炎
〔9　〕 Hib（インフルエンザ菌b型）
〔10　〕 B型肝炎
〔11　〕 結核
〔12　〕 流行性耳下腺炎（おたふくかぜ）
〔13　〕 水痘（水ぼうそう）

実力アップ

1 聴力障害をきたしやすいのはどれか. 〔　　　〕

1. テトラサイクリン系
2. アミノグリコシド系
3. マクロライド系
4. ペニシリン系

2 腎障害をきたすのはどれか. 〔　　　〕

1. セフェム系
2. ペニシリン系
3. テトラサイクリン系
4. アミノグリコシド系

3 消毒薬と病原体との組み合わせで消毒効果のあるのはどれか. 〔　　　〕

1. ポビドンヨード ―――― MRSA
2. エタノール ―――― 破傷風菌芽胞
3. 塩化ベンザルコニウム ―――― ロタウイルス
4. 両性界面活性剤 ―――― B型肝炎ウイルス

4 正しいのはどれか. 〔　　　〕

1. 高圧蒸気滅菌法は内視鏡の滅菌に適している.
2. グルタラールは手指の消毒に用いる.
3. クロルヘキシジンはウイルスに無効である.
4. 普通石けんと逆性石けんを同時に使うと消毒力が増す.

5 正しい組み合わせはどれか. 〔　　　〕

1. アムホテリシンB ―――― 真菌の細胞膜を傷害する.
2. テトラサイクリン ―――― 細菌の核酸代謝を阻害する.
3. ペニシリン ―――― 細菌の葉酸代謝を阻害する.
4. アミノグリコシド ―――― 細菌の細胞壁合成を阻害する.

6 手指の消毒に適しているのはどれか. 〔　　　〕

1. グルタラール
2. ポビドンヨード
3. 次亜塩素酸ナトリウム
4. 両性界面活性剤

❼ 消毒液で正しいのはどれか. 〔　　　〕

1. グルタラール（アルデヒド製剤）は毒性が強い.
2. エタノールは細菌に対し100％で最も消毒効果がある.
3. クロルヘキシジンはポビドンヨードよりも殺菌能力が強い.
4. 逆性石けんは有機物が混在しても効果に影響しない.

❽ 予防接種で用いる4種混合ワクチン（DPT-IPV）に含まれていないのは，どの疾患に対するワクチンか. 〔　　　〕

1. 百日咳
2. ジフテリア
3. 破傷風
4. 日本脳炎
5. ポリオ

❾ 不活化ワクチンはどれか. 〔　　　〕

1. ポリオワクチン
2. 麻疹風疹混合ワクチン
3. インフルエンザワクチン
4. おたふくかぜワクチン

❿ 結核の治療に用いるのはどれか. 〔　　　〕

1. ゲンタマイシン
2. ピラジナミド
3. エリスロマイシン
4. バンコマイシン

⓫ キノロン系抗菌薬で正しいのはどれか. 〔　　　〕

1. タンパク質合成阻害薬である.
2. 作用は殺菌的である.
3. 緑膿菌には無効である.
4. 経口で投与する.

⓬ 結核の4剤服用療法で用いないのはどれか. 〔　　　〕

1. イソニアジド
2. リファンピシン
3. カナマイシン
4. エタンブトール

⑬ 帯状疱疹の際，投与するのはどれか． 〔　　　　〕

1. インターフェロンアルファ
2. アシクロビル
3. アマンタジン
4. 水痘ワクチン

⑭ インターフェロンの適応となる肝炎はどれか．2つ選べ． 〔　　　　〕

1. A　型
2. B　型
3. C　型
4. D　型
5. E　型

⑮ 吸入投与するのはどれか． 〔　　　　〕

1. ザナミビル
2. アマンタジン
3. オセルタミビル
4. アシクロビル

⑯ キノロン系抗菌薬との併用が原則禁忌なのはどれか． 〔　　　　〕

1. 制酸薬
2. 硝酸薬
3. 気管支拡張薬
4. 非ステロイド性抗炎症薬

⑰ 消毒薬に最も抵抗性が強いのはどれか． 〔　　　　〕

1. 真　菌
2. 細菌芽胞
3. 栄養型細菌
4. DNAウイルス

⑱ 抗ウイルス薬はどれか． 〔　　　　〕

1. ペニシリン
2. アシクロビル
3. テトラサイクリン
4. エリスロマイシン

19 薬とその副作用（薬物有害反応）の組み合わせで正しいのはどれか．〔　　　　〕

1. インターフェロン ―――――― うつ状態
2. スルホニル尿素薬 ―――――― 咳
3. 非ステロイド性抗炎症薬 ―――― 骨粗鬆症
4. アンジオテンシン変換酵素阻害薬 ―― 尿　閉

20 薬とその副作用（薬物有害反応）で誤っているのはどれか．〔　　　　〕

1. ヨード造影剤 ―――――― アナフィラキシーショック
2. 副腎皮質ステロイド ―――― 消化性潰瘍
3. セフェム系抗菌薬 ―――――― 髄膜炎
4. ペニシリン系抗菌薬 ―――― アナフィラキシーショック

6章

救命救急時に使用する薬

ショック発生時

医薬品投与によるショック（アナフィラキシー，**アナフィラキシー様症状**）発生時は組織への血流量が減少し，酸素供給が障害される．その結果，細胞の代謝活性と臓器機能の低下を引き起こす．

★**体液管理**と**心臓血管系**の**機能回復**に使用する薬
・**ジギタリス**　・カテコールアミン系昇圧薬
・Naチャネル遮断薬　・硝酸薬　・Ca拮抗薬
・ステロイド　・輸液製剤　・血液製剤 など

ビジュアルチェック

空欄に適切な語句を記入しよう．

❶ 救急カートに常備しておく薬（注射薬）

一般名（商品名）	使用目的
アトロピン	β遮断薬投与時の不整脈（徐脈）の改善
イソプレナリン（プロタノール®L）	大量のβ遮断薬投与時の徐脈の改善
1 ＿＿＿＿（ボスミン®）	心停止蘇生時とアナフィラキシーショック時に使用
カルシウム塩化物	大量のカルシウム拮抗薬投与時の徐脈の改善
クロルフェニラミン（ポララミン®）	アレルギー症状の改善
2 ＿＿＿＿（ホリゾン®，セルシン®）	鎮静，痙攣の抑制
ジゴキシン（ジゴシン®）	心拍出量低下の改善
炭酸水素ナトリウム（メイロン®）	3 ＿＿＿＿の補正
4 ＿＿＿＿（イノバン®）	心拍出量低下の改善
ドブタミン（ドブトレックス®）	心拍出量低下の改善
ナロキソン	麻薬の特異的解毒薬
ニカルジピン（ペルジピン®） ニトログリセリン（ミリスロール®）	高血圧状態の改善（血圧低下）
ネオスチグミン（ワゴスチグミン®）	副交感神経刺激薬による頻脈の改善
ヒドロコルチゾン(サクシゾン®，水溶性ハイドロコートン，ソル・コーテフ®)	5 ＿＿＿＿時に使用
6 ＿＿＿＿（アレビアチン®）	けいれんの抑制
フルマゼニル（アネキセート®）	ベンゾジアゼピン系睡眠・鎮静薬の特異的解毒薬
プロプラノロール（インデラル®）	交感神経遮断薬による頻脈の改善
7 ＿＿＿＿（キシロカイン®）	心室性不整脈の改善

中毒と特異的解毒薬

医薬品による中毒は，**過量**に服用（投与）したり，投与方法を誤った場合に起こる．一般的な対症療法では，①気道の確保，②血圧の改善と維持，③不整脈の改善，④抑制された中枢神経の改善を目指す．

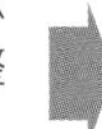

★吸収の減少と排泄の促進
・胃内の薬物を除去➡催吐・胃洗浄，活性炭
・排泄の促進➡強制利尿，血液透析
・**特異的解毒薬**の投与 など

空欄に適切な語句を記入しよう．

❶ 特異的解毒薬

一部の医薬品にはその薬理作用に拮抗する医薬品（特異的解毒薬）が存在する．過量投与時や中毒時に，解毒を目的として投与される．

原因医薬品名	特異的解毒薬 一般名（商品名）
アセトアミノフェン	1
イソニアジド	ビタミンB_6
ベンゾジアゼピン系 睡眠・鎮静薬	フルマゼニル （アネキセート®）
ワルファリン	2

原因医薬品名	特異的解毒薬 一般名（商品名）
コリン作動薬	3
ヘパリン	4
麻薬 （モルヒネなど）	ナロキソン レバロルファン（ロルファン®） ダビガトラン イダルシズマブ（プリズバインド®）
(参考)有機リン系殺虫剤	プラリドキシム（パム）

COLUMN

アルコールでも薬理学が学習できます

ほとんどの人は，アルコール飲料を飲んだことがあると思います．「お酒は飲まない」という人も，健康ドリンク剤や炭酸飲料，清涼飲料水は飲んだことがあるでしょう．実は微量ながら，これらの中にもアルコールが含まれています．例えば，あるメーカーの炭酸飲料には0.06mg/mLのアルコールが含まれており，これは0.006%のアルコール濃度となります．

では，アルコールを飲むとなぜ気分がよくなるのでしょう？ 興奮剤のように思われるアルコールは，実は中枢神経抑制薬なのです．アルコールは脳の抑制系の制御機構を抑制します．このため，結果的に抑制が外れて興奮しているようにみえるだけです．多くの薬で血中濃度と生理反応が相関するように，アルコールでも血中濃度と酔っ払い状態は相関します．

- ●爽快期～酩酊初期（0.02～0.15%）：脳内の網様体に作用し，理性をつかさどる大脳皮質の活動が低下し，抑えられていた大脳辺縁系（本能や感情をつかさどる）の活動が活発になります．
- ●酩酊期（0.16～0.3%）：小脳までアルコールの作用が及び，運動失調（千鳥足）状態になります．
- ●泥酔期（0.31～0.4%）：海馬までアルコールの作用が及び，そのときの記憶が思い出せなくなったりします．しかし，不思議なことに，なんとか自宅までたどり着きますね．
- ●昏睡期（0.41～0.5%）：アルコールの作用が中枢全体に進み，呼吸中枢（延髄）に及ぶと呼吸できない危険な状態となり，死に至ることもあります（一気飲みに注意!!）．死亡患者の平均的な血中濃度は400mg/dL（0.4%），また，血中濃度が150mg/dL（0.15%）になると，50%以上の人で著しい中毒症状が発現するといわれています．

アルコール飲料を飲む機会があったときは，薬理学の時間と考えて，アルコールの薬理作用について，しっかり学習してくださいね．

（古川裕之）

◆ 要点整理 ◆

次の〔　〕内に入る語句を下の選択肢から選び，文を完成させよう.

❶ アナフィラキシーとアナフィラキシー様反応

□□ アナフィラキシーは，〔1　　　　　　〕（IgE）を介した肥満細胞からの〔2　　　　　　〕物質の放出により急速に進展する全身性〔3　　　　　　〕である.

□□ アナフィラキシーは，ほとんどの重篤な反応は医薬品投与後〔4　　　　　　〕以内に発現する.

□□ アナフィラキシーとアナフィラキシー様反応の臨床症状は，〔5　　　　　　〕である.

□□ アナフィラキシーとアナフィラキシー様反応を引き起こすことが知られている医薬品には，ヨード系造影剤，ペニシリンやβラクタム系〔6　　　　　　〕，インスリンなどの高分子化合物，溶解補助剤を含有する注射薬などがある.

□□ 上記のような医薬品を投与するときは，患者に過去の〔7　　　　　　〕を十分に確認すると同時に，〔8　　　　　　〕薬の準備が必要である.

□□ アナフィラキシーとアナフィラキシー様反応の主な初期症状には，次のようなものがある.

- 〔9　　　　　　〕などの皮膚症状
- 呼吸器症状として〔10　　　　　　〕
- 循環器症状として〔11　　　　　　〕
- 消化器症状として〔12　　　　　　〕と便意（下痢）などがある.

選択肢	呼吸困難　数分　数時間　救命救急　蕁麻疹　抗生物質　免疫グロブリンE　化学伝達　アレルギー歴　アレルギー反応　低血圧　悪心　便秘　同じ

❷ 過量投与

□□ 過量投与は，医療者の〔1　　　　　　〕によって発生することが多い.

□□ 過量投与は，医師が抗がん薬の〔2　　　　　　〕の計算を，薬剤師が製剤規格を，看護師が輸液ポンプの〔3　　　　　　〕を間違えたことによる過量投与の事例が，多数報告されている.

□□ 過量投与では，経口薬の場合，患者自身の〔4　　　　　　〕や，幼小児の〔5　　　　　　〕も報告されている.

□□ 〔6　　　　　　〕な過量投与には，患者自身による〔7　　　　　　〕目的のもの（例：睡眠薬）や，殺人・傷害などの〔8　　　　　　〕目的のもの（例：インスリン）がある.

□□ 医師による医薬品を用いた患者の〔9　　　　　　〕治療中止という事例も報告されている.

選択肢	飲み合わせ　飲み間違い　自殺　犯罪　延命　ホルモン　誤飲　少量　投与量　意図的　偶発的　エラー　流量設定

❸ ショックに対して使用する薬

□□ ショック発生時には，血流量が〔[1]　　　　〕し，酸素の供給が障害される．

□□ ショック発生時には組織が低酸素状態となり，細胞の〔[2]　　　　〕と臓器機能が低下する．

□□ ショックに対する治療は〔[3]　　　　〕投与による体液管理と，〔[4]　　　　〕薬と強心薬投与による心臓血管系の機能回復が主な目標になる．

□□ 低下している心機能の改善には，〔[5]　　　　〕や〔[6]　　　　〕薬（ドパミン，ドブタミン）が心拍出量の〔[7]　　　　〕を期待して投与される．

□□ 低血圧状態の改善には最初に〔[8]　　　　〕の投与が行われる．反応がなければ血管収縮作用と，α刺激作用によって血圧を〔[9]　　　　〕させる作用をもつ〔[10]　　　　〕が投与される．

□□ 循環改善のためにジギタリスを投与した際は，〔[11]　　　　〕の出現に注意する．

選択肢	減少　増加　上昇　降圧　低下　ジギタリス中毒　ジギタリス　代謝活性 輸液　血管収縮　血管拡張　アドレナリン　交感神経刺激　電解質輸液

❹ ステロイドと輸液製剤，血液製剤

□□ 副腎皮質から分泌されるホルモンには，〔[1]　　　　〕コルチコイド（コルチゾールなど）と〔[2]　　　　〕コルチコイド（アルドステロンなど），〔[3]　　　　〕がある．

□□ 副腎皮質から分泌されるホルモンの中で，免疫反応を抑える作用がある〔[4]　　　　〕は，ショック時に経静脈的に投与される．

□□ ショックの治療では，最初に〔[5]　　　　〕から輸液投与が行われる．

□□ ショックの治療では，通常は〔[6]　　　　〕や乳酸リンゲル液など基本的な〔[7]　　　　〕輸液の投与が行われる．

□□ 重症の貧血や活動性の出血が認められる場合は，〔[8]　　　　〕の投与が行われる．

選択肢	性ホルモン　輸液　生理食塩液　糖質　動脈　鉱質　血液製剤　静脈 電解質　レボドパ　糖質コルチコイド　鉱質コルチコイド

❺ 医薬品に関連した中毒の治療に使用する薬

□□ 経口摂取による中毒の初期治療の原則は次のとおりである．

①吸収されていない〔[1]　　　　〕内の医薬品を除去する（例：催吐，胃洗浄，活性炭の投与）．

②血液・組織中に吸収され〔[2]　　　　〕している医薬品と，その活性代謝物の〔[3]　　　　〕を促進する．

③特異的な〔[4]　　　　〕薬（特異的解毒薬）があれば使用する．

選択肢	胃　脾臓　腎臓　受容体　代謝　分布　排泄　促進　抑圧　刺激 拮抗　作用

⑥ 救急カートに必要な薬

□□ アトロピン ➡β遮断薬投与時の〔1 〕（徐脈）の改善
□□ イソプレナリン（プロタノール®L）➡大量のβ遮断薬投与時の〔2 〕の改善
□□ アドレナリン ➡心停止蘇生時と〔3 〕時
□□ カルシウム塩化物 ➡大量の〔4 〕投与時の徐脈の改善
□□ クロルフェニラミン（ポララミン®）➡〔5 〕症状の改善
□□ ジアゼパム（ホリゾン®，セルシン®）➡〔6 〕，けいれんの抑制
□□ ジゴキシン（ジゴシン®），ドパミン（イノバン®）➡ 〔7 〕低下の改善
□□ 炭酸水素ナトリウム（メイロン®）➡〔8 〕の補正
□□ ナロキソン ➡〔9 〕の特異的解毒薬
□□ ニトログリセリン（ミリスロール®）➡〔10 〕状態の改善（血圧低下）
□□ ネオスチグミン（ワゴスチグミン®）➡〔11 〕薬による頻脈の改善
□□ ヒドロコルチゾン（サクシゾン®，ソル・コーテフ®）➡〔12 〕時に使用
□□ フェニトイン（アレビアチン®）➡〔13 〕の抑制
□□ フルマゼニル（アネキセート®）➡ベンゾジアゼピン系睡眠・鎮静薬の〔14 〕薬
□□ プロプラノロール（インデラル®）➡〔15 〕薬による頻脈の改善
□□ リドカイン（キシロカイン®）➡〔16 〕の改善

選択肢	アレルギー　弛緩　麻薬　けいれん　アナフィラキシーショック　心拍出量 徐脈　鎮静　カルシウム拮抗薬　心室性不整脈　アシドーシス　不整脈 ショック　高血圧　頻脈　副交感神経刺激　交感神経遮断　特異的解毒

⑦ 麻酔時に使用する薬

□□ 麻酔時に使用する薬には，麻酔薬，麻酔補助薬，〔1 〕薬がある．
□□ 麻酔薬は，全身麻酔薬と〔2 〕麻酔薬に分類される．
□□ 全身麻酔薬はさらに，〔3 〕麻酔薬と静脈麻酔薬に分類される．
□□ 吸入麻酔薬は，呼吸により〔4 〕から吸収された後，血液中に拡散移行し，血流により〔5 〕に運ばれ，〔5〕細胞の機能を抑制することで麻酔作用を発揮する．
□□ 静脈麻酔薬は，主に〔6 〕の導入と短時間手術の麻酔に用いる．
□□ 局所麻酔薬は，〔7 〕の伝導を可逆的に〔8 〕して〔9 〕を防ぐ．
□□ 局所麻酔薬の投与方法には，表面麻酔，浸潤麻酔，〔10 〕麻酔，〔11 〕ブロック，〔12 〕区域麻酔がある．

選択肢	伝達　中枢神経　末梢神経　全身麻酔　筋弛緩　神経　神経線維　疼痛 局所　吸入　静脈内　経皮的　肺胞　遮断　経口

❽ 術前に投与を中止すべき薬

□□ 出血を避けるため，〔[1]　　　　　〕に影響を与える〔[2]　　　　　〕薬（アスピリン，チクロピジン）や〔[3]　　　　　〕薬（ワルファリン），ダビガトランは，手術前に投与を中止する．

□□ 疾病治療のために投与を中止できないときは，〔[4]　　　　　〕注射薬に変更する．

選択肢	抗凝血　血小板凝固阻害　ヘパリン　ドパミン　出血　血栓　フェニトイン　アトロピン　血液凝固　リドカイン

❾ 麻酔補助薬

□□ 麻酔補助薬とは，全身麻酔または〔[1]　　　　　〕麻酔によって手術を受ける患者に対して，麻酔〔[2]　　　　　〕に投与する薬を指す．

□□ 麻酔補助薬の目的は，①患者の不安除去・鎮静，②手術中の〔[3]　　　　　〕発生の防止である．

□□ 目的①では，〔[4]　　　　　〕系薬，ピペラジン系薬などが用いられる．

□□ 目的②では，〔[5]　　　　　〕抑制や副交感神経反射（徐脈）抑制のために，副交感神経遮断薬（アトロピン）が，胃酸分泌抑制のため〔[6]　　　　　〕拮抗薬が用いられる．

選択肢	ベンゾジアゼピン　オピオイド　気道分泌　前　後　ヒスタミンH_2受容体　薬物有害反応　セロトニン　全身　局所

❿ 筋弛緩薬

□□ 筋弛（しかん）緩薬とは，手術時の不動化や気管内挿管，調節呼吸を行うために，神経筋接合部の伝達を〔[1]　　　　　〕することで，〔[2]　　　　　〕を弛緩させる薬である．

□□ 筋弛緩薬は，その作用機序によって，〔[3]　　　　　〕性筋弛緩薬と〔[4]　　　　　〕性（非脱分極性）筋弛緩薬に分かれる．

□□ 脱分極性筋弛緩薬は，〔[5]　　　　　〕（ACh）に比べて分解が遅いため，持続的な脱分極状態に保つことでAChに反応できなくなり，筋弛緩を引き起こす．

□□ 競合性筋弛緩薬は，AChとACh受容体との結合による興奮伝達を〔[6]　　　　　〕し，筋弛緩を引き起こす．

□□ 筋弛緩薬投与時は，〔[7]　　　　　〕を起こしやすいため，必ず〔[8]　　　　　〕が行える状態で投与する．

□□ 筋弛緩薬の〔[9]　　　　　〕事例が少なくないので，使用済みアンプル・バイアルは確認のため廃棄せずに保管する．

選択肢	脱分極　弛緩　遮断　人工呼吸　呼吸抑制　競合　紛失　伝達　阻害　増加　減少　アセチルコリン　骨格筋

⑪ 血液製剤

□□ 血液製剤は，①〔1　　　　　　〕（血液そのものと血液成分）と，〔2　　　　　　〕とに大きく分かれる．

□□ 〔3　　　　　　〕製品として分類される血液製剤は，〔4　　　　　　〕の発生リスクが高いため，使用する際には必ず製剤の安全性と有効性の説明を行い，患者の〔5　　　　　　〕を得る．

□□ 血液製剤が原因と考えられる感染症が発生した場合は，使用された患者を特定するために必要な情報（製品名，〔6　　　　　　〕，患者氏名，患者住所，投与日など）を記録し，少なくとも〔7　　　　　　〕年間保管することが，医療機関には義務付けられている．

□□ 輸血用血液である新鮮凍結血漿は〔8　　　　　　〕保存し，〔9　　　　　　〕は振盪（しんとう）しながら〔10　　　　　　〕℃で保存する．

□□ 血漿分画製剤には〔11　　　　　　〕製剤，〔12　　　　　　〕製剤，血液凝固因子製剤，アンチトロンビンⅢ製剤，組織接着剤（フィブリン糊製剤）があり，使用目的に合わせて使い分けられる．

選択肢	冷凍　室温　常温　輸血用血液　製造番号　同意　感染症　特定生物由来 血漿分画製剤　免疫グロブリン　10　15　20　10～15　20～24 アルブミン　血小板濃厚液　免疫グロブリン　新鮮凍結血漿

⑫ 薬物の除去と特異的解毒薬

□□ 吸収された薬物を除去するためには，強制利尿や〔1　　　　　　〕が行われる．

□□ 強制利尿においては，弱酸性薬物（サリチル酸塩，バルビツール酸系薬物）に対し，尿の〔2　　　　　　〕化（尿pH＝7.5～9）を行う．

□□ 健常人の血液のpHは〔3　　　～　　　〕だが，尿のpHは〔4　　　～　　　〕と変動する．

□□ 成人の1日尿のpHの平均は6.0程度で，〔5　　　　　　〕性である．

□□ 一部の医薬品にはその薬理作用に〔6　　　　　　〕する医薬品（特異的解毒薬）が存在し，過量投与時や中毒時の〔7　　　　　　〕目的で投与される．

□□ アセトアミノフェンの特異的解毒薬は，〔8　　　　　　〕である．

□□ ヘパリンの特異的解毒薬は，〔9　　　　　　〕である．

□□ コリン作動薬の特異的解毒薬は，〔10　　　　　　〕である．

□□ ワルファリンの特異的解毒薬は，〔11　　　　　　〕である．

□□ ダビガトランの特異的解毒薬は，〔12　　　　　　〕（プリズバインド®）である．

選択肢	アトロピン　酸　弱酸　アルカリ　血液透析　拮抗　解毒　4　5 6　4.5～8.0　5.5～7.5　7.35～7.45　7.40　ビタミンK　プロタミン イダルシズマブ　アセチルシステイン　フルマゼニル

トレーニング

❶ 薬の投与時に発現するアナフィラキシーショックについて正しいものには○を，誤っているものには×をつけよう．

□□〔1　　〕全身性アレルギー反応であり，重篤な反応は投与から約30分後に発現する．

□□〔2　　〕アナフィラキシーを引き起こすことが知られている薬には，ヨード系造影剤，βラクタム系抗生物質とインスリンなどの高分子化合物がある．

□□〔3　　〕アナフィラキシーを少しでも回避するためには，患者の過去のアレルギー歴を確認し，投与後の数分間は患者の状態を十分に観察することが基本である．

□□〔4　　〕主な初期症状には，かゆみ，蕁麻疹，呼吸困難，低血圧，悪心，便意（下痢）がある．

❷ 薬物中毒時の対応について正しいものには○を，誤っているものには×をつけよう．

□□〔1　　〕薬物中毒は，過量に服用（投与）したり，服用（投与）方法を誤った場合に起こる．

□□〔2　　〕医療用医薬品では，抗不安薬，睡眠・鎮静薬，鎮痛薬，抗精神病薬などの中毒が多い．

□□〔3　　〕原因薬物は，発現している中毒症状と臨床検査結果だけで特定できる．

□□〔4　　〕中毒症状は時間経過とともに変化することが多いため，服用（投与）時間と服用（投与）量についての情報収集が重要である．

□□〔5　　〕服薬による中毒の初期治療の原則は，吸収されていない胃内の医薬品を除去する，血液や組織中に吸収され，分布している医薬品とその活性代謝物の排泄を促す，特異的解毒薬があれば使用する，の３点である．

❸ 特異的な解毒薬の組み合わせで，正しいものに○をつけよう．

□□〔1　　〕アセトアミノフェン ―― ビタミンB_6

□□〔2　　〕ヘパリン ―― アトロピン

□□〔3　　〕ワルファリン ―― ビタミンD

□□〔4　　〕モルヒネ ―― ナロキソン

□□〔5　　〕ベンゾジアゼピン系睡眠・鎮静薬 ―― フルマゼニル

□□〔6　　〕ダビガトラン ―― イダルシズマブ（プリズバインド®）

❹ 麻酔補助薬の組み合わせで正しいものには○を，誤っているものには×をつけよう．

□□〔1　　〕ベンゾジアゼピン系 ―― ブプレノルフィン（レペタン®）

□□〔2　　〕非ベンゾジアゼピン系 ―― ジアゼパム（セルシン®，ホリゾン®）

□□〔3　　〕麻薬 ―― フェンタニル（フェンタニル）

□□〔4　　〕ヒスタミンH_2受容体拮抗薬 ―― ペンタゾシン（ソセゴン®）

□□〔5　　〕末梢性呼吸刺激薬 ―― ドキサプラム（ドプラム®）

□□〔6　　〕オピオイド ―― ペンタゾシン（ソセゴン®）

実力アップ

1 意識障害者の救命救急処置で最優先するのはどれか. 〔　　　〕

1. 保　温
2. 輸　液
3. 導　尿
4. 気道確保

2 局所麻酔でないのはどれか. 〔　　　〕

1. 表面麻酔
2. 浸潤麻酔
3. 吸入麻酔
4. 神経ブロック

3 出血を回避するため，術前に投与を中止しなくてもよい薬はどれか. 〔　　　〕

1. ワルファリン
2. ヘパリン
3. アスピリン
4. チクロピジン

4 筋弛緩薬投与時に準備しておくものはどれか. 〔　　　〕

1. 人工呼吸用の機器
2. ヨード系造影剤
3. AED
4. 神経ブロック注射

5 心拍出量低下の改善に用いる薬で誤っているのはどれか. 〔　　　〕

1. ジゴキシン（ジゴシン®）
2. ドパミン（イノバン®）
3. ドブタミン（ドブトレックス®）
4. クロルフェニラミン（ポララミン®）

7章

アレルギー・免疫不全状態の患者に使用する薬

気管支喘息とは

気道に炎症が起き，空気の流れ（**気流**）が制限され，発作的に**咳**や**喘鳴**，**呼吸困難**が起きる．気流制限は**可逆的**だが，死に至ることもある．

★**発作治療薬**と**長期管理薬**

ステロイド・気管支拡張薬・抗アレルギー薬を目的によって使い分ける．

ビジュアルチェック

●気管支喘息に使用する薬の作用機序

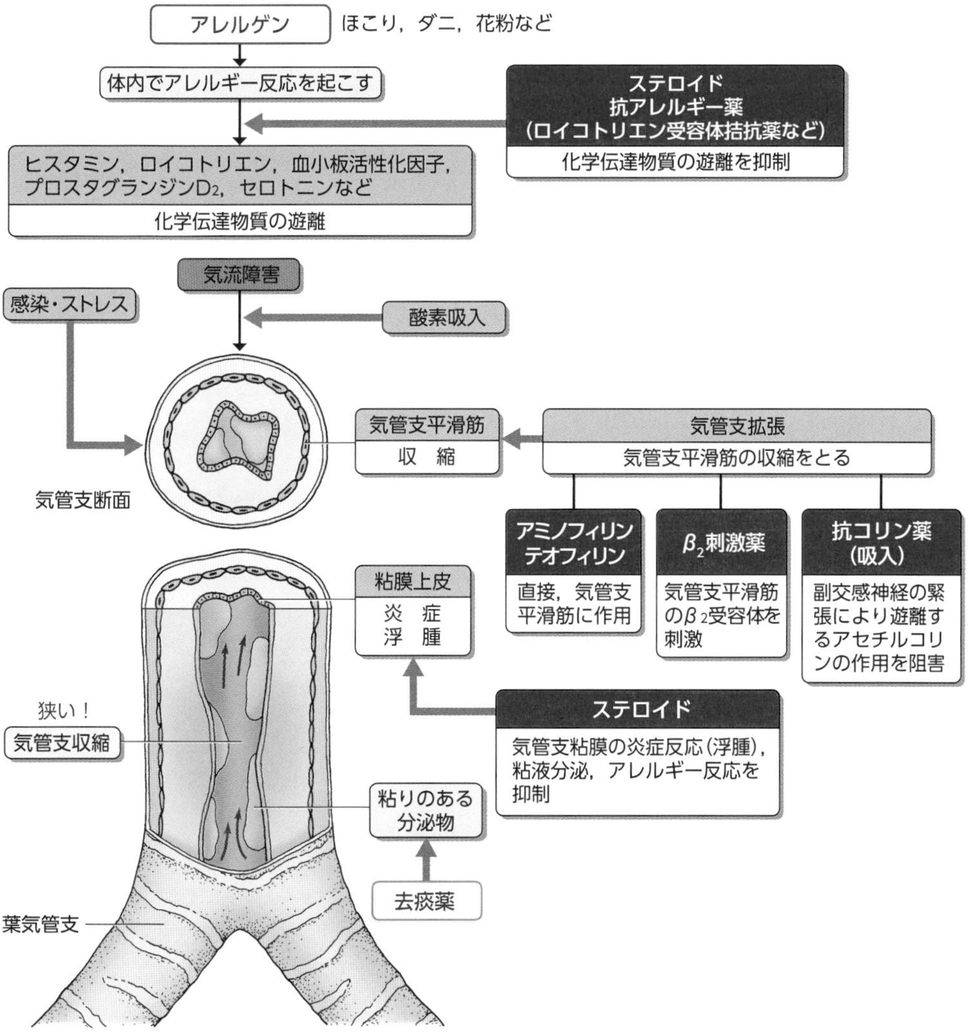

アレルゲン　ほこり，ダニ，花粉など

↓

体内でアレルギー反応を起こす

↓ ← **ステロイド／抗アレルギー薬（ロイコトリエン受容体拮抗薬など）**：化学伝達物質の遊離を抑制

ヒスタミン，ロイコトリエン，血小板活性化因子，プロスタグランジンD_2，セロトニンなど

化学伝達物質の遊離

気流障害 ← 酸素吸入

感染・ストレス

気管支断面

気管支平滑筋：収　縮 ← **気管支拡張**：気管支平滑筋の収縮をとる

- **アミノフィリン／テオフィリン**：直接，気管支平滑筋に作用
- **β_2刺激薬**：気管支平滑筋のβ_2受容体を刺激
- **抗コリン薬（吸入）**：副交感神経の緊張により遊離するアセチルコリンの作用を阻害

粘膜上皮：炎　症／浮　腫 ← **ステロイド**：気管支粘膜の炎症反応（浮腫），粘液分泌，アレルギー反応を抑制

狭い！

気管支収縮

粘りのある分泌物 ← 去痰薬

葉気管支

◆◆ 要点整理 ◆◆

次の〔　〕内に入る語句を下の選択肢から選び，文を完成させよう．

❶ 気管支喘息に使用する薬の分類

□□ 気管支喘息に使用する薬は，二つに大別できる．一つは〔1　　　　〕薬（リリーバー）で，短期間使用する〔2　　　　〕と，短時間作用する〔3　　　　〕薬がある．

□□ もう一つは〔4　　　　〕薬（コントローラー）で，喘息症状を軽減・消失させ〔5　　　　〕機能を正常に近づけ，その状態を維持させる．

□□ コントローラーにはステロイド吸入薬，長時間作用型の気管支拡張薬と，〔6　　　　〕薬がある．

□□ 同じ薬を発作を抑える，または〔7　　　　〕するための両方に使う場合があるが，同じ薬でも投与〔8　　　　〕や投与方法が異なるため注意が必要である．

□□ 気管支喘息の治療では，発作治療薬と長期管理薬を使い分け，症状とコントロール状態に基づいて〔9　　　　〕を選択し，コントロール良好な状態を目指す．

選択肢	治療ステップ　β遮断　ステロイド　気管支拡張　長期管理　発作治療　肺　腎　抗アレルギー　予防　量　短期管理

❷ テオフィリン製剤（気管支拡張薬）

□□ アミノフィリンは〔1　　　　〕名であり，商品名は〔2　　　　〕などである．

□□ アミノフィリンが分解されると〔3　　　　〕になる．

□□ アミノフィリン注射薬は，〔4　　　　〕薬として位置づけられており，〔5　　　　〕で用いる．

□□ アミノフィリン注射薬は，〔6　　　　〕時間で作用し，気管支を〔7　　　　〕させる．

□□ 用量は，アミノフィリン100mg＝テオフィリン約〔8　　　　〕mgになる．

□□ テオフィリン製剤は，有効血中濃度と〔9　　　　〕発現濃度が近く，〔10　　　　〕の個人差が大きい．

□□ テオフィリン製剤の薬物有害反応予防には，〔11　　　　〕の測定が欠かせない．

□□ テオフィリンは，〔12　　　　〕のホスホジエステラーゼの働きを〔13　　　　〕し，気管支拡張作用を示す．

□□ テオフィリン徐放剤は，〔14　　　　〕から徐々に吸収されるため噛まずに服用する．

選択肢	胃　腸　肝臓　膵臓　肺　50　60　80　血中濃度　テオフィリン　一般　短　長　中　収縮　発作治療　血中濃度半減期　阻害　作用　酵素　点滴静注　ネオフィリン®　中毒症状　拡張

❸ β_2刺激薬

□□ β_2刺激薬は〔1　　　　〕神経のβ_2受容体に働きかけ，気管支を〔2　　　　〕する．
□□〔3　　　〕時間作用性吸入β_2刺激薬は，〔4　　　　〕時の吸入薬として最もよく用いられる．
□□〔5　　　〕管理を目的とする長時間作用性β_2刺激薬（吸入薬・経口薬・貼付薬）は，〔6　　　　〕（吸入薬）と併用することで症状を改善する効果が期待されている．
□□ 吸入薬には〔7　　　　〕タイプと，ドライパウダータイプがある．
□□ 短時間作用性の吸入薬は〔8　　　　〕性があるため，常備するよう指導する．
□□ 短時間作用性の吸入薬は発作の予感がした際，〔9　　　　〕として早めに吸入すると予防薬となるが，〔10　　　〕等度以上の発作には効果はない．
□□ 吸入薬は，吸入液に生理食塩液を加え〔11　　　　　〕を用いて吸入する．
□□ 吸入薬吸入後は〔12　　　　〕粘膜に付着した薬を取り除くためにうがいをし，口をすすぐ．
□□ 貼付薬の〔13　　　　　〕は，〔14　　　　〕前に貼付し早朝の悪化を予防する．

選択肢	速効　拡張　収縮　長　短　中　短期　中期　長期　就寝　発作 皮膚　交感　副交感　持続　頓用　ステロイド　口腔　朝食　夕食 エアロゾル　ツロブテロール　ネブライザー　ドライパウダー

❹ 抗コリン薬

□□ 気道の過敏性が亢進すると，上気道にある副交感神経から〔1　　　　　〕が遊離してコリン受容体に結合し，気管支が〔2　　　　〕する．
□□ 抗コリン薬は〔1〕がコリン受容体に結合するのを〔3　　　　〕し，気管支収縮を抑制する．
□□ 喘息に使用する抗コリン薬は，〔4　　　　〕薬だけである．

選択肢	ステロイド　吸入　噴霧　収縮　抑制　攣縮　アセチルコリン　亢進 経口　静脈注射

❺ ステロイド（吸入・注射）

□□ 強い〔1　　　　〕作用をもつステロイドは，直接〔2　　　　〕に投与して炎症を改善する．
□□ 喘息の治療には，気道に直接薬を噴霧する〔3　　　　〕療法が効果的だが，〔4　　　　〕性はなく，発作を直ちに抑えることはできない．
□□ 薬を直接気道に噴霧する吸入ステロイドは，全身性の〔5　　　　〕作用は少ない．
□□ 吸入ステロイドは，口中に〔6　　　　〕が繁殖したり，声がかすれたりするため，吸入後は必ずうがいする．
□□〔7　　　〕時には，大量のステロイドの〔8　　　　〕を行う．

選択肢	攣縮　抗炎症　吸入　速効　有害　静脈内注射　遅効　カンジダ　発作 気道　口腔　筋肉注射

❻ 抗アレルギー薬

□□ 体外から異物が侵入すると，気道の粘膜内の〔1　　　　〕細胞からアレルギー反応によって〔2　　　　〕物質が遊離する．

□□ 遊離する〔2〕物質には，〔3　　　　〕，ロイトコリエン〔4　　　　〕因子，プロスタグランジンD_2，セロトニンなどがある．

□□ 抗アレルギー薬には，〔5　　　　〕拮抗薬（プランルカスト），化学伝達物質遊離抑制薬（ケミカルメディエーター遊離抑制薬），〔6　　　　〕拮抗薬，トロンボキサンA_2合成阻害薬，Th_2サイトカイン阻害薬などがある．

選択肢	肥満　異物　粘膜　ヒスタミンH_1受容体　ヒスタミン　攣縮　化学伝達 発作　血小板活性化　ロイコトリエン受容体　拡張

咳（咳嗽）と痰（喀痰）

化学的な刺激や**異物**により気道の粘膜が刺激されると，**延髄**の**呼吸中枢**に伝えられ，**咳中枢**から咳（咳嗽）を出す命令が出る．
★**鎮咳薬**➡咳を止める

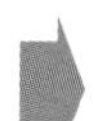

痰（喀痰）とは，気道分泌物や炎症による滲出液，肺胞内容物などで，成分はタンパク質やムチンなどである．粘稠度が高くなると，不快となる．
★**去痰薬**➡正常の痰にする

ビジュアルチェック

●**咳嗽と鎮咳薬**

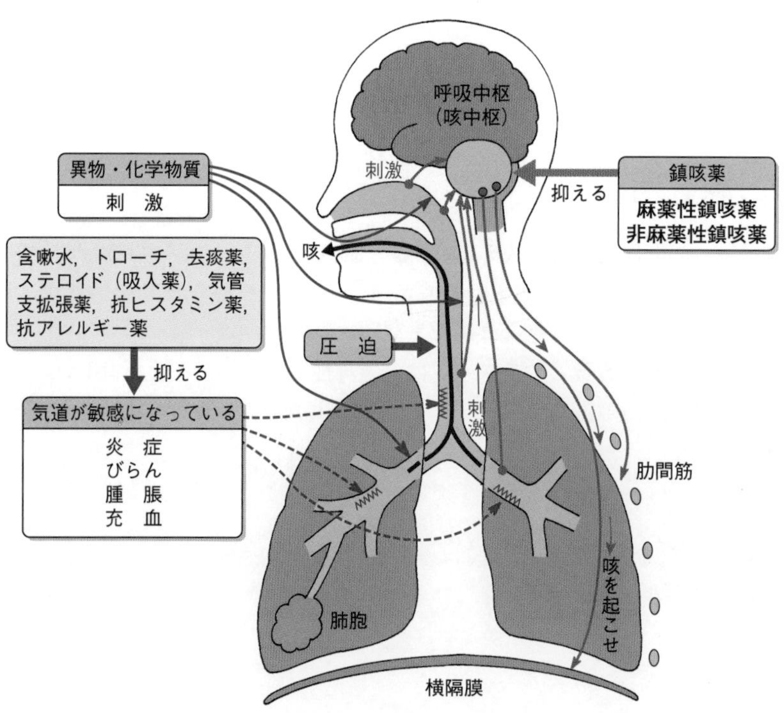

●去痰薬の作用機序

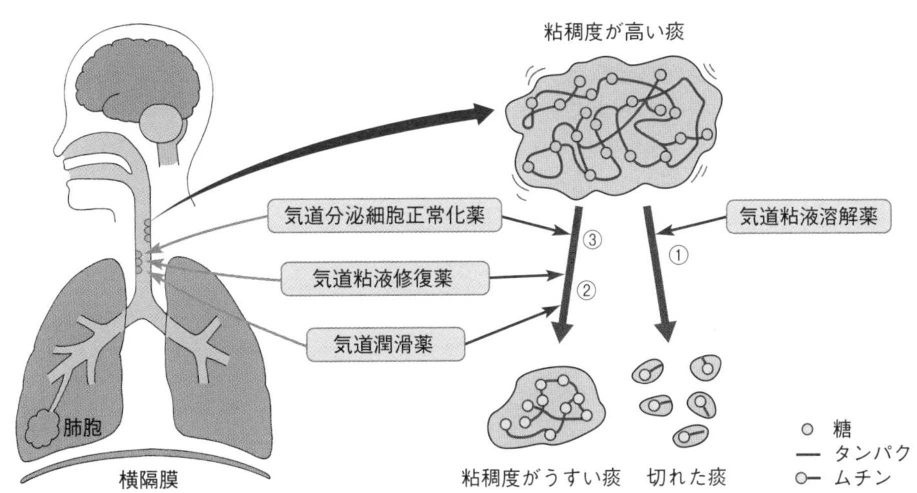

①粘り気のある痰の長い分子を切断して短くし，さらさらした痰にして排出しやすくする（気道粘液溶解薬）.
②気道からの分泌を促して粘膜に付着した痰をさらさらにしたり，気道の粘膜や線毛運動を改善したりする（気道粘液修復薬，気道潤滑薬）.
③気道粘膜にある粘液を出す杯細胞の形成を抑制して正常の痰にする.

要点整理

次の〔　〕内に入る語句を下の選択肢から選び，文を完成させよう.

❶ 鎮咳薬

□□ 化学的な刺激や異物で気道の〔1　　　〕が刺激されると，〔2　　　〕の呼吸中枢に伝わり，〔3　　　〕から咳をする命令が出る.

□□ 咳をする命令が〔4　　　〕や肋骨（ろっこつ）にある肋間筋（ろっかんきん）などに伝わると，人は急激に息を吸い込み，息の出口である〔5　　　〕が閉じ，横隔膜と肋間筋に強い〔6　　　〕が起こる.

□□ 咳をする命令によって，空気と〔7　　　〕に付着していた異物を出す現象が咳（せき）（咳嗽（がいそう））である.

□□ 〔8　　　〕によって気道が敏感になると，咳が出やすい状態になる.

□□ 咳を止める薬が〔9　　　〕薬である.

□□ 咳を止める薬は延髄にある〔10　　　〕の活動を抑制し，咳の〔11　　　〕を抑える.

選択肢	
	胃液　異物　粘膜　声門　反射　延髄　脊髄　咳中枢　鎮咳　横隔膜 気道粘膜　抑制　収縮　圧力　炎症

② 去痰薬

□□ 痰（喀痰（かくたん））とは，〔[1]　　　　〕や炎症による〔[2]　　　　〕，肺胞内容物などからなる．

□□ 痰（喀痰）の成分はタンパク質や〔[3]　　　　〕などである．

□□ 去痰薬には，次のようなものがある．

①粘稠度の高い痰の長い〔[4]　　　　〕を切断し，短いさらさらした痰にする．

➡〔[5]　　　　〕薬

②粘膜に付着した痰をさらさらにしたり，気道の粘膜や〔[6]　　　　〕を改善する．

➡気道粘液修復薬，〔[7]　　　　〕薬

③粘液を出す〔[8]　　　　〕の形成を抑制し，正常の痰にする．

➡〔[9]　　　　〕薬

選択肢　線毛運動　タンパク質　気道粘液溶解　ムチン　分子　原子　分泌　気道　滲出液　分泌促進　気道分泌細胞正常化　気道潤滑　杯細胞　気道分泌物

COLUMN

あきらめないで！　花粉症の治療薬

現代病の一つといわれ，多くの人が悩まされているアレルギー疾患に，「花粉症」があります．みなさんの中にも，悩んでいる方は多いのではないでしょうか．花粉症の症状を軽減する代表的な薬の一つに，抗ヒスタミン薬があります．この薬は，アレルギー症状の原因となっているヒスタミン受容体の働きを抑制することによって，花粉症の症状を軽減させます．

花粉症を患う多くの人が内服している薬ですが，中枢神経系に作用するため，眠気を引き起こすというやっかいな有害作用をもっています．みなさんの中にも，この眠気に襲われた方がいることでしょう．また，患者さんから相談を受けることがとても多い有害作用です．

この眠気は非常に個人差が大きく，同じ薬を内服していても，まったく眠気を感じない人もいれば，眠くて目が開けていられず，活動ができなくなる人もいます．抗ヒスタミン薬は，現在では非常に多くの種類が流通しています．服用法や効力もさまざまなのですが，知らずに１種類の薬であきらめてしまっている人が多いのが実情です．一つの薬が合わなくてもあきらめずに，自分に合った薬を探すことも大切です．

（赤瀬智子）

関節リウマチとは

寛解と再燃を繰り返しながら，慢性かつ進行性に経過する多発性関節炎.

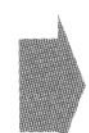

①滑膜で炎症が起こり，進行すると関節を破壊する.
②関節炎は対称性
③リウマトイド因子が陽性

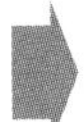

★疾患修飾性抗リウマチ薬
・免疫調節薬　・免疫抑制薬
・生物学的製剤　・その他補助薬
★非ステロイド性抗炎症薬

要点整理

次の〔　〕内に入る語句を下の選択肢から選び，文を完成させよう.

❶ 関節リウマチ

□□ 関節リウマチ（RA）は，〔[1]　　〕と再燃を繰り返す.
□□ 関節リウマチは，慢性かつ〔[2]　　〕性に経過する原因不明の〔[3]　　〕である.
□□ 〔[4]　　〕指数とは，関節リウマチによる朝のこわばり時間，握力，赤沈，活動性関節点数の4項目を指数化し評価するものである.
□□ 関節リウマチで炎症を起こすのは〔[5]　　〕である.
□□ 関節リウマチにおける関節炎は，左右〔[6]　　〕性である.
□□ 関節リウマチでは，リウマトイド因子が〔[7]　　〕を示す.
□□ 関節炎の活動期には，関節の〔[8]　　〕と〔[9]　　〕が強くなり，患者の日常生活活動（ADL）は不十分となる.
□□ 関節炎が持続すると関節〔[10]　　〕が進行し，関節〔[11]　　〕による機能障害のため，ADLが障害される.
□□ 関節変形は整形外科的処置により是正し，生活環境を改善して患者の〔[12]　　〕(QOL)の向上を目指す.

選択肢	生活の質　疼痛　多発　対称　寛解　進行　腫脹　陰性　ランスバリー 破壊　分離　変形　炎症　多発性関節炎　滑膜　陽性

❷ 抗リウマチ薬

□□ 関節リウマチの治療では，〔[1]　　〕の鎮静化と疼痛の除去，関節破壊の抑制を主眼とする.
□□ 関節リウマチの薬物療法は，〔[2]　　〕薬を軸として〔[3]　　〕薬と，少量のステロイドなどで補助的な治療を行う.
□□ 抗リウマチ薬は，関節痛などの主症状を抑える非ステロイド性抗炎症薬〔[4]　　〕と，リウマチの進行を抑える疾患修飾性抗リウマチ薬〔[5]　　〕に大別される.
□□ 抗リウマチ薬は，〔[6]　　〕ほど薬の有効率が高いといわれている.
□□ 疾患修飾性抗リウマチ薬は，関節リウマチの〔[7]　　〕を是正し，疾患活動性を阻止する.
□□ 疾患修飾性抗リウマチ薬は，一般に〔[8]　　〕性で効果発現までに〔[9]　　〕かかる.
□□ 疾患修飾性抗リウマチ薬の薬物有害反応は，皮疹，〔[10]　　〕，〔[11]　　〕機能障害，血液障害などである.

□□ リウマチの治療には，免疫抑制薬の〔12　　　　　　　〕(MTX) が早期に使用されることが多い.

□□ 〔13　　　　　〕製剤による抗サイトカイン療法では，TNFαやIL-6などのサイトカインの働きを抑える.

選択肢	メトトレキサート　肝　腎　腸　炎症　抗リウマチ　早期　免疫異常 非ステロイド性抗炎症　NSAIDs　DMARDs　遅効　速効　可逆　1～3日 1～3週間　1～3カ月　口内炎　生物学的

●非ステロイド性抗炎症薬（NSAIDs）の作用機序

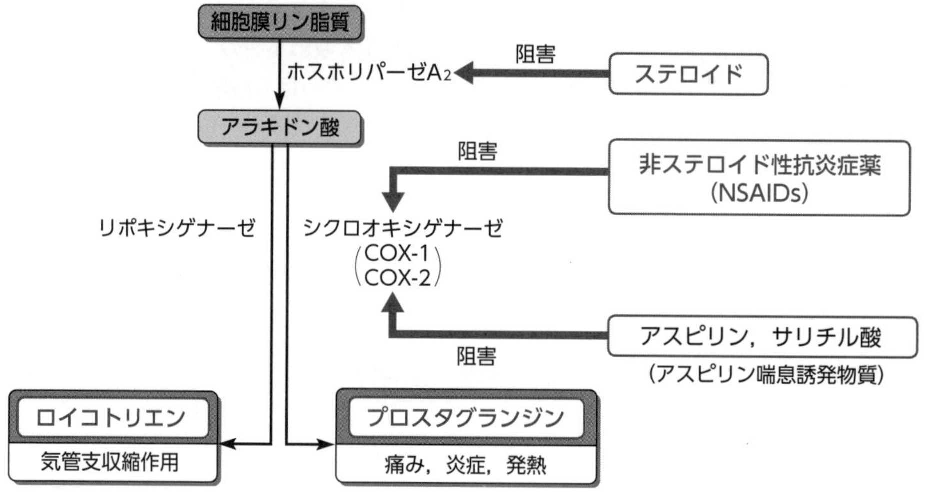

❸ 非ステロイド性抗炎症薬（NSAIDs）

□□ NSAIDsは，〔1　　　　　〕を目的に処方される.

□□ NSAIDsは，アラキドン酸から〔2　　　　　　　　〕(PG) を合成するために必要である〔3　　　　　　　〕(COX) 酵素活性を阻害・抑制し，抗炎症効果 (鎮痛，解熱，浮腫抑制) を発揮する.

□□ 関節リウマチには，〔4　　　　〕なNSAIDsしか奏効しない.

□□ NSAIDsは，食〔5　　　〕服用とし，〔6　　　　　〕薬と併用する.

□□ NSAIDsの有害作用で最も多いのは，〔7　　　　〕障害である.

□□ NSAIDsは，〔8　　　　　　〕のある患者への投与は禁忌である.

選択肢	前　中　後　胃腸　中枢神経　抗潰瘍　疼痛緩和　シクロオキシゲナーゼ プロスタグランジン　アラキドン酸　アスピリン喘息　強力　微弱

❹ 全身性エリテマトーデス（SLE）

□□ 全身性エリテマトーデス（SLE）では，顔面に〔[1]　　　　〕と呼ばれる皮疹が発現する．

□□ ほかにも〔[2]　　　　〕，腎機能障害，中枢神経障害などの多彩な症状を呈する．

□□ 全身性エリテマトーデス（SLE）は，女性に好発する〔[3]　　　　〕疾患である．

□□ 治療方法は，障害されている〔[4]　　　　〕により異なる．

□□ 薬物治療には，主として抗炎症作用や免疫作用のある〔[5]　　　　〕が用いられる．

□□ ステロイドは，主に〔[6]　　　　〕が用いられる．

□□ 免疫抑制薬は，アザチオプリンや〔[7]　　　　〕などが用いられる．

□□ 重篤な臓器障害を伴う場合は，大量の〔[8]　　　　〕療法が行われる．

選択肢	自己免疫　ステロイド　パルス　シクロホスファミド　中枢神経　腎　肝 多発性関節炎　臓器　運動器　脳　プレドニゾロン　蝶形紅斑

❺ 体のコルチゾール産生量

□□ 体内の副腎から出る〔[1]　　　　〕ホルモン（ステロイド）には，〔[2]　　　　〕コルチコイド（コルチゾール）と〔[3]　　　　〕コルチコイドがある．

□□ 成人の場合，〔２〕コルチコイド（コルチゾール）は，１日〔[4]　　　　〕mgが副腎で産生され，私たちの体を動かしている．

□□ 〔[5]　　　　〕を用いた薬物療法では，１日に最大〔[6]　　　　〕mgが投与されることがある．これは，体内での１日の生産量の〔[7]　　　　〕倍に相当するため，長期服用すると，〔[8]　　　　〕に大きな負担がかかる．

選択肢	20　30　50　100　200　240　300　1,000　2,000　3,000 副腎　副腎皮質　膵臓　肝臓　ステロイド　鉱質　糖質

トレーニング

❶ 気管支喘息の程度を評価する項目について誤っているものに×をつけよう.

□□〔1　〕喘　鳴
□□〔2　〕FEV_1
□□〔3　〕PaO_2
□□〔4　〕ピークフロー
□□〔5　〕スペーサー

❷ 気管支喘息の治療に用いられない薬に×をつけよう.

□□〔1　〕アミノフィリン
□□〔2　〕アセトアミノフェン
□□〔3　〕アドレナリン
□□〔4　〕メチルプレドニゾロン
□□〔5　〕サルブタモール

❸ 誤っている組み合わせに×をつけよう.

□□〔1　〕カルボシステイン ―― 気道粘液修復薬
□□〔2　〕ペンタゾシン ―― 麻薬性鎮咳薬
□□〔3　〕コデイン ―― 麻薬性鎮咳薬
□□〔4　〕ブロムヘキシン ―― 気道分泌液増加促進薬
□□〔5　〕デキストロメトルファン ―― 非麻薬性鎮咳薬

❹ 気管支喘息に対する看護で誤っているものに×をつけよう.

□□〔1　〕呼吸の数・性状・リズム，喘鳴の有無などの呼吸状態は常に観察する.
□□〔2　〕血圧上昇，発汗，チアノーゼなどは，発作後に観察する.
□□〔3　〕喘息発作を誘発する因子をアセスメントする.
□□〔4　〕呼吸パターンの乱れは，発作時の薬で改善すると説明する.

❺ 動脈血液ガス基準値で正しいものに○をつけよう.

□□〔1　〕pH ―― 7.35～7.45
□□〔2　〕$PaCO_2$ ―― 35～45mmHg
□□〔3　〕PaO_2 ―― 65～85mmHg（65歳以上：75～85mmHg）
□□〔4　〕HCO_3^- ―― 18～28mL

❻ 関節リウマチについて正しいものに○をつけよう.

□□〔1　　〕関節リウマチとは，寛解と再燃，再生を繰り返しながら急速に進行する神経疾患である.
□□〔2　　〕関節リウマチによる関節炎は対称性である.
□□〔3　　〕疾患修飾性抗リウマチ薬（DMARDs）は，早期投与ほど有効性が高く，一般的に速効性である.
□□〔4　　〕免疫抑制薬のメトトレキサートは，妊婦や授乳時の褥婦への投与は禁忌である.
□□〔5　　〕ランスバリー指数は，朝のこわばり時間と握力，赤沈，活動性関節点数を指数化する.

❼ 関節リウマチの治療に使用する薬に○をつけよう.

□□〔1　　〕金チオリンゴ酸 ―――――― 金製剤
□□〔2　　〕シスプラチン ―――――― 白金製剤
□□〔3　　〕ペニシラミン ―――――― 免疫調節薬
□□〔4　　〕ジドブジン ―――――― 抗ヒト免疫不全ウイルス薬
□□〔5　　〕インフリキシマブ ―――――― 生物学的製剤

❽ メトトレキサートの有害作用として考えられるものに○をつけよう.

□□〔1　　〕脱　毛
□□〔2　　〕間質性肺炎
□□〔3　　〕口内炎
□□〔4　　〕腎機能障害
□□〔5　　〕中枢神経障害

❾ 非ステロイド性抗炎症薬について誤っているものに×をつけよう.

□□〔1　　〕非ステロイド性抗炎症薬はDMARDsと略され，抗炎症効果が高い.
□□〔2　　〕COX（シクロオキシゲナーゼ）酵素活性を阻害し，抗炎症効果を示す.
□□〔3　　〕痛み，炎症，発熱物質であるプロスタグランジンの合成を抑制し，抗炎症効果を示す.
□□〔4　　〕非ステロイド性抗炎症薬は，がん性疼痛，かぜの解熱にも使われる.
□□〔5　　〕非ステロイド性抗炎症薬の有害作用は，胃腸障害のみである.

❿ 全身性エリテマトーデスについて誤っているものに×をつけよう.

□□〔1　　〕蝶形紅斑という皮疹が全身に発現する.
□□〔2　　〕多発性関節炎，腎機能障害，中枢神経障害など多彩な症状を呈する.
□□〔3　　〕ステロイド薬での治療が主である.
□□〔4　　〕重症臓器障害時は大量のパルス療法を行う.
□□〔5　　〕患者の臓器障害により投与薬が異なる.

◆◆ 実力アップ ◆◆

1 気管支喘息発作時に使用する薬の組み合わせで誤っているのはどれか． 〔　　　　〕

1. ステロイド ―――――― 静脈内注射 ――― 気管支粘膜の炎症抑制
2. 長時間作用性 β_2 刺激薬 ―― 吸入 ―――――― 気管支拡張
3. アミノフィリン ―――――― 点滴 ―――――― 気管支拡張
4. アドレナリン ―――――― 皮下注射 ――― 気管支拡張

2 気管支喘息の長期管理に使用する薬の組み合わせで誤っているのはどれか．〔　　　　〕

1. ステロイド ―――――― 経口，吸入 ―――――― 気管支粘膜の炎症抑制
2. 徐放性テオフィリン製剤 ―― 経口 ―――――――― 気管支拡張
3. 短時間作用性 β_2 刺激薬 ―― 吸入，貼付，経口 ――― 気管支拡張
4. 抗アレルギー薬 ―――――― 経口 ―――――――― 化学伝達物質の遊離抑制

3 テオフィリンで誤っているのはどれか． 〔　　　　〕

1. 気管支拡張薬であり，注射薬，内服薬，坐薬，貼付薬がある．
2. 有効血中濃度と中毒症状発現濃度が近いので有害作用に注意する．
3. 血中濃度半減期の個人差が大きい．
4. 初期の中毒症状は，消化器症状と心拍数増加である．

4 β_2 刺激薬（吸入）で正しいのはどれか． 〔　　　　〕

1. 発作時に使用するので短時間作用性である．
2. 発作後1分以内に使用しないと効力を発揮しない．
3. β_2 刺激薬（吸入）を正しく使用しても効果がない場合は，炎症は沈静化されている．
4. β_2 刺激薬（吸入）の過度の使用は，不整脈や心停止を起こす可能性がある．

5 35歳男性．1年前に気管支喘息と診断された．その後は，疲労やかぜ気味になったときなどに発作を起こす．今回テオフィリンと β_2 刺激薬（吸入）併用による治療を開始することになった．情報収集として大切な項目はどれか． 〔　　　　〕

a. 肝機能障害の有無
b. 心機能障害の有無
c. 喫煙の習慣
d. 飲酒の習慣

1. a，b　2. a，d　3. b，d　4. a，b，c

❻ 気管支喘息と診断され吸入ステロイドが開始された．適切な指導はどれか． 〔　　　　〕

1. 「呼吸が苦しい時に吸入してください．」
2. 「息を止めてから吸入してください．」
3. 「吸入後はうがいをしてください．」
4. 「吸入後はしっかり痰を出してください．」

❼ 気管支喘息患者への指導で適切なのはどれか． 〔　　　　〕

a. 発作時は胸式呼吸をする．
b. 発作時は仰臥位にする．
c. 水分は十分に摂取する．
d. 体動しないようにする．　　1. a，b　　2. a，d　　3. b，c　　4. c，d

❽ 喀痰の原因・誘発因子でないのはどれか． 〔　　　　〕

1. 細菌・ウイルスによる感染
2. 高　温
3. 化学物質を含んだガスの吸入
4. 加齢に伴う線毛運動の低下

❾ 喀痰で誤っているのはどれか． 〔　　　　〕

1. 気管支喘息時の喀痰は膿性粘性痰である．
2. 正常な気管支では，1日に約100mLの気道粘液が分泌される．
3. 喀痰の塗抹検査では，グラム陽性球菌，グラム陰性桿菌，抗酸菌をみる．
4. 去痰薬の投与やネブライザーの使用，体位ドレナージが行われる．

❿ 抗リウマチ薬で誤っているのはどれか． 〔　　　　〕

1. 薬物有害反応として腎機能障害，血液障害が多いので定期的チェックが必要である．
2. 強い免疫抑制作用があるため，投与開始1週間後の効果最大発現時は，有害作用に注意する．
3. メトトレキサートが使用されることが多いが，投与方法に注意が必要である．
4. 抗リウマチ薬は，免疫異常を是正し疾患活動性を阻止する薬である．

⓫ 非ステロイド性抗炎症薬と抗リウマチ薬で治療を開始する患者への服薬指導で，正しいのはどれか． 〔　　　　〕

a. 患者の性格と理解度を知る．
b. 薬歴や有害作用の有無の情報を知る．
c. 薬物療法の必要性の説明は医師が行うので，看護師は説明しなくてよい．
d. 抗リウマチ薬の有害作用は精神的影響が大きいので，最初は説明しない．

1. a，b　　2. a，d　　3. b，c　　4. c，d

⑫ 鎮痛作用を有し，少量の投与で血小板機能を抑制し，血栓の形成を防ぐ薬はどれか．

1. モルヒネ 〔　　　〕
2. ペンタゾシン
3. ヘパリン
4. アスピリン

⑬ 50歳主婦．両側の手指関節，肘関節の痛みと腫脹，朝のこわばりがある．赤沈40mm/時間，RAテスト(+)，CRP(+++)，X線写真にて骨萎縮と骨破壊が認められた．非ステロイド性抗炎症薬と抗リウマチ薬で様子をみていたが，活動性が低下しないため，メトトレキサート（MTX）に処方変更することとなった．MTX開始にあたって適切でない事項はどれか． 〔　　　〕

1. MTXの投与法・投与量を確認する．
2. 血算，腎機能，肝機能状態をチェックする．
3. 呼吸苦や咳が出る場合は伝えてほしいと説明する．
4. 飲み忘れたときは，気づいた時点ですぐに服用するよう指導する．

⑭ 45歳女性．主婦．手指の関節に痛みを感じ市販の湿布薬で様子をみていたが，徐々に肘関節に痛みとこわばりが発現し，微熱と倦怠感が出てきた．血液検査の結果，関節リウマチと診断され，病気の説明を受けた．アスピリンが処方され，現在服用しながら外来に通院中である．患者への指導で適切なのはどれか． 〔　　　〕

1. 関節保護のために，部屋の温度は20℃前後，湿度は70％以上が望ましいことを説明した．
2. 手指の痛みがあっても，自分でできることはなるべくするように指導した．
3. 胸やけ，食欲不振，嘔気などを訴えたが，精神的なものと判断した．
4. 医師より病気の説明をしているので，患者は理解したとして看護計画を立案した．

⑮ 全身性エリテマトーデスの患者に対して，プレドニゾロン50mg/日が開始された．薬物有害反応および予防法で正しいのはどれか． 〔　　　〕

1. ヘリコバクターピロリによる胃腸障害を起こしやすいので抗菌薬を併用する．
2. 全身に脱毛が起こる可能性がある．
3. 多幸感が出ることがある．
4. 服用量は夕方多くする．

⑯ 全身性エリテマトーデスの30歳女性患者に，メチルプレドニゾロンによるパルス療法を行う．患者への対応で適切なのはどれか． 〔　　　〕

1. 妊娠しないよう指導する．
2. 脱毛の可能性が高いことを伝える．
3. 食事は滅菌食にする．
4. 病室を出るときはマスク着用を促す．

17 全身性エリテマトーデスの30歳既婚女性への指導で正しいのはどれか．〔　　　〕

1. 症状の安定時期は気分転換に日中の散歩を勧める．
2. 妊娠時に増悪した場合，出産まではステロイドの増量は控える．
3. 関節炎があるときは非ステロイド性抗炎症薬を使用するのが基本である．
4. 関節炎があるときは安静を保つ．

18 全身性エリテマトーデス再発のため入院中の20歳女性．ステロイドとシクロホスファミドの治療を行っている．患者への指導で適切でないのはどれか．〔　　　〕

1. ステロイド薬の使用中はチェックリストなどを活用し，有害作用の早期発見に努める．
2. ステロイド薬は症状が改善されれば，すぐに中止されると説明した．
3. ステロイド薬を使用しているので夕食後2時間の血糖値を測定する．
4. シクロホスファミド使用中は飲水量を増やし，排尿を頻回に行うよう指導する．

19 非ステロイド性抗炎症薬（NSAIDs）について正しいのはどれか．2つ選べ．〔　　　〕

1. NSAIDsの有害反応である胃腸障害が少ない薬にCOX-1阻害薬がある．
2. 妊婦に使用する場合は，まずプロピオン酸系を選択する．
3. 腎機能障害時は，半減期の短い薬を選択する．
4. アスピリン喘息は，アスピリン以外のNSAIDsの投与でも起こることがある．
5. NSAIDsを牛乳で服用すると痙攣を引き起こす可能性がある．

20 気管支喘息に使用しない薬はどれか．〔　　　〕

1. アミノフィリン
2. プロスタグランジン
3. テオフィリン
4. アドレナリン

21 副腎皮質ホルモンについて正しいのはどれか．〔　　　〕

1. 副腎と肝臓で産生される．
2. 糖質コルチコイドと鉱質コルチコイドがある．
3. 鉱質コルチコイドと薬物のステロイドは，同様の機序で作用する．
4. ステロイドを長期間服用すると，膵臓に負担がかかり萎縮する．

8章

消化器系疾患に使用する薬

消化性潰瘍とは

胃または十二指腸が胃壁から分泌される**胃酸とペプシン**によって自己消化され，胃や腸に穴ができた状態.

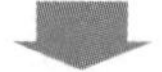

原因は，
①胃の**攻撃因子**の過活動　②防御因子の低下. 胃液の中で分泌量が最も多い胃酸は，攻撃因子の代表格.

★攻撃因子抑制薬
・プロトンポンプ阻害薬（PPI）
・ヒスタミンH_2受容体拮抗薬（H_2ブロッカー）
・選択的ムスカリン受容体拮抗薬　など

★防御因子増強薬
・プロスタグランジン製剤
・粘膜保護薬
・組織修復・粘液産生分泌促進薬　など

◆ビジュアルチェック◆

●消化性潰瘍の治療薬と作用機序

攻撃因子抑制薬

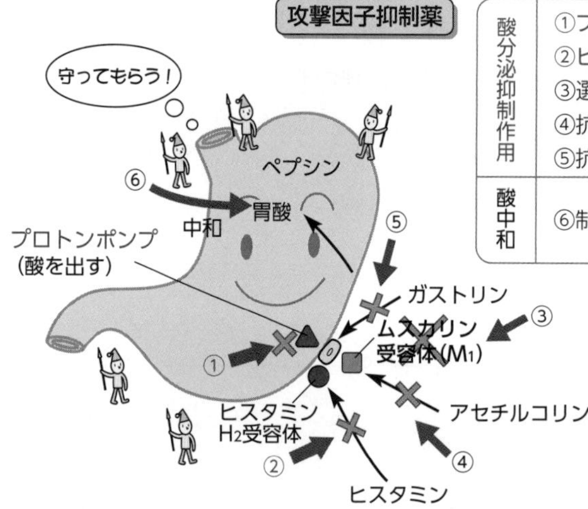

酸分泌抑制作用	①プロトンポンプ阻害薬（PPI） ②ヒスタミンH2受容体拮抗薬（H_2ブロッカー） ③選択的ムスカリン受容体拮抗薬 ④抗コリン薬 ⑤抗ガストリン薬
酸中和	⑥制酸薬

主として使用されるのは，攻撃因子抑制薬の**プロトンポンプ阻害薬（PPI）**と，**ヒスタミンH_2受容体拮抗薬（H_2ブロッカー）**である.

防御因子増強薬

プロスタグランジン製剤
その他の防御因子増強薬
①プロスタグランジン増加作用 ②粘膜保護作用 ③組織修復作用 ④粘液産生分泌促進作用 ⑤粘膜血流改善作用

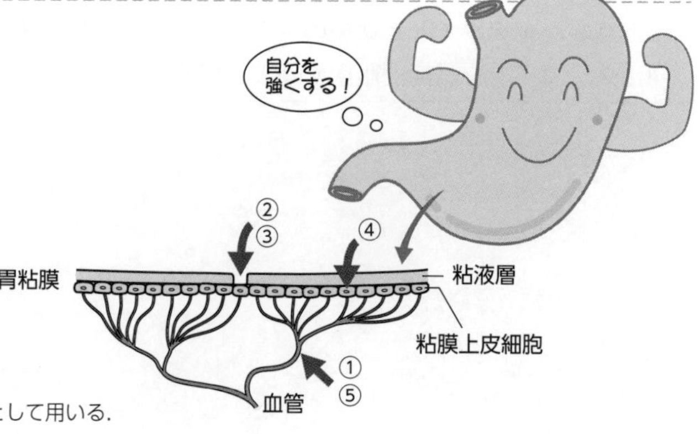

防御因子増強薬は，主に**補助的治療法**として用いる.

要点整理

次の〔　〕内に入る語句を下の選択肢から選び，文を完成させよう.

❶ 胃酸分泌のしくみと消化性潰瘍

- □□ 胃液には，胃酸（塩酸）と〔1　　　　〕，粘液が含まれている.
- □□ 食物を消化する胃酸とペプシンは，胃の〔2　　　　〕因子で胃を自己消化する.
- □□〔1〕は，〔3　　　〕がないと働かない.
- □□ 粘液は胃の〔4　　　　〕因子で，胃の表面にバリアを張り，胃が消化されるのを防ぐ.
- □□ 消化性潰瘍は，胃または〔5　　　　〕が自己消化され穴が開く疾患である.
- □□〔3〕は攻撃因子の代表で，胃液の中で分泌量が最も〔6　　　　〕.
- □□ 消化性潰瘍とは，胃酸とペプシンによって，胃や十二指腸の〔7　　　　〕が侵される疾患である.
- □□ 消化性潰瘍の成因である攻撃因子と防御因子には，〔8　　　　　　〕が関与しており，潰瘍形成の重要な因子とみなされている.
- □□ 胃潰瘍は，〔9　　　　〕部の痛みが発現し，重篤な場合は吐血や下血が認められることがある.
- □□ 消化管のいずれかで出血が起こり，その血液を口から吐くことを〔10　　　　〕，肛門から出ることを〔11　　　　〕という.
- □□ 十二指腸潰瘍は，〔12　　　　〕時に上腹部痛が発現し，〔13　　　　〕痛も特徴である.

選択肢
唾液　胃酸　吐血　下血　ペプシン　攻撃　防御　粘膜　十二指腸
ヘリコバクター・ピロリ　上腹　下腹　空腹　夜間　早朝　多い　少ない

❷ 消化性潰瘍治療薬

- □□ 潰瘍の主な原因となる胃酸分泌を抑えるには，胃酸分泌促進物質のヒスタミンとアセチルコリン，〔1　　　　　〕の働きを抑える.
- □□ ヒスタミンを抑えるには〔2　　　　〕をブロックする.
- □□ アセチルコリンの効果を抑えるには，〔3　　　　　〕をブロックする.
- □□ 胃酸の分泌を抑えるには，胃酸分泌細胞膜上で胃酸を出している〔4　　　　　〕の働きを抑える.
- □□ 攻撃因子抑制薬には，主に〔5　　　　　　　〕(PPI）や，〔6　　　　　〕受容体拮抗薬 (H_2ブロッカー)，選択的ムスカリン受容体拮抗薬，〔7　　　　　〕薬，抗ガストリン薬，制酸薬（酸中和薬），抗ペプシン薬などがある.
- □□ 防御因子増強薬には，〔8　　　　　　〕製剤，粘膜保護薬，組織修復・粘液産生分泌促進薬，粘膜血流改善薬などを用いる.

選択肢
ムスカリン受容体　プロトンポンプ　ヒスタミンH_2　H_2受容体　ガストリン
プロスタグランジン　抗コリン　プロトンポンプ阻害薬

③ 制吐薬，鎮吐薬

□□ 悪心・嘔吐とは，不消化物や毒物などの有害物を摂取したとき，その吸収を防止するために起こる〔1　　　　〕反応で，〔2　　　　〕の刺激により反射的に起こる．

□□ 悪心・嘔吐は，胃潰瘍，胃癌，胃炎，舌根や咽頭，各種内臓の刺激，内耳の迷路に対する刺激（乗り物酔い），味覚，嗅覚，視覚からの刺激，脳疾患（脳出血，脳腫瘍，脳膜炎）などの機械的な刺激，化学物質による〔3　　　　〕の〔4　　　　〕刺激などによっても起こる．

□□ 悪心・嘔吐を抑制する薬を〔5　　　　〕薬という．

□□ 嘔吐中枢の興奮を鎮静する薬を〔6　　　　〕薬という．

選択肢	防御　予防　化学物質　麻薬　感覚器　脳疾患　制吐　鎮吐　鎮静 胃粘膜　嘔吐中枢　拒絶　直接的

④ 便秘に対する薬

□□ 便秘は，少なくとも〔1　　　　〕日間以上便通のない場合をいう．

□□ 便秘は排便の〔2　　　　〕や糞便の〔3　　　　〕と量，患者自身の愁訴（腹痛，腹部膨満，食欲不振，頭重など）も考慮する．

□□ 便秘は一般に健康時と比べ，排便回数が〔4　　　　〕し，便の量が〔5　　　　〕，硬度が〔6　　　　〕した場合をいう．

□□ 上記のような症状時に用いる便の排泄を促す薬を〔7　　　　〕（下剤）という．

□□ 下剤は腸の運動を〔8　　　　〕させる．

□□ 下剤は腸壁を刺激して〔9　　　　〕を促す．

□□ 便秘は，

①大腸の動きが低下して起こる〔10　　　　〕便秘

②腸管が過度の緊張からけいれん性の収縮を起こし，便が大腸をスムーズに通過できない〔11　　　　〕便秘

③直腸付近まで便が送られてきているのに排便が起こらない〔12　　　　〕便秘

の三つに大別できる．

選択肢	腹部膨満　亢進　増加　減少　増　減　頻度　瀉下薬　蠕動　硬度 1　3　5　止瀉薬　直腸性　弛緩性　けいれん性　少なく　多く

❺ 下痢に対する薬

□□ 下痢とは，便の〔1　　　　　〕が増加（〔2　　　〕%以上．普通便は〔3　　　〕%）して〔4　　　〕状または，〔5　　　〕の糞便を排泄する状態をいう．

□□ 下痢は，排便回数は問題ではないが，〔6　　　〕となることが多い．

□□ 下痢の原因は多彩で，腸粘膜への腸内容物の異常刺激（〔7　　　〕，吸収不良など），腸粘膜または腸膜下組織の病変による粘膜感受性の亢進（過敏性腸症候群など），〔8　　　〕機能異常（心因性）などである．

□□ 下痢を止める薬を〔9　　　〕薬という．下痢を止める薬には次のようなものがある．

〔10　　　　　〕薬：腸の運動亢進を抑制する．

〔11　　　〕薬：腸液分泌亢進・粘膜過敏を抑制する．

〔12　　　〕薬：腸内発生毒素・異常分解産物・ガスの発生を防ぐ．

〔13　　　〕薬：異常増殖した腸内細菌を抑制する．

〔14　　　〕薬：腐敗や異常発酵を抑える．

その他：消化管ガス駆除薬ジメチコンなど．

選択肢　腸運動抑制　水分含有量　回数　殺菌　頻回　感染　泥　水様　吸着　止瀉　瀉下　自律神経　収斂　吸収不良　整腸　65　75　85

❻ 腸疾患治療薬

□□ 潰瘍性大腸炎はびまん性非特異性炎症で，主として〔1　　　〕が侵され，〔2　　　〕や潰瘍を形成する．

□□ 潰瘍性大腸炎の原因は明らかになっていないが，〔3　　　〕の関与，腸管の自己免疫反応の異常，食生活の関与，遺伝的要因などが考えられている．

□□ 潰瘍性大腸炎には，〔4　　　〕作用のあるサラゾスルファピリジン，メサラジンとステロイドの〔5　　　〕，プレドニゾロンなどが用いられる．

□□ クローン病は，潰瘍や〔6　　　〕化を伴う肉芽腫性炎症性病変である．

□□ クローン病の肉芽腫性炎症性病変は，口腔から肛門に至る〔7　　　〕のどの部位にも起こるが，〔8　　　〕部の発生が最も多い．

□□ クローン病の治療には，生物学的製剤の〔9　　　　　〕（レミケード®）などが用いられる．

□□ 過敏性腸症候群（IBS）とは，慢性的に繰り返される腹痛を伴う〔10　　　〕である．

□□ 過敏性腸症候群（IBS）は，①下痢型，②便秘型，③〔11　　　〕型の三つに分類される．

□□ 過敏性腸症候群（IBS）の原因は定かではないが，緊張や不安などの〔12　　　〕は悪化の要因となる．

選択肢　便通異常　腸内細菌　消化管　抗炎症　インフリキシマブ　線維　粘膜　回盲　びらん　ベタメタゾン　潰瘍　ストレス　交代

⑦ 胆囊・胆道，膵臓の疾患に使用する薬

□□ 催胆薬は，肝臓からの〔1　　　　〕分泌を促進する，

□□ 排胆薬は，〔2　　　　〕にたまった〔1〕の〔3　　　　〕を促す．

□□ 急性膵炎には，〔4　　　　　　　〕薬が用いられる．

□□ 〔5　　　　〕が膵臓内で活性化されると，膵臓自体が〔6　　　　〕を起こす．

□□ タンパク質分解酵素阻害薬投与時は，〔7　　　　〕に注意する．

選択肢	自己消化　胃酸過多　胆汁　唾液　血液　タンパク質分解酵素阻害　胆囊 膵臓　肝臓　トリプシン　血管外漏出　排泄

⑧ 肝炎に使用する薬

□□ B型・C型肝炎などの〔1　　　　〕性肝炎は，〔2　　　　〕を介して，B型肝炎ウイルスやC型肝炎ウイルスに感染することで発症する．

□□ B型肝炎は〔3　　　　〕化しやすく，慢性化した場合，〔4　　　　〕や肝癌に移行することがある．

□□ C型肝炎は〔5　　　　〕症状は著しいが，軽度な場合が多い．

□□ C型肝炎が慢性化すると，肝硬変や〔6　　　　〕へと移行する割合が高い．

□□ 日本では肝癌患者の約〔7　　　　〕%が〔8　　　　〕ウイルスに感染しているといわれる．

□□ B型・C型肝炎の治療には，〔9　　　　　　〕が使用される．

□□ インターフェロン製剤の薬物有害反応には〔10　　　　〕肺炎，〔11　　　　〕がある．

□□ インターフェロン製剤と〔12　　　　〕は併用禁忌である．

選択肢	免疫系　重症　C型肝炎　A型肝炎　ウイルス　空気　接触　血液 肝硬変　肝癌　間質性　急性　慢性　小柴胡湯　30　50　80 100　自殺企図　インターフェロン製剤

◆◆トレーニング◆◆

❶ 消化性潰瘍の原因である胃酸分泌を抑えるために必要なものに○をつけよう.

□□〔1　　〕ヒスタミンを抑制する.
□□〔2　　〕プロトンポンプのはたらきを抑制する.
□□〔3　　〕ドパミンを抑制する.
□□〔4　　〕アセチルコリンを抑制する.
□□〔5　　〕ガストリンを抑制する.

❷ 消化性潰瘍を治療するために使用される薬に○をつけよう.

□□〔1　　〕ヒスタミンH_2受容体拮抗薬（H_2ブロッカー）
□□〔2　　〕プロトンポンプ増強薬
□□〔3　　〕制酸薬
□□〔4　　〕プロスタグランジン製剤
□□〔5　　〕抗菌薬

❸ 45歳男性. もともと頭痛が多く市販の鎮痛薬を愛用している. 課長になってから会議が多くなり, 最近では帰宅時間も遅く, 外食やアルコール量も増え不規則な毎日が続いていた. 1週間前から食後に上腹部に痛みを覚え, 胸やけもあった. 病院での内視鏡検査後, 胃潰瘍と診断され, ヒスタミンH_2受容体拮抗薬での治療を開始した. 患者への指導で正しいものに○を, 誤っているものに×をつけよう.

□□〔1　　〕ヒスタミンH_2受容体拮抗薬の急な服薬中止は, 有害作用や再発を引き起こすため, 指示通り飲むよう指導した.
□□〔2　　〕頭痛は胃潰瘍とは関連がないので, 市販の鎮痛薬の服用には問題がないと指導した.
□□〔3　　〕直接胃に刺激になる辛い物やアルコールは避け, なるべく刺激の少ない物や甘い物を摂取するよう指導した.
□□〔4　　〕規則正しい生活は治療上重要なので, 仕事などの生活の見直しをするよう指導した.
□□〔5　　〕リラクセーションは大切なので, 運動量を増やすよう指導した.

❹ 誤っているものに×をつけよう.

□□〔1　　〕悪心・嘔吐は更年期障害によっても起こる.
□□〔2　　〕悪心・嘔吐は高所で起こりやすい.
□□〔3　　〕メニエール症候群の悪心・嘔吐には抗ヒスタミン薬を使用する.
□□〔4　　〕抗がん薬に伴う悪心・嘔吐に5-HT_3受容体作動薬を使用する.
□□〔5　　〕メトクロプラミドは主に直接消化管に作用し, 悪心・嘔吐を抑制する.

5 誤っているものに×をつけよう．

□□〔1　　〕便秘かどうかは排便の頻度，糞便の硬度によって決まる．
□□〔2　　〕便秘は小腸性便秘，大腸性便秘の2つのタイプがある．
□□〔3　　〕センナは大腸を刺激して腸の運動を活発にし，排便を促す下剤である．
□□〔4　　〕大腸検査前処置時には，腸の内容物除去の目的で下剤が使われる．
□□〔5　　〕慢性的な便秘は薬以外にも食事，水分，運動などの検討が必要である．
□□〔6　　〕弛緩性便秘には，まずマグネシウム酸化物が使用される．
□□〔7　　〕痙攣性便秘には，消化管運動調整薬が使用される．
□□〔8　　〕寝たきり高齢者が便秘の場合，まず便を軟らかくし，坐薬で排便を起こすのがよい．
□□〔9　　〕瀉下薬は就寝前に服用するのが効果的である．

6 正しいものに○をつけよう．

□□〔1　　〕下痢かどうかは排便の頻度，糞便の硬度，量によって決まる．
□□〔2　　〕下痢の場合は水分摂取を増やすよう指導する．
□□〔3　　〕ロペラミドは腸管のオピオイド受容体に作用し，腸運動亢進抑制作用を示す．
□□〔4　　〕下痢時は，腸内細菌叢を整えるために整腸薬も使用される．
□□〔5　　〕潰瘍性大腸炎に用いるサラゾスルファピリジンは，結核治療にも用いられる．
□□〔6　　〕限局性回腸炎であるクローン病には，生物学的製剤のインフリキシマブなどを用いる．
□□〔7　　〕ウルソデオキシコール酸などの利胆薬は，完全胆道閉塞や劇症肝炎に使用される．
□□〔8　　〕インターフェロン製剤は，腎癌，多発性骨髄腫，慢性骨髄性白血病などに使用される．
□□〔9　　〕急性膵炎には，トリプシン活性化を防止するタンパク質分解酵素阻害薬が使用される．

COLUMN

症状に合った胃薬を選んでいますか？

よく「胃の調子が悪いので胃薬を飲んだんですよ」という話を聞きます．胃薬は市販薬，処方薬を含め多くの種類が存在しています．ドラッグストアにも錠剤，散剤，液剤など剤形や種類も豊富にたくさんの胃薬が並んでいます．みなさんの家の薬箱を覗いてみると，必ず1～2種類の胃薬が入っているのではないでしょうか．数ある薬の中でも，私たちに最もなじみの深い薬の一つではないかと思います．

「ああそうか，胃の調子が悪くて胃薬を飲んだんですね…」．なんとなく聞き流してしまう言葉ですが，誰もが症状に合った胃薬を選んで内服しているのでしょうか？　ひと口に胃薬といっても，実際にはいろいろな種類があります．荒れた胃を保護する薬（胃粘膜保護薬），出過ぎた胃酸を抑える薬（制酸薬），消化を促進する薬（消化促進薬）などが代表です．症状に合わせた適切な薬を内服しなければ，症状が改善しないばかりか，場合によっては逆効果になることも．「胃薬を買って飲んでいるけれど，なかなか良くならない．かえって悪くなっているような気がする」．このような言葉は，意外とよく聞こえてきます．

胃の調子が悪くなった原因は何なのか，どのように悪くなったのか，よく話を聞いて適切なアドバイスができるようになることは，正しい薬による正しい効果を得るためにとても大切なことです．（赤瀬智子）

実力アップ

1 消化性潰瘍の治療に抗生物質が使用される目的はどれか．〔　　　〕

1. 日和見感染の防止
2. 胃粘膜の微生物の除去
3. 呼吸器感染の防止
4. 異常腸内細菌増殖の防止

2 胃潰瘍の治療で用いられない薬はどれか．〔　　　〕

1. プロスタグランジン製剤
2. プロトンポンプ阻害薬
3. ステロイド薬
4. 抗生物質

3 悪心・嘔吐に使用する薬で誤っているのはどれか．〔　　　〕

1. ロペラミド（腸運動抑制薬）
2. クロルプロマジン（フェノチアジン系薬）
3. グラニセトロン（5-HT_3受容体拮抗薬）
4. メトクロプラミド（抗ドパミン薬）

4 化学療法時における悪心・嘔吐で誤っているのはどれか．〔　　　〕

1. シスプラチンは悪心・嘔吐の頻度が高い．
2. 食事内容や量，悪心・嘔吐の状態を観察し，化学療法によって体力が落ちないよう制吐薬の使用も視野に入れる．
3. 予測性の悪心・嘔吐を防ぐために抗不安薬の投与が有効である．
4. 化学療法時に発生しやすい有害反応である悪心・嘔吐は，抗がん薬投与後14日以降に発生する遅延性嘔吐が特徴である．

5 臥床患者の嘔吐直後の対応で適切なのはどれか．〔　　　〕

1. すぐに効果を示すようにドンペリドン（抗ドパミン薬）の坐薬を使用する．
2. すぐに効果を示す5-HT_3受容体拮抗薬を静脈注射する．
3. 側臥位にする．
4. 背部を叩打する．

❻ 化学療法時における悪心・嘔吐で誤っているのはどれか. 〔　　　〕

1. 急性の悪心・嘔吐には，5-HT_3受容体拮抗薬が有効である.
2. メトクロプラミドは，胃や十二指腸に存在するドパミンD_2受容体を遮断することで胃腸の運動を活発にし，悪心・嘔吐を抑制する.
3. 嘔吐回数，食事や水分の摂取状況，体重，排便状況，尿量などは重要な観察事項である.
4. 嘔吐によって電解質バランスが乱れやすく，脱水の可能性があるため，事前の十分な水分補給が大切である.

❼ 正しいのはどれか. 〔　　　〕

1. 酸化マグネシウム（塩類下剤）は便を硬く小さくし，小腸の蠕動運動を亢進させる.
2. 電解質配合剤は，腸管洗浄薬として，検査や手術前の前処置に用いられる.
3. グリセリンは浣腸薬として用いられ，腸全体を急激に刺激し，排便を促す.
4. センナは小腸を刺激し，腸の運動を活発にして排便を促す.

❽ グリセリン浣腸薬の使用法で正しいのはどれか. 〔　　　〕

1. 直腸と同じ約20cmの長さを挿入し，使用する.
2. 浣腸液は体温と同等の約36℃にて使用する.
3. 50％濃度での使用であり，通常1回10～150mL直腸内に注入する.
4. 刺激性が強いので，小児や高齢者へはグリセリン濃度を希釈して使用する.

❾ 誤っているのはどれか. 〔　　　〕

1. ビフィズス菌は整腸薬であり，腸の機能を正常化する.
2. ベルベリンは防腐薬であり，殺菌作用と腸内異常発酵抑制作用をもつ.
3. ロペラミドは吸着薬であり，下痢を誘発する物質を吸着し，排泄させる.
4. アヘンは腸運動抑制作用を示し，激しい下痢時に用いる.

❿ 下痢時に適切な対応はどれか. 〔　　　〕

1. 下痢時は原因に応じた薬を選択し，止瀉薬はむやみに投与しない.
2. 止瀉薬を選択するには便培養が必要である.
3. 食事は脂溶性の食品を選択し，腸を保護するようにする.
4. 腹痛を伴うときは冷やし，おさまったら温めるようにしながら腸の蠕動運動を調節する.

⓫ 人工肛門造設患者の退院指導で適切なのはどれか. 〔　　　〕

1. 3日間，抗生物質を正確に飲むよう指導する.
2. 人工肛門周囲にワセリンを必ず使用し，感染予防をすることを説明する.
3. 下痢や便秘時の対処法を説明する.
4. 出血予防のためにトラネキサム酸を必ず服用することを説明する.

⑫ 正しい組み合わせはどれか.　〔　　　　〕

1. 潰瘍性大腸炎 ──── インターフェロン製剤
2. クローン病 ──── 生物学的製剤
3. 急性膵炎 ──── 免疫抑制薬
4. 限局性腸炎 ──── 非ステロイド性抗炎症薬

⑬ インターフェロン製剤の薬物有害反応で特に注意すべき項目はどれか.　〔　　　　〕

1. 溶血性貧血
2. 敗血症
3. 呼吸困難
4. 間質性肺炎

⑭ 高齢者に上部消化管造影検査で抗コリン薬が用いられた. 観察で優先度が低いのはどれか.　〔　　　　〕

1. 口　渇
2. 排尿障害
3. 低血糖
4. 便　秘
5. 心悸亢進

⑮ ウイルス性肝炎について正しいのはどれか.　〔　　　　〕

1. ウイルス性肝炎のうち, A型とE型は経口感染である.
2. ワクチンが有効なウイルス性肝炎は, A型とC型である.
3. A型肝炎ウイルスとB型肝炎ウイルスは, 慢性肝炎を起こしやすい.
4. 日本の肝癌患者の約80％は, B型肝炎ウイルスに感染しているといわれる.

9章

その他の症状に使用する薬

痛風とは

関節内に遊離した**尿酸結晶**の刺激による**急性関節炎**.

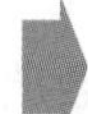

★痛風発作前兆時　・痛風発作予防薬➡**コルヒチン**
★痛風発作時　・非ステロイド性抗炎症薬（NSAIDs）

ビジュアルチェック

●痛風治療薬の作用機序

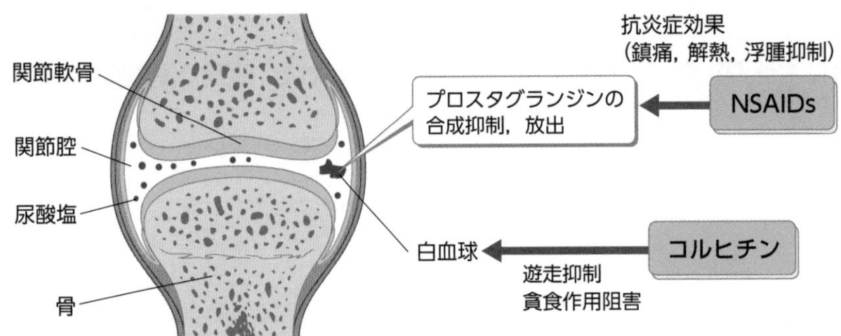

高尿酸血症とは

血漿中の尿酸溶解濃度が7.0mg/dLを超えた状態.
痛風発作，尿路結石，腎障害の原因となる.

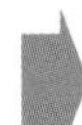

★**尿酸排泄促進薬**➡プロペネシド など
★**尿酸生成抑制薬**➡アロプリノール など

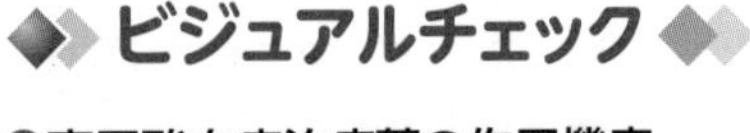

ビジュアルチェック

●高尿酸血症治療薬の作用機序

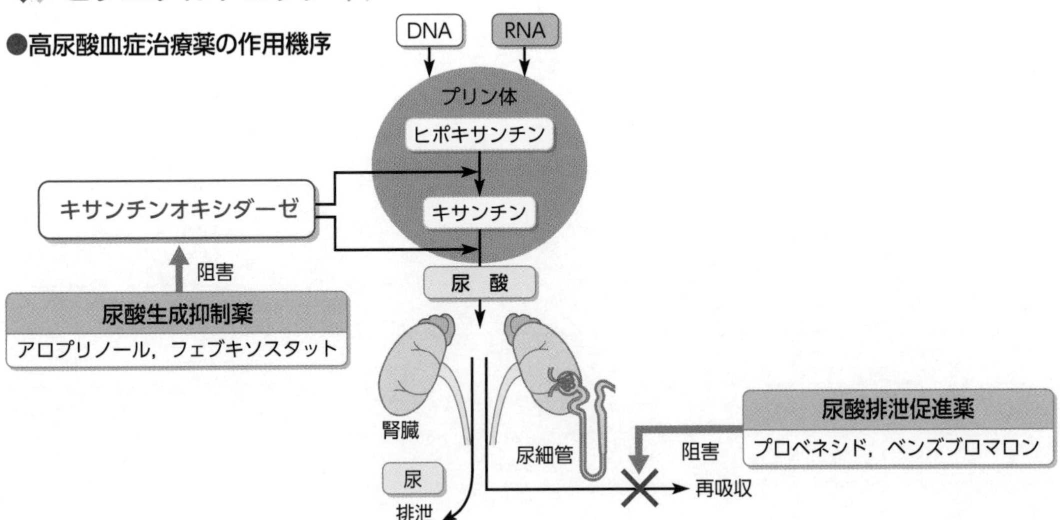

要点整理

次の〔 〕内に入る語句を下の選択肢から選び，文を完成させよう．

❶ 代謝機能障害に使用する薬

□□ 関節内に遊離した〔1 〕の刺激による急性関節炎を〔2 〕という．

□□ 痛風は，血中尿酸値が〔3 〕する〔4 〕症が基盤にある．

□□ 痛風発作の前兆時には〔5 〕を用いる．

□□ 痛風発作が起こった場合は〔6 〕薬が用いられる．

□□ 〔7 〕値が〔8 〕mg/dL を超え，痛風発作や尿酸結晶がある場合，高尿酸血症治療薬の薬物療法の適応となる．

□□ 高尿酸血症治療薬には，尿細管からの尿酸〔9 〕を抑制して尿中への尿酸排泄を増加させる〔10 〕薬と，キサンチンオキシダーゼを阻害して尿酸生成を抑制する〔11 〕薬がある．

□□ 無症候性高尿酸血症（痛風発作などがない状態）への薬物治療の導入は，合併症がある場合は血清尿酸値〔12 〕mg/dL 以上を，合併症がない場合は〔13 〕mg/dL 以上を一応の目安とする．

選択肢	
	高尿酸血　非ステロイド性抗炎症　尿酸結晶　上昇　下降　尿酸排泄促進
	尿酸生成抑制　7.0　8.0　9.0　再吸収　痛風　血清尿酸　コルヒチン

内分泌障害

甲状腺機能亢進症とは
甲状腺におけるホルモンの産生・分泌が亢進し，血中の**甲状腺ホルモンが上昇**した状態．日本では原因疾患の大半は**バセドウ病**.

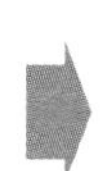

・**抗甲状腺薬**➡甲状腺ホルモンの産生を抑制
精神的に不安定な場合→抗不安薬を併用
頻脈などの症状が強い場合→β遮断薬などを併用.

甲状腺機能低下症とは
甲状腺機能の低下により，甲状腺ホルモンの産生が不十分な状態．代表疾患は**橋本病**.

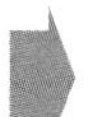

・**甲状腺ホルモン製剤**
➡第一選択薬はT_4製剤（レボチロキシン).
甲状腺ホルモンを補充する.

アジソン病（副腎皮質機能低下症）とは
副腎皮質組織の破壊により，コルチゾールやアルドステロンなどの分泌が低下した状態.

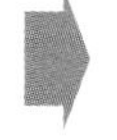

・**糖質コルチコイド薬**
➡ヒドロコルチゾンの補充療法を行う.
塩喪失状態が強い場合→鉱質コルチコイドを補充する.

クッシング症候群とは
副腎でコルチゾールが過剰に産生されることで発症．下垂体腺腫が原因のことが多い.

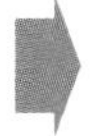

・**経蝶形骨洞的手術**が適応.
➡手術適応でない場合は，副腎皮質ホルモン合成阻害薬でコルチゾールの産生を抑制.

尿崩症とは
口渇，多飲，多尿をきたす.
・**中枢性尿崩症**＝抗利尿ホルモンの欠乏
・**腎性尿崩症**＝ADHに対する腎の不応

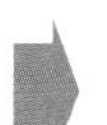

・**中枢性尿崩症**➡デスモプレシンの点鼻療法
・**腎性尿崩症**➡各種利尿薬

◆ 要点整理 ◆

次の〔 〕内に入る語句を下の選択肢から選び，文を完成させよう．

❶ 内分泌障害に使用する薬

□□ 甲状腺におけるホルモンの産生・分泌が亢進し，血中の甲状腺ホルモンが上昇した状態を〔1　　　　　〕症と呼ぶ．

□□ 日本における上記疾患の原因疾患の大半は〔2　　　　　〕病である．

□□ 治療には〔3　　　　　〕薬が用いられるが，精神的に不安定な場合は抗不安薬，頻脈などの症状が強い場合は〔4　　　　　〕薬を併用する．

□□ 甲状腺の機能が低下し，甲状腺ホルモンの産生が不十分になった状態を〔5　　　　　〕症という．代表疾患は〔6　　　　　〕病である．

□□ 副腎皮質ホルモンが欠落する〔7　　　　　〕病は，治療困難な〔8　　　　　〕である．

□□ 指定難病である〔9　　　　　〕は，副腎において〔10　　　　　〕が過剰に産生されることで発症する．

□□ 尿崩症は，口渇，多飲，〔11　　　　　〕をきたす．

選択肢	β遮断　橋本　コルチゾール　甲状腺機能亢進　甲状腺機能低下　バセドウ 抗甲状腺　色素沈着　多尿　尿閉　アジソン　ベーチェット　指定難病 クッシング症候群

血液・造血器障害

貧血とは
末梢血中の**赤血球**または**ヘモグロビン濃度**が低下した状態．

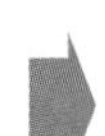

・鉄欠乏性貧血➡**鉄剤**
・巨赤芽球性貧血・悪性貧血➡ビタミンB_{12}，葉酸
・再生不良性貧血➡免疫抑制薬，タンパク質同化ステロイド

血栓とは
血液中に形成された血液の凝塊．塞栓症の原因となる．

・血栓産生予防➡**抗凝固薬**（ワルファリン，ヘパリンなど），**抗血小板薬**（チクロピジン，アスピリンなど）
・生成された血栓➡**血栓溶解薬**（rt-PA，ウロキナーゼなど）

播種性血管内凝固症候群とは
悪性腫瘍などを基礎疾患として発症する重度の出血傾向．

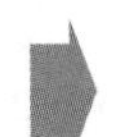

・基礎疾患の治療が基本
・抗凝固薬➡ヘパリンの静脈内注射
過凝固を抑え，微小血栓の形成を抑制する．

血友病とは
先天性の凝固異常症．血液凝固因子の欠乏による．

・血液凝固第Ⅷ因子欠乏症（血友病A）➡第Ⅷ因子製剤
・血液凝固第Ⅸ因子欠乏症（血友病B）➡第Ⅸ因子製剤（プロトロンビン複合体）

◆ 要点整理 ◆

次の〔 〕内に入る語句を下の選択肢から選び，文を完成させよう．

❶ 貧血治療薬

□□ 貧血とは末梢血中の赤血球数，または〔1　　　　　〕が〔2　　　　　〕した状態をいう．

□□ 貧血の治療法は原因によって異なる.

①〔[3]　　　　〕貧血には鉄剤が用いられる.

②〔[4]　　　　〕性貧血や悪性貧血にはビタミン〔[5]　　　〕および〔[6]　　　〕が用いられる.

③再生不良性貧血には〔[7]　　　　〕薬，あるいはタンパク質同化ステロイドが投与される.

④溶血性貧血の第一選択薬は〔[8]　　　　〕である.

⑤〔[9]　　　〕貧血にはエリスロポエチンが選択される.

選択肢	上昇　低下　鉄欠乏性　赤血球　白血球　巨赤芽球　B_{12}　B_6　K 葉酸　免疫抑制　ヘモグロビン濃度　ステロイド　腎性　慢性

❷ 血栓治療薬

□□ 血流中に形成された血液の凝塊を〔[1]　　　　〕と呼ぶ.

□□〔1〕により完全に〔[2]　　　　〕がふさがれると〔[3]　　　　〕が生じ，特に脳や心臓などの〔[4]　　　〕に起これば致死的となる.

□□ 抗凝固薬としては，〔[5]　　　　〕やヘパリンが用いられる.

□□ 抗血小板薬としては，チクロピジンや〔[6]　　　　〕などが用いられる.

□□ 生成された血栓に対しては，血栓溶解薬としてt-PAや〔[7]　　　　〕などが使用される.

選択肢	凝固因子　ステロイド　ウロキナーゼ　ワルファリン　葉酸　アスピリン ビタミン　塞栓症　血栓　動脈　静脈　筋肉　血管

❸ その他の血液・造血器障害に使用する薬

□□〔[1]　　　　　〕症候群（DIC）は悪性腫瘍，重症感染症，産婦人科疾患などを基礎疾患として発症する重症の〔[2]　　　〕である.

□□ DICは，血管内に〔[3]　　　　〕が多数形成されることで血中の血小板が〔[4]　　　〕し，出血傾向を呈する.

□□ DICの治療は，〔[5]　　　〕の治療が原則で，次いで〔[6]　　　〕の静脈内注射により過凝固を抑える.

□□〔[7]　　　〕病は，関節内出血や筋肉内出血が特徴的な先天性の〔[8]　　　　〕症である.

□□〔[9]　　　　　　〕病（ITP）は血中の血小板が減少し，〔[10]　　　〕症状を引き起こす.

□□ ITPの原因は，血小板に対する〔[11]　　　　〕が産生され，〔[12]　　　〕で血小板を破壊するためと推定されている.

□□ ITPに対する第一選択は，〔[13]　　　　　〕で，抗体産生を抑制する．これが無効な場合，〔[14]　　　　　　〕が行われる.

選択肢	脾臓　膵臓　肝臓　播種性血管内凝固　微小血栓　ステロイド　ヘパリン 摘脾（脾臓摘出）　出血傾向　特発性血小板減少性紫斑　減少　増加　出血 自己抗体　血友　凝固異常　基礎疾患

腎機能障害

腎炎とは

腎臓の糸球体，間質部，尿細管に炎症が起こる．急性と慢性があり，慢性腎炎の一部は**腎不全**へと進行する．

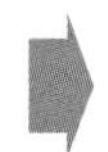

- IgA 腎症➡**降圧薬，血小板凝集抑制薬**（ジラゼプなど）
- 腎盂腎炎➡抗菌薬
- ネフローゼ症候群➡血小板凝集抑制薬（ジピリダモールなど），ステロイド，免疫抑制薬

腎不全とは

腎機能が低下した状態．体液のうっ滞，アシドーシス，高カリウム血症などを呈する．慢性腎不全は不可逆的で，透析療法や腎移植が必要．

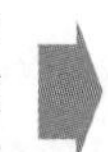

- 急性腎不全，慢性腎不全➡**利尿薬**
- 高カリウム血症を伴う場合
  ➡ポリスチレンスルホン酸ナトリウム
- 慢性腎不全のアミノ酸補給➡腎不全用製剤

ビジュアルチェック

●腎機能障害治療薬の作用機序

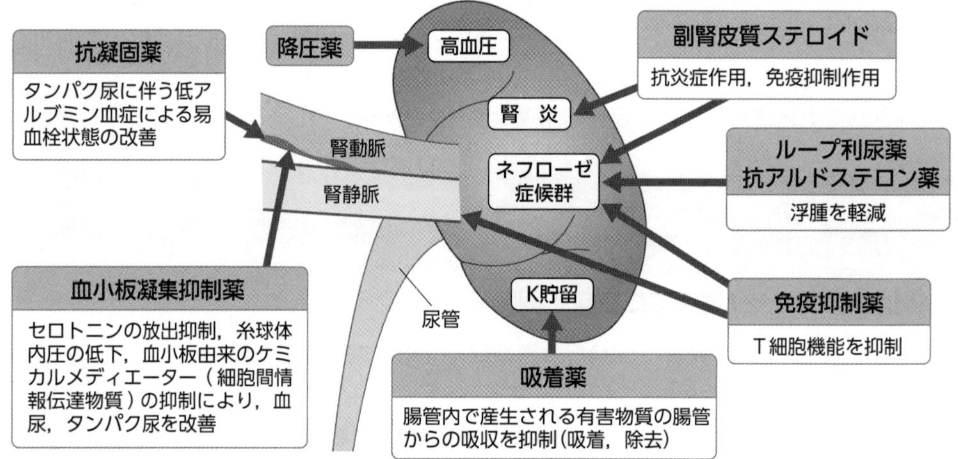

要点整理

次の〔　〕内に入る語句を下の選択肢から選び，文を完成させよう．

❶ 腎機能障害に使用する薬

□□ 腎炎には糸球体腎炎，〔1　　　　　〕腎炎，腎盂（じんう）腎炎があるが，一般的には原発性の糸球体腎炎を指す．

□□ 慢性糸球体腎炎の中では〔2　　　　　〕が最も多いが，〔3　　　　　〕症候群（大量のタンパク尿が出る）や急性腎炎症候群などを呈することもある．

□□ ネフローゼ症候群には〔4　　　　　〕凝集抑制薬，ステロイド，〔5　　　　　〕薬が使用される．

□□ 腎盂腎炎は一般細菌感染症のため，〔6　　　　　〕薬を用いる．

□□ 腎不全とは，〔7　　　　　〕を濾過して代謝性老廃物を取り除く腎臓の機能が低下した状態をいう．

□□ 腎不全では，体液のうっ滞や〔[8] 〕，〔[9] 〕血症などを呈する.
□□ 〔[10] 〕腎不全は〔[11] 〕性で，治療により回復することが多い.
□□ 慢性腎不全は〔[12] 〕的で，〔[13] 〕療法または腎移植が必要となる.
□□ 慢性腎不全の薬物療法では，いずれの場合も〔[14] 〕薬を用いる.

選択肢	急性　慢性　血小板　間質性　一過　抗菌　利尿　アシドーシス 可逆　不可逆　ネフローゼ　高カリウム　IgA腎症　免疫抑制　透析 血液　白血球　突発性　アルカローシス

骨粗鬆症とは

骨量の低下により骨が脆弱化し，骨折しやすい状態となる全身性疾患. **閉経後の女性**に多く発症する. **エストロゲンの急激な減少**による骨代謝異常が原因と考えられている.

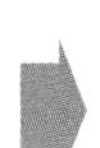

・ビスホスホネート系薬
・選択的エストロゲン受容体モジュレーター
・副甲状腺ホルモン薬
・抗RANKL（モノクローナル）抗体薬

要点整理

次の〔 〕内に入る語句を下の選択肢から選び，文を完成させよう.

❶ 骨粗鬆症治療薬

□□ 骨粗鬆症（こつそしょう）は，〔[1] 〕の低下により骨の脆弱（ぜいじゃく）性が増加して，骨折を起こしやすい状態となる〔[2] 〕疾患である.
□□ 骨粗鬆症（こつそしょう）の多くは〔[3] 〕後の〔[4] 〕に発症するため，エストロゲンの急激な〔[5] 〕による骨代謝異常が原因と考えられている.
□□ 骨粗鬆症の治療薬には〔[6] 〕製剤や，選択的エストロゲン受容体モジュレーター（〔[7] 〕），活性型ビタミンD_3製剤，カルシトニン製剤などがある.

選択肢	減少　増加　SERM　初潮　閉経　骨量　全身性　副腎皮質ホルモン 男性　女性　ビスホスホネート　慢性

COLUMN

骨粗鬆症の治療薬

骨粗鬆症の治療薬であるビスホスホネート製剤は，服用方法が特殊です.

アレンドロン酸（フォサマック®）5mg錠や，リセドロン酸（アクトネル®）2.5mg錠は，1日1回毎朝起床時に十分量（約180mL）の水と共に服用します. 飲んでから30分間は横にならず，水以外の飲食，他の薬の服用を避けます.

一方，アレンドロン酸錠35mgや，リセドロン酸錠17.5mgは，1週間に1回服用します. 飲み忘れないようカレンダーに印をつけたり，スマートフォンのアラームをセットするなど，患者の生活スタイルに合わせて工夫することが大切です.

万が一，飲み忘れた場合には「気づいた日の翌朝に1錠飲み，次からはあらかじめ決められた曜日に飲む」「同じ日に2錠飲まない」など，服薬方法を患者に十分説明する必要があります.

（赤瀬智子）

性・生殖機能障害

更年期障害とは
閉経によって卵巣機能が低下し，ホルモンバランスの崩れによって起こる精神・身体症状．のぼせ，発汗，不眠，抑うつなど症状は多彩．

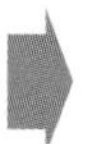

・**ホルモン補充療法（HRT）**
➡卵胞ホルモン単独療法と黄体ホルモン併用療法がある．
・漢方薬　・経口避妊薬

無月経とは
これまであった月経が，妊娠・閉経していないのに数カ月以上停止している状態．

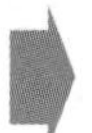

・**カウフマン療法**
➡ホルモン補充を目的として，卵胞ホルモン投与後，黄体ホルモンを投与する．
・**排卵誘発薬**➡不妊治療にも用いられる．

◆◆ 要点整理 ◆◆

次の〔　〕内に入る語句を下の選択肢から選び，文を完成させよう．

❶ 女性ホルモン製剤

□□ 閉経すると卵巣機能が〔1　　　　〕し，〔2　　　　　　〕とプロゲステロンの〔3　　　　〕が低下する．

□□ 〔2〕には〔4　　　　　　〕作用と血中脂質低下作用があるため，骨粗鬆症や〔5　　　　〕のリスクが高まる．

□□ 〔6　　　　　　　〕の崩れにより，のぼせや発汗，動悸，不眠，抑うつなど多様な精神・身体症状が出現する〔7　　　　〕障害の治療では，〔8　　　　　　〕療法を行う．

選択肢	自律神経　骨吸収抑制　更年期　動脈硬化　亢進　上昇　低下　分泌 ホルモンバランス　ホルモン補充　エストロゲン　酸塩基平衡

❷ 月経異常とその治療薬

□□ それまであった月経が，妊娠・閉経していないのに数カ月以上〔1　　　　〕した場合を，〔2　　　　　　〕という．

□□ 〔2〕を放置すると，〔3　　　　　　〕の分泌減少により，不妊や〔4　　　　〕を引き起こす恐れがある．

□□ 〔2〕の治療には，ホルモン補充として〔5　　　　　　〕療法（卵胞ホルモン投与後に，黄体ホルモンを投与する）が行われることが多い．

□□ 生殖年齢の男女が妊娠を希望し，ある一定期間（一般的には〔6　　〕年），性生活を行っているにもかかわらず，妊娠の成立をみない場合を〔7　　　　〕という．

□□ 女性〔7〕の場合，系統的な検査を実施した後，〔8　　　　　〕薬による治療が行われる．

選択肢	カウフマン　不妊　月経困難　続発性無月経　卵胞ホルモン　1　2　3 停止　避妊　排卵誘発　骨粗鬆症

❸ 妊娠中の疾患と治療薬

□□ 子宮収縮薬の使用目的は，
①出産時の胎盤娩出後の子宮収縮の促進および出血量の最少化
②流産および人工妊娠中絶時の子宮収縮促進
③〔[1]　　　　〕誘発
④〔[2]　　　　〕の促進である．

□□ 日本においては，妊娠〔[3]　　　　〕週未満の妊娠の中絶を〔[4]　　　　〕という．

□□ 日本においては，妊娠〔3〕週から〔[5]　　　　〕週未満の期間における分娩は〔[6]　　　　〕と定義されている．

□□ 日本においては，妊娠37週0日から41週6日までの分娩を〔[7]　　　　〕という．

□□ 切迫流産や早産の治療薬には，〔[8]　　　　〕薬のリトドリンが広く用いられている．

□□ 「つわり」が重症化し，強い悪心および頻回の嘔吐で体重減少や〔[9]　　　　〕をきたす状態を〔[10]　　　　〕と呼ぶ．

□□ 妊娠〔[11]　　　　〕週以降，分娩後〔[12]　　　　〕週まで高血圧がみられる場合，または高血圧に〔[13]　　　　〕尿を伴う場合のいずれかで，かつこれらの症状が単なる妊娠の偶発合併症によるものではないものを〔[14]　　　　〕と呼ぶ．

□□ 〔14〕の治療には〔[15]　　　　〕薬が用いられる．

□□ 〔14〕に起因したけいれん発作である〔[16]　　　　〕は，妊産婦死亡の原因の一つである．

選択肢	正期産　12　20　22　24　35　36　37　子癇　妊娠悪阻 流産　昇圧　降圧　けいれん　早産　子宮収縮抑制　脱水　陣痛　分娩 妊娠高血圧症候群　輸液　タンパク

泌尿器・生殖腺機能障害

排尿障害とは
膀胱に尿をため，たまった尿を体外へ排泄する排尿サイクルの過程に異常をきたす疾患．
・**蓄尿障害**➡頻尿，過活動膀胱，膀胱炎など
・**排出障害**➡前立腺肥大症，神経因性膀胱など

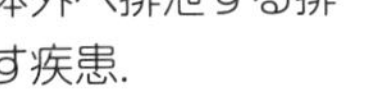

・**頻尿・過活動膀胱治療薬**
➡膀胱充満時の律動収縮の抑制，膀胱運動抑制，排尿運動抑制する．
・**前立腺肥大症治療薬**
➡α_1受容体遮断薬，抗アンドロゲン薬

勃起不全（ED）とは
陰茎の勃起が不十分なため，性交ができない状態．

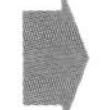

・**勃起不全治療薬**
➡原因疾患の治療＋PDE-5阻害薬

◆要点整理◆

次の〔　〕内に入る語句を下の選択肢から選び，文を完成させよう．

❶ 排尿障害治療薬

□□ 膀胱・尿道は脳，脊髄，〔[1]　　　　〕神経に支配されている．

□□ 排尿障害には〔[2]　　　　〕や頻尿，尿が漏れる〔[3]　　　　〕などがある．

□□ 交感神経のアドレナリン受容体が刺激されると排尿は〔[4]　　　　〕される．

□□ 副交感神経のアセチルコリン（ムスカリン）受容体が刺激されると排尿は〔5 〕される．

□□ 尿意切迫，〔6 〕，頻尿には，頻尿・過活動膀胱治療薬を用いる．

□□ 前立腺肥大症は〔7 〕の男性に好発する．

□□ 前立腺肥大症には〔8 〕薬，抗アンドロゲン薬などを用いる．

選択肢								
	中枢	運動	α_1受容体遮断	骨髄	自律	中枢	乏尿	切迫性尿失禁
	排尿	尿失禁	若年	幼少	高齢	促進	抑制	刺激

皮膚障害

身体に加わった外力は骨と皮膚表層の間の軟部組織の血流を低下，あるいは停止させる．この状況が一定時間持続されると，組織は不可逆的な阻血性障害に陥り，**褥瘡**となる．

・褥瘡の好発部位
仙骨部，**坐骨部**など皮下脂肪組織が少なく骨が突出している部分
★抗菌薬，皮膚潰瘍治療薬

アレルギー性皮膚疾患とは
アレルギー体質の人に，食品や塵芥などの環境因子がアレルゲンとなり発症する瘙痒感の強い皮膚疾患．

・アレルギー性皮膚疾患の種類
蕁麻疹，アトピー性皮膚炎，接触皮膚炎，薬疹などがある．
★抗アレルギー薬，ステロイド外用剤

◆◆ 要点整理 ◆◆

次の〔 〕内に入る語句を下の選択肢から選び，文を完成させよう．

❶ 皮膚障害と治療薬

□□ 寝たきりなどで，体重で圧迫されている場所の血流が悪くなったり滞ったりすると，皮膚の一部が赤い色味を帯びたり，ただれたり，傷ができたりする．これを〔1 〕といい，一般的には「〔2 〕」とも呼ばれる．

□□ 好発部位は〔3 〕組織が少なく，生理的に骨が突出している〔4 〕部や坐骨部である．

□□ 主に滲出液や〔5 〕，壊死組織の制御を目的とする治療には，〔6 〕薬（内服薬および注射薬以外の薬剤）を用いる．

□□ アレルギー性皮膚疾患は，食品や塵芥（じんかい）などの環境因子が〔7 〕となり，アレルギー体質の人が発症する〔8 〕感の強い皮膚疾患である．

□□ アレルギー性皮膚疾患には，蕁麻疹，アトピー性皮膚炎，〔9 〕，薬疹などがある．

□□ 治療薬としては，種々の強さの〔10 〕外用薬や，抗アレルギー薬が用いられる．

選択肢								
	瘙痒	不快	仙骨	尺骨	床ずれ	皮下脂肪	中性脂肪	ステロイド
	感染	外用	褥瘡	アレルゲン	塗布	接触皮膚炎	疥癬	

視覚障害

白内障とは
水晶体の混濁により生じる．根本療法は手術．

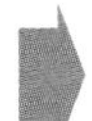

・症状の進行遅延が目的➡**白内障治療薬**

緑内障とは
眼圧の上昇により視神経が萎縮し，視野欠損や視力低下などの視機能異常をきたす．

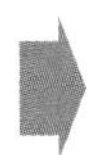

・眼圧の低下が目的
➡**緑内障治療薬**（プロスタグランジン系点眼薬，β遮断点眼薬，点眼用炭酸脱水酵素阻害薬など）

結膜炎とは
アレルギー，細菌，ウイルスなどが原因．充血，眼脂などが主訴となる．

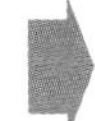

・原因に応じた薬を選択する
➡**結膜炎治療薬**（ビタミン剤，ニューキノロン系抗菌薬，ステロイドなど）

要点整理

次の〔　〕内に入る語句を下の選択肢から選び，文を完成させよう．

❶ 視覚障害と治療薬

□□ 白内障は〔1　　　　　〕の混濁（こんだく）により生じる．

□□ 白内障の根本療法は〔2　　　　〕を行う必要があり，薬物療法は症状の〔3　　　　　〕を目的として行われる．

□□ 白内障の症状には，眼精疲労，霧視，乱視，〔4　　　　〕，視力低下などがある．

□□ 点眼された薬液は，〔5　　　　　〕にためられる．

□□ 〔5〕の容量は約〔6　　　〕μLで，点眼薬1滴は約50 μLのため，点眼液は1滴で十分である．

□□ 緑内障は眼圧の〔7　　　　〕により，視神経が萎縮し，〔8　　　　　〕や視力低下などの視機能異常をきたす疾患である．

□□ 緑内障の治療は，〔9　　　　〕の低下を目的として薬物療法が実施される．

□□ 〔10　　　　　　〕とは，加齢により網膜の中心部である黄斑に障害をきたす疾患である．

□□ 〔10〕の治療には，〔11　　　　　　　〕（VEGF）を阻害するVEGF阻害薬が用いられる．

□□ 白内障・緑内障とともに〔12　　　　〕者に多くみられる．

□□ 結膜炎は〔13　　　　　〕，細菌，ウイルスなど種々の原因によって起こる，〔14　　　　〕，眼脂などを主訴とする眼疾患である．

□□ 2種類の点眼薬を続けて使用する場合，先に入れた薬液が流出してしまうため，相互の影響がなくなる〔15　　〕分以上あけてから点眼する必要がある．

選択肢								
	結膜嚢	進行遅延	血管内皮増殖因子	上昇	眼圧	下降	角膜	水晶体
	黄斑	高齢	若年	視野欠損	乱視	アレルギー	羞明	充血	手術
	網膜剥離	5	10	20	30	加齢黄斑変性		

❷ 頭痛と月経痛に使用する薬

□□ 頭痛の多くは，緊張型頭痛，片頭痛などの〔1 　　　　〕性頭痛である．

□□ 頭痛の治療目的は，発作を〔2 　　　　　　　〕し，生活の質を高めることである．

□□ 〔3 　　　　〕型頭痛は，精神的要因や筋肉の緊張が関与し，頭を締め付けられるような鈍痛が持続して〔4 　　　　〕性に起こる．

□□ 〔3〕型頭痛には，炎症を抑えるために，〔5 　　　　　　　〕性抗炎症薬，筋弛緩薬，抗不安薬などが用いられる．

□□ 片頭痛は〔6 　　　　〕部に起こる〔7 　　　　〕性の頭痛で，比較的〔8 　　　　〕性が多いが〔4〕性の場合もある．

□□ 片頭痛の原因は，〔9 　　　　　　〕の異常放出により血管が収縮し，血流障害が起き，その後，〔9〕が枯渇することで血管が拡張し，〔10 　　　　〕神経を刺激し炎症を起こすためである．

□□ 月経痛は，月経による強い〔11 　　　　　〕などによって発生する痛みである．

□□ 月経痛治療には，非ステロイド性抗炎症薬を使用することが多いが，〔12 　　　　　　〕などの漢方薬も用いられる．

選択肢	三叉　コントロール　拍動　緊張　片側　両側　非ステロイド　一次 ステロイド　芍薬甘草湯　側頭　弛緩　セロトニン　子宮収縮　五苓散

❸ 体内の水分・電解質組成

□□ 輸液を投与する目的は，

①水分と〔1 　　　　　〕(Na^+，K^+，Ca^{2+}，Cl^-など）の〔2 　　　　〕と補正，

②〔3 　　　　　　〕の是正，

③失われた血液量の補充，

④栄養の補充，⑤薬剤の〔4 　　　　　〕の確保などがある．

□□ ヒトの体内の生理機能を営む内部環境は，水分や電解質，〔5 　　　　　　〕，酸，〔6 　　　　〕のバランスによって保たれている．

□□ ヒトの体重の約〔7 　　　〕%は水分，残りの〔8 　　　〕%はタンパク質，〔9 　　　　〕，無機質からなる．

□□ 体内の水分のうち3分の2は〔10 　　　　　〕，残り3分の1は〔11 　　　　　〕で，〔10〕と〔11〕は〔12 　　　　　〕で仕切られている．

□□ 体液量は〔13 　　　　〕によって異なる．一般的に，新生児では体重の約〔14 　　　〕%，乳児では〔15 　　　〕%，高齢者では〔16 　　　〕%を水分が占める．いずれも，成人に比べて〔10〕の比率が〔17 　　　〕ため，脱水による水分と〔1〕の異常が現れやすい．

□□ 血液中には，〔1〕やタンパク質（アルブミン，グロブリンなど）をはじめとする種々の物質が溶けており，これらにより一定の〔18 　　　　　〕が作り出されている．

選択肢	40　45　50　55　60　70　75　80　浸透圧　高い　低い 補充　投与経路　年齢　性別　タンパク質　脂肪　塩基　酸塩基平衡 細胞内液　細胞外液　電解質　細胞膜　細胞壁

❹ 血漿の浸透圧と輸液の種類

□□ 血漿の浸透圧は，285 ± 15mOsm/kgH_2Oが基準である．それよりも浸透圧が高い溶液を〔1　　　〕液，等しいものを〔2　　　〕液，低いものを〔3　　　〕液と呼ぶ．

□□ 輸液製剤には，
①〔4　　　〕輸液（生理食塩液，乳酸リンゲル液），
②糖・〔4〕輸液（開始液，脱水補給液，維持液，術後回復液），
③〔5　　　〕輸液（脂肪乳剤，アミノ酸輸液，PPN用輸液，TPN用高カロリー輸液），
④〔6　　　〕（血液代用）液がある．

□□ 生理食塩液（〔7　　　〕%食塩水溶液）のNa^+とCl^-の濃度は，それぞれ〔8　　　〕mEq/Lで，血漿中の濃度（Na^+142mEq/LとCl^-103mEq/L）と同一ではないが，浸透圧が近いため生理食塩液と呼ぶ．

選択肢	0.7　0.8　0.9　152　154　156　血漿増量　生理　体液　栄養 電解質　等張　高張　低張

❺ 栄養輸液

□□ 栄養補給の優先順位は，
①経口栄養法，
②〔1　　　〕栄養法，
③〔2　　　〕栄養法（PPN），
④〔3　　　〕栄養法（完全栄養法；TPN）である．

□□ 中心静脈栄養法で用いる〔4　　　〕輸液投与時は，重篤な〔5　　　〕発現を予防するため，〔6　　　〕の併用が必須である．

□□ 血漿増量（血液代用）液は，〔7　　　〕ショックや外科的手術，外傷，熱傷時などにみられる急激な循環血流量の〔8　　　〕に対し，一時的に用いられる．

□□ 酸塩基平衡障害では，〔9　　　〕の診断と治療が原則だが，pHを直ちに改善させる必要があるときは，〔10　　　〕またはアルカリ化剤が投与される．

選択肢	原疾患　経腸　上昇　低下　出血性　末梢静脈　中心静脈　高カロリー 低脂質　アシドーシス　アルカローシス　ビタミンB_1　ビタミンB_6　慢性的 酸化剤　亢進

9章 その他の症状に使用する薬

◆◆トレーニング◆◆

❶ 内分泌障害について正しいものには○を，誤っているものには×をつけよう．

□□〔1 〕 甲状腺機能低下症とは，甲状腺ホルモンの産生が不十分な状態をいう．
□□〔2 〕 甲状腺機能低下症の第一選択薬は乾燥甲状腺末である．
□□〔3 〕 アジソン病は副腎皮質組織の破壊により，副腎皮質から分泌されるコルチゾールやアルドステロンなどの分泌が低下して症状が発現する．
□□〔4 〕 クッシング症候群は，副腎においてコルチゾールが産生されないことにより発症する．
□□〔5 〕 デキサメタゾン抑制試験はクッシング症候群の判定に用いられる．

❷ 血液・造血器障害について正しいものには○を，誤っているものには×をつけよう．

□□〔1 〕 血流中に形成された血液の凝塊を血栓と呼ぶ．
□□〔2 〕 播種性血管内凝固症候群の略語はITPである．
□□〔3 〕 特発性血小板減少性紫斑病の略語はDICである．
□□〔4 〕 播種性血管内凝固症候群は，血管内に微小血栓が多数形成されることにより血中の血小板が減少し，出血傾向を呈する．
□□〔5 〕 血友病は先天性の凝固異常症である．
□□〔6 〕 特発性血小板減少性紫斑病は，血中の血小板が減少し血液凝固症状を引き起こす疾患で，原因は不明なことが多い．
□□〔7 〕 血友病には血液凝固第Ⅷ因子欠乏症（血友病A）あるいは第Ⅸ因子欠乏症（血友病B）がある．
□□〔8 〕 血友病は関節内出血や筋肉内出血が特徴的である．
□□〔9 〕 特発性血小板減少性紫斑病の治療はステロイドが第一選択である．
□□〔10 〕 血栓治療にヘパリンは禁忌である．

❸ シクロスポリンについて正しいものには○を，誤っているものには×をつけよう．

□□〔1 〕 リンパ球に作用して強力な免疫抑制作用を示す．
□□〔2 〕 再生不良性貧血の患者には禁忌である．
□□〔3 〕 薬物有害反応として腎・肝機能障害，感染症，横紋筋融解症，血圧上昇，多毛などがある．
□□〔4 〕 過量投与時には透析が有用である．
□□〔5 〕 血中濃度はトラフ値を測定する．
□□〔6 〕 代謝酵素CYP3Aで代謝され，CYP3A4阻害作用も有する．
□□〔7 〕 ネオーラル®とサンディミュン®は，生物学的に同等である．
□□〔8 〕 グレープフルーツジュースとは同時期に服用しない．

❹ アレンドロン酸について正しいものには○を，誤っているものには×をつけよう.

□□〔1　　〕破骨細胞による骨吸収を抑制して，骨量の減少を抑制する.
□□〔2　　〕薬物有害反応として消化性潰瘍，肝機能障害，低カルシウム血症などがある.
□□〔3　　〕服用時間は毎食後30分以内である.
□□〔4　　〕投与間隔は2週間投与後，3～6週間休薬で行う.
□□〔5　　〕連日投与製剤と週1回投与製剤がある.
□□〔6　　〕コップ1杯の水（約180mL）とともに服用する.

❺ エストリオールについて正しいものには○を，誤っているものには×をつけよう.

□□〔1　　〕黄体ホルモン作用を示す.
□□〔2　　〕薬物有害反応として横紋筋融解症，汎血球減少などがある.
□□〔3　　〕膣，子宮頸部への作用が強いため，膣炎や子宮頸管炎などにも使用される.
□□〔4　　〕閉経後骨粗鬆症に適応がある.
□□〔5　　〕乳癌・子宮内膜癌，血栓塞栓性疾患，妊婦などには禁忌である.
□□〔6　　〕卵胞ホルモン作用を示す.

❻ 子宮収縮薬について正しいものには○を，誤っているものには×をつけよう.

□□〔1　　〕出産時の胎盤娩出後の子宮収縮を抑制する.
□□〔2　　〕出産時の胎盤娩出後の出血量を最少化する.
□□〔3　　〕流産あるいは人工妊娠中絶時の子宮収縮を抑制する.
□□〔4　　〕分娩運動を抑制する.
□□〔5　　〕陣痛を促進する.
□□〔6　　〕薬物有害反応に悪心・嘔吐がある.

❼ スルファジアジン銀について正しいものには○を，誤っているものには×をつけよう.

□□〔1　　〕細胞壁，細胞膜に作用して抗菌作用を現す.
□□〔2　　〕塗布時は温水浴，シャワーなどは可能な限り避ける.
□□〔3　　〕ステロイド剤と混合して使用すると効果が増大する.
□□〔4　　〕サルファ薬に過敏症の既往歴のある患者，新生児，低出生体重児，軽症熱傷患者には禁忌である.
□□〔5　　〕薬物有害反応として汎血球減少，皮膚壊死，間質性腎炎などがある.
□□〔6　　〕他剤と混合して使用しても問題はない.

◆◆ 実力アップ ◆◆

❶ 痛風発作予防薬コルヒチンについて誤っているのはどれか. 〔　　　　〕

1. 痛風発作時の赤血球の作用を阻止して発作を抑制する.
2. 薬物有害反応としては再生不良性貧血，顆粒球減少，横紋筋融解症などがある.
3. 妊婦には禁忌である.
4. 発作が起こってからでは効果が得られない．発作の予感時に早めに1錠服用する.

❷ 尿酸排泄促進薬プロベネシドについて誤っているのはどれか. 〔　　　　〕

1. 血液障害の患者には禁忌である.
2. 薬物有害反応に溶血性貧血，アナフィラキシー様反応，ネフローゼ症候群などがある.
3. 腎尿細管における尿酸の再吸収を促進して，その尿中排泄を抑制する.
4. 痛風発作が治まるまで投与を開始しない.

❸ 尿酸生成抑制薬アロプリノールについて誤っているのはどれか. 〔　　　　〕

1. キサンチンオキシダーゼ阻害により尿酸の生合成を抑制し，血中および尿中の尿酸値を低下させる.
2. 痛風発作が起きたらすぐに投与する.
3. 活性酸素発生抑制作用を有するため，口内炎予防のうがいにも使用される.
4. 使用中は水分を多く摂取する.

❹ 抗甲状腺薬プロピルチオウラシルについて誤っているのはどれか. 〔　　　　〕

1. 過量投与により甲状腺腫，甲状腺機能低下が現れる.
2. 薬物有害反応として無顆粒球症，再生不良性貧血，劇症肝炎，間質性肺炎などがある.
3. 母乳中に移行するため，大量服用中は授乳を避ける.
4. 甲状腺に取り込まれたヨウ素から甲状腺ホルモンが産生されるのを亢進する.

❺ 甲状腺機能低下症治療薬レボチロキシンについて誤っているのはどれか. 〔　　　　〕

1. 甲状腺ホルモンを補充して，代謝の低下に伴う諸症状を改善する.
2. 薬物有害反応としてショック，狭心症（過剰投与の恐れ）などがある.
3. 大量投与した場合は，二酸化炭素投与やα遮断薬投与を行う.
4. 少量から投与を開始し，徐々に増量して維持量とする.

❻ クッシング症候群の治療薬であるミトタンについて誤っているのはどれか. 〔　　　　〕

1. 体内でのステロイド合成を阻害し，ステロイドの分泌を低下させる.
2. 重篤な外傷，スピロノラクトンまたはペントバルビタール投与中は禁忌である.
3. 服薬忘れにより，脳に機能障害が起きることがある.
4. 投与量が確定するまで，入院治療が行われる.

❼ 抗利尿ホルモン薬デスモプレシン点鼻液について誤っているのはどれか.　〔　　　　〕

1. 過量投与により，水分貯留，低ナトリウム血症のリスクが高まる.
2. 冷暗所に保存する.
3. 薬の吸収を安定させるために，投与前には鼻をかむ.
4. 腎の尿細管における水の再吸収を阻害する.

❽ 腎炎治療薬ジピリダモールについて誤っているのはどれか.　〔　　　　〕

1. 薬物有害反応として狭心症の悪化，出血傾向，血小板減少などがある.
2. ステロイドに抵抗のあるネフローゼ症候群に使用する.
3. 血小板の活性を亢進し，血液中のタンパクを増加させる.
4. アデノシンとは併用禁忌である.

❾ 腎炎治療に用いるプレドニゾロンについて誤っているのはどれか.　〔　　　　〕

1. 抗炎症作用，抗アレルギー作用，生体の免疫反応に影響を及ぼす.
2. 離脱症状が現れた場合は，直ちに服用を中止する.
3. 薬物有害反応として，感染症の増悪，糖尿病，消化性潰瘍，緑内障などがある.
4. 投与中に水痘，または麻疹に感染すると致命的な経過をたどることがある.

❿ 腎不全治療における高カリウム血症治療薬について誤っているのはどれか.　〔　　　　〕

1. 腎不全でたまったカリウムをイオン交換樹脂にて体外へ排出させる.
2. 過量投与を防ぐため，血清カリウム値と血清ナトリウム値を測定しながら投与する.
3. 生体内で1g当たり約0.5mEqのカリウムと交換する.
4. 薬物有害反応に心不全の誘発や腸壊死がある.

⓫ アレンドロン酸について誤っているのはどれか.　〔　　　　〕

1. ビスホスホネート系骨代謝改善薬である.
2. 空腹である起床時に服用する.
3. 服用後30分は横になり，安静にしている.
4. 過量投与の対処法は，牛乳あるいは制酸薬などの投与を行うことである.

⓬ ラロキシフェンについて誤っているのはどれか.　〔　　　　〕

1. アルドステロンと同様のナトリウム排泄を抑制する作用がある.
2. 選択的エストロゲン受容体モジュレーター（SERM）である.
3. コレスチラミンやアンピシリンと併用すると，血中濃度が低下する.
4. エストロゲンと同様の骨吸収抑制作用を示す.

⑬ アルファカルシドールについて誤っているのはどれか.　〔　　　〕

1. 高カルシウム血症を起こした場合は，徐々に減量する.
2. 授乳を避ける.
3. 活性型ビタミンD_3製剤である.
4. 腸管や腎臓でカルシウムの吸収・再吸収を促進する.

⑭ 卵胞ホルモン製剤について誤っているのはどれか.　〔　　　〕

1. エストリオールやエストラジオールがある.
2. 妊婦，乳癌・子宮内膜癌患者への投与は禁忌である.
3. 強い黄体ホルモン作用と骨吸収作用を示す.
4. 更年期障害をはじめ，無月経治療などにも用いられる.

⑮ 加味逍遙(しょうよう)散について誤っているのはどれか.　〔　　　〕

1. だるさ，動悸，のぼせなどの更年期障害の不定愁訴の改善に用いる.
2. カンゾウは含まれていない.
3. 通常，食前または食間に経口投与する.
4. 薬物有害反応として，偽アルドステロン症，ミオパチー，肝機能障害などがある.

⑯ クロミフェンについて誤っているのはどれか.　〔　　　〕

1. 卵巣腫瘍，肝機能障害のある患者，妊婦には禁忌である.
2. 卵胞ホルモン，エストロゲン低下によるほてりやのぼせ，発汗などの症状を改善する.
3. 薬物有害反応として卵巣腫大，霧視などの視覚症状がある.
4. 1クール5日間投与である.

⑰ メチルエルゴメトリンについて誤っているのはどれか.　〔　　　〕

1. 子宮の平滑筋に作用して収縮作用を示す.
2. 薬物有害反応として心筋梗塞，狭心症などがある.
3. エルゴタミンとの併用は禁忌である.
4. 作用発現には経口投与で6～8時間かかる.

⑱ リトドリンについて誤っているのはどれか.　〔　　　〕

1. 子宮筋のβ_2受容体を刺激して子宮収縮を亢進する.
2. 薬物有害反応として横紋筋融解症，血清カリウム値の低下，高血糖などがある.
3. 過度に心拍数が増加した場合，減量する.
4. 重篤な甲状腺機能亢進症患者，高血圧患者，糖尿病患者には禁忌である.

⑲ シルデナフィルについて誤っているのはどれか. 〔　　　〕

1. 陰茎でサイクリックGMP濃度を上昇させて平滑筋を弛緩させ，勃起を誘発する.
2. 自費診療である.
3. 硝酸剤を服用中の患者には禁忌である.
4. 性行為の直前に経口投与する.

⑳ トラフェルミンスプレーについて誤っているのはどれか. 〔　　　〕

1. 1日投与量は，1,000 μgを超えないよう注意する.
2. 溶解後は室温で保存し，1カ月以内に使用する.
3. 血管新生作用や肉芽形成促進作用などを示す.
4. 投与部位に悪性腫瘍のある患者，またはその既往歴のある患者には禁忌である.

㉑ ベタメタゾン（軟膏・クリーム）について誤っているのはどれか. 〔　　　〕

1. 抗炎症作用，抗アレルギー作用，免疫作用を示す.
2. 薬物有害反応として眼圧亢進，緑内障，後嚢（こうのう）白内障などがある.
3. 抗ヒスタミン薬である.
4. 細菌・真菌・ウイルスなどの皮膚感染症，ケジラミ，疥癬（かいせん）などの皮膚疾患患者には禁忌である.

㉒ ラタノプロスト点眼薬について誤っているのはどれか. 〔　　　〕

1. 房水の流出を促進することにより，眼圧を低下させる.
2. 1日3回，1回1滴使用する.
3. 薬物有害反応として虹彩色素沈着などがある.
4. 投与期間中は授乳を中止する.

㉓ ドルゾラミド点眼薬について誤っているのはどれか. 〔　　　〕

1. 重篤な呼吸機能障害のある患者には禁忌である.
2. 他の緑内障治療薬で効果不十分な場合，本剤を併用する.
3. 毛様体に多く存在する炭酸脱水酵素を特異的に阻害する.
4. 薬物有害反応として，しみる・瘙痒感などの眼刺激症状，結膜充血，眼のかすみ，眼瞼炎などの角膜障害などがある.

10章 薬液がもたらす効果・障害と患者安全のためのポイント

ビジュアルチェック

●抗菌スペクトル

抗菌薬名	略号	グラム陽性菌				グラム陰性桿菌								その他			
		MRSA	黄色ブドウ球菌	レンサ球菌	肺炎球菌	インフルエンザ菌	大腸菌	肺炎桿菌	エンテロバクター	シトロバクター	セラチア	緑膿菌	嫌気性菌	梅毒トレポネーマ	マイコプラズマ	クラミジア	リケッチア
ペニシリンG	PCG		○	○	○								○	○			
アンピシリン	ABPC		○	○	○	○	○						○	○			
ピペラシリン	PIPC		○	○	○	○	○		○	○	○	○	○				
セファゾリン	CEZ		○	○	○		○	○									
セフォチアム	CTM		○	○	○	○	○	○	○	○							
セフォタキシム	CTX		○	○	○	○	○	○	○	○	○		○				
セフトリアキソン	CTRX			○	○	○	○	○	○	○	○						
セフタジジム	CAZ		○	○	○	○	○	○	○	○	○	○					
セフェピム	CFPM		○	○	○	○	○	○	○	○	○	○					
セフメタゾール	CMZ		○				○	○					○				
アズトレオナム	AZT					○	○	○	○	○	○	○					
メロペネム	MEPM		○	○	○	○	○	○	○	○	○	○	○				
ゲンタマイシン	GM		○				○	○	○		○	○					
アミカシン	AMK						○	○	○	○	○	○					
トブラマイシン	TOB						○	○	○			○					
ストレプトマイシン	SM				○			○							○		
エリスロマイシン	EM		○	○	○								○	○	○	○	
クリンダマイシン	CLDM		○	○	○								○		○		
ミノサイクリン	MINO		○	○	○		○	○	○	○		○		○	○	○	○
バンコマイシン	VCM	○			○												
シプロフロキサシン	CPFX		○	○	○	○	○	○	○	○	○	○					

○有効　医薬品添付文書【効能・効果】〈適応菌種〉を参考に作成（2021年3月末現在）.

要点整理

次の〔　〕内に入る語句を下の選択肢から選び，文を完成させよう．

1 抗がん薬と薬液がもたらす障害

□□ 薬が血管外へ漏れ出ることを〔[1]　　　　　〕という．

□□ 〔1〕は，漏出局所が〔[2]　　　　　〕を起こしたり，難治性の皮膚〔[3]　　　　　〕や壊死に至り，機能性障害の後遺症を残すこともある．

□□ 〔1〕に伴う〔2〕の成因には，次の五つがある．

①薬の化学的性質である浸透圧と〔[4]　　　　〕
②薬の直接的〔[5]　　　　　〕作用
③薬自体の〔[6]　　　　　〕作用
④輸液・輸注ポンプなどによる〔[7]　　　　　〕
⑤点滴刺入部からの〔[8]　　　　　〕

□□ アドレナリン，ドパミンなど，強い血管収縮作用をもつ薬は，〔1〕が起こると，漏出部分の血管が収縮し細胞が〔[9]　　　　　〕状態となる．その結果，〔[10]　　　　　〕が起こるとされている．

□□ 抗がん薬は，皮膚障害の程度の違いによって，〔[11]　　　　　〕抗がん薬（ドキソルビシンなど），〔[12]　　　　　〕抗がん薬（フルオロウラシルなど），〔[13]　　　　　〕（非壊死性・非炎症性）抗がん薬（シタラビンなど）の3種類に分類できる．

□□ 機械的圧迫は，一定時間に一定〔[14]　　　　　〕の注入を行うために用いる輸液・輸注ポンプの使用時に発生する．

□□ 点滴〔[15]　　　　　〕からの細菌感染によって組織障害が起こる場合がある．

選択肢	機械的圧迫　血管収縮　血管拡張　起壊死性　血管外漏出　皮膚障害　潰瘍 pH　流量　組織傷害　酸素飽和　酸素欠乏　壊死　起炎症性　炎症性 細菌感染　刺入部　漏出

2 血管外漏出時の対処方法（特に抗がん薬の場合）

□□ 〔[1]　　　　　〕，疼痛，違和感などの徴候が認められた場合，漏出の拡大を防ぐためにも，薬液の注入を直ちに〔[2]　　　　　〕し，医師へ報告する．

□□ チューブや注射針内に残存する薬液を除去するため，可能な範囲で血液を〔[3]　　　　　〕する．

□□ 針を抜く際には，〔[4]　　　　　〕をかけながら行う．

□□ 〔[5]　　　　　〕性の組織障害を呈する場合もあるため，最低〔[6]　　　　　〕間は患部の状態について頻回に経過を〔[7]　　　　　〕する．

選択肢	3日　1週　1カ月　中止　陽圧　清拭　遅発　発赤　吸引　陰圧 観察　瘢痕

❸ ステロイドの基礎知識

□□ 体内に存在する〔1 〕(ステロイド) は,〔2 〕からわずかの量が分泌される. さまざまなストレスに打ち勝ち, 健康を維持する働きがある.

□□ 副腎皮質ホルモンは,〔3 〕から分泌される副腎皮質刺激ホルモン放出因子 (CRF) が〔4 〕にある〔5 〕(ACTH) の放出を促し, これが副腎皮質に作用することで分泌が促進される.

□□ 体内の〔6 〕濃度が高くなると, 副腎皮質からのステロイド分泌が〔7 〕される.

□□ 体外からステロイドが投与されるとフィードバックがかかり,〔8 〕が抑制され, ACTH分泌が〔9 〕し, 副腎皮質からのステロイド分泌が抑制される.

□□ ステロイドの主な作用は,〔10 〕作用, 抗アレルギー作用,〔11 〕作用などである.

□□ ステロイドは, ネフローゼ症候群や腎炎, 気管支喘息,〔12 〕(SLE), 関節リウマチなど, 多くの病気の治療に用いられる.

□□ ステロイドの投与は, 副腎皮質ホルモンの不足を補うためではなく, 強力な〔13 〕の緩和や免疫抑制が目的である.

□□ ステロイドは多様な疾病によく効く薬だが, 投与を〔14 〕すると, 服薬中に休んでいた体内でのステロイド分泌が追いつかず, 急激な不足状態となり,〔15 〕の状態になる.

□□ ステロイドは, 疾病の状態に合わせて処方されているので一気に中止・増量すると危険である. 医師の指示なく中止や増量,〔16 〕したり, 他の人に与えてはならない.

選択肢	
	上昇　低下　副腎皮質刺激ホルモン　ステロイドホルモン　副腎皮質ホルモン 抑制　亢進　抗炎症　解熱　免疫抑制　副腎　炎症　中止　減量　増量 視床下部　下垂体前葉　全身性エリテマトーデス　CRF放出　副腎機能不全

❹ ステロイドの薬物有害反応

□□ ステロイドの重篤な薬物有害反応には, 免疫力の低下による〔1 〕症, ステロイド〔2 〕, 消化性潰瘍, 骨粗鬆症, 骨〔3 〕, 精神変調, 緑内障, 白内障, 副腎不全, 血栓症などがある.

□□ 重篤ではないが, 顔貌が満月のように丸くなる〔4 〕や多毛, にきび, 体内に塩分や水分がたまりやすくなるため〔5 〕や体重増加, 高血圧などがある.

選択肢	
	浮腫　ムーンフェース　食欲不振　壊死　糖尿病　感染　るいそう　肉腫 吸収

❺ 薬物有害反応への対処

□□ 重篤な薬物有害反応の〔1　　　　　〕症状を患者に説明しておくことで，〔2　　　　　〕による異常の気付きに基づいて迅速な対応ができ，患者を重大な〔3　　　　　〕から守ることができる．

□□ 薬物有害反応の〔4　　　　　〕症状は，患者の〔5　　　　　〕の症状と重複するものもあり，必ずしも薬剤の有害作用とは限らないが，患者の安全を守るために，患者からの〔6　　　　　〕の訴えには，〔7　　　　　〕をもたずに耳を傾ける必要がある．

選択肢	直感　自覚　患者自身　先入観　末期　健康被害　初期　疾病　異常

❻ 細菌感染症と起炎菌

□□〔1　　　　　　　〕とは，〔2　　　　　〕が病原微生物のどの種類に，どの程度有効かを〔3　　　〕で示したもので，抗菌スペクトラムともいう．

□□ 薬剤の処方は〔4　　　　　〕の業務だが，数多くある抗菌薬からなぜこの薬を選択するかという筋道を知ることは，看護師が〔5　　　　　〕をする上での理解に役立つ．

□□〔6　　　　　　　〕（MRSA）は，日本で承認されている多くの抗菌薬に〔7　　　　　〕を示す〔8　　　　　　〕である．

□□ 日本ではMRSAによる感染症には〔9　　　　　　〕が効果があるとされる．

選択肢	バンコマイシン　ペニシリン　ゲンタマイシン　医師　薬剤師　看護師　表　薬物管理　処方　抗菌スペクトル　抗菌薬　メチシリン耐性黄色ブドウ球菌　耐性　グラム陽性球菌

◆◆ トレーニング ◆◆

❶ 薬の血管外漏出障害の主な原因に○をつけよう.

□□〔1　　〕薬剤の浸透圧
□□〔2　　〕薬剤のpH
□□〔3　　〕薬剤の血管収縮作用
□□〔4　　〕薬剤の相互作用
□□〔5　　〕薬剤の組織傷害作用
□□〔6　　〕機械的圧迫
□□〔7　　〕感　染

❷ 副腎皮質ホルモンについて正しいものには○を，誤っているものには×をつけよう.

□□〔1　　〕副腎皮質ホルモンは，臨床では「ステロイド」と呼ばれる.
□□〔2　　〕副腎皮質ホルモンは，脳下垂体前葉から分泌されるホルモンである.
□□〔3　　〕副腎皮質ホルモンはいろいろな作用をもっているが，抗炎症作用，抗アレルギー作用，免疫抑制作用を期待して，多くの病気の治療に用いられる.
□□〔4　　〕副腎皮質ホルモンは非常に作用が強いので，薬物有害反応を防止するために，投与量を自分で調整する必要がある.
□□〔5　　〕副腎皮質ホルモンの主な薬物有害反応として，ムーンフェイス，感染症，消化性潰瘍，骨粗鬆症，ステロイド糖尿病などがある.

❸ 重篤な薬物有害反応の自覚症状について正しいものには○を，誤っているものには×をつけよう.

□□〔1　　〕重篤な薬物有害反応の自覚症状を患者に説明しても患者には理解できないので，あまり意味がない.
□□〔2　　〕重篤な薬物有害反応の初期症状を患者に理解してもらうことは，重大な健康被害から守る上で大切である.
□□〔3　　〕患者自身による異常の気付きは思い込みがほとんどなので，特に注意する必要はない.
□□〔4　　〕薬物有害反応の初期症状は患者の疾病の症状と重複するものもあり，必ずしも薬剤の有害作用によるものとは限らない.
□□〔5　　〕患者からの異常の訴えには，先入観をもたずに耳を傾ける必要がある.

実力アップ

❶ 薬の剤形とその特徴について誤っているのはどれか.　〔　　　　〕

1. 錠　剤：有効成分に賦形剤などを加えたものを圧縮して，一定の形に製した固形の製剤
2. カプセル剤：粉状・液状の医薬品をカプセルに充填，またはカプセル皮膜で被包成型した製剤
3. 散　剤：粉末を固めて大型の粒に成型した製剤．被膜で覆い，味やにおいをマスクしたり，胃酸での分解を防止したものがある．
4. OD錠：唾液や少量の水で溶けるように作られたもの．

❷ 薬物有害反応と自覚症状の組み合わせで誤っているのはどれか.　〔　　　　〕

1. ステロイド皮膚症 ―――― 塗布によりチアノーゼが現れる
2. ミオパチー ―――― 手足に力が入らない，痙攣，しびれ，歩行困難
3. 光線過敏症 ―――― 日光があたると発疹，発赤，水疱が現れる
4. 悪性症候群 ―――― 精神変調，ふるえ，発汗，高熱など

❸ 病原微生物と治療に用いる抗菌薬の組み合わせで誤っているのはどれか.　〔　　　　〕

1. レンサ球菌 ―――― ペニシリンG
2. ブドウ球菌MRSA ―――― バンコマイシン
3. 緑膿菌 ―――― セファゾリン
4. マイコプラズマ ―――― エリスロマイシン

❹ ステロイドの長期投薬によって現れる薬物有害反応はどれか.　〔　　　　〕

1. 低血糖
2. 血圧低下
3. 骨粗鬆症
4. 聴力障害

❺ 経口ステロイドと薬理作用時間の組み合わせで正しいのはどれか.　〔　　　　〕

1. コルチゾン ―――― 中間型
2. プレドニゾロン ―――― 長時間型
3. デキサメタゾン ―――― 短時間型
4. ベタメタゾン ―――― 長時間型

11章 正しく投与するために必要な投与量計算

ビジュアルチェック

薬の投与に関係する単位で，よくみられる単位には次のものがある．

●臨床現場でよく使用される単位

①接頭単位の意味

- **マイクロ（μ：micro）＝100 万分の 1**
  例）1μmは 1mの 100 万分の 1mm
- **ミリ（m：milli）＝1000 分の 1**
- **センチ（c：centi）＝100 分の 1**
- **デシ（d：deci）＝10 分の 1**

②容積（かさ）の単位

- **リットル（L：litre）＝mL の 1000 倍**
  例）1L は 1000mL
- **デシリットル（dL：deci litre）＝mL の 100 倍**
- **ミリリットル（mL：milli litre）＝L の 1000 分の 1**

③重量（重さ）の単位

- **グラム（g：gram）＝mg の 1000 倍**
  例）1g は 1000mg
- **ミリグラム（mg：milli gram）＝μg の 1000 倍**
- **マイクログラム（μg：micro gram）＝g の100万分の 1**

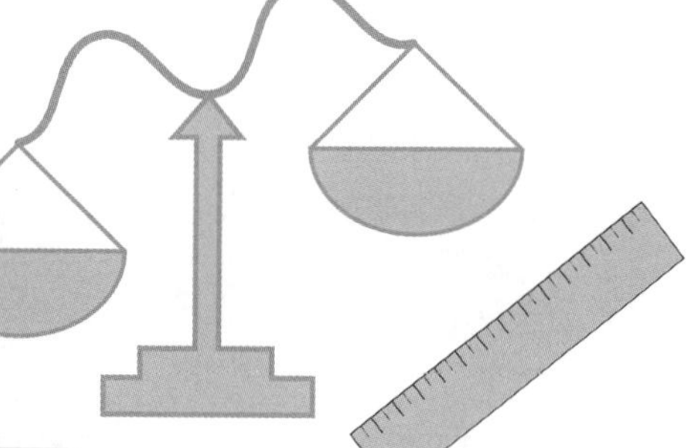

④濃度（濃さ）の単位

- %には **w/v，v/v，w/w の 3 種類**がある．**w** は **weight（重量）**，**v** は **volume（容積）**を示す．
- **%（w/v）**は，**固体を液体に溶かしたとき**の百分率である．
  ➡ 1g の粉末を蒸留水に溶かして全体量を 100mL にすると，1g/100mL×100＝1%（w/v）となる．
- **%（v/v）**は，**液体を液体に溶かしたとき**の百分率である．
  ➡ 1mL の液体に蒸留水を加えて全体量を 100mL にすると，1mL/100mL×100＝1%（v/v）となる．
- **%（w/w）**は，**固体を固体に混ぜたとき**の百分率である．
  ➡ 1g の粉末に別の粉末を加えて全体量を100g とすると，1g/100g×100＝1%（w/w）となる．

⑤国際単位

インスリン，ヘパリン，インターフェロンなどの**生物由来製剤**は，「**国際単位**：International Unit：**IU**」で表されるものがある．

point! **インスリンは 1mg=26 単位**

⑥「滴」という単位

一般に，スポイトや点眼薬などでは，**1mL** は約 **20 滴**に相当するとされており，点滴に使用する輸液セットも**滴数 20 滴 /mL** で**統一**されている．ただし，**小児用**は**滴数 60 滴 /mL** なので，使い分けには注意が必要である．

ポイント解説：正解への道

①算数計算は，mgやmLなどの「単位」に注目することが重要です．この章では，「単位」を省略せずに書いていますので，この「単位」をしっかり見てください．

②容器全体に，どれだけの量の薬の成分が入っているかを確認（全量）してください．本書では，練習用に「%」表示のままにしていますが，実際のアンプルやバイアルなどの注射用製剤は，「%」表示だけでなく，「○mg/●mL」表示も表記されています．

③基本は，「注射液1mL中に何mgの量の成分が含まれているか（○mg/mL）を計算することです．

④「滴数」の問題は，最初に容器内の液量を「滴数」に換算すると，計算しやすくなります．

要点整理

次の〔　〕内に入る語句を下の選択肢から選び，文を完成させよう．

❶ 重量・容積の単位

□□ 薬の投与に関する単位で，よく使用される重量を示す単位には「グラム（g）」，「ミリグラム（mg）」，「〔1　　　　〕（μg）」がある．また，容量を示す単位には「リットル（L）」，「〔2　　　　〕（mL）」がある．

□□ 「ミリ」という接頭語は〔3　　　　〕分の1を意味しており，「マイクロ」という接頭語は〔4　　　　〕分の1を意味している．

□□ 1 μLは1〔5　　　　〕と読む．

選択肢	1　10　100　1,000　1万　10万　100万　マイクロリットル　マイクログラム　ミリリットル　ミリグラム

❷ 重量・容積の換算

□□ 1gは　〔1　　　　〕mg　である．
□□ 1mgは　〔2　　　　〕μg　である．
□□ 1 Lは　〔3　　　　〕mL　である．
□□ 1dLは　〔4　　　　〕mL　である．
□□ 1 mは　〔5　　　　〕mm　である．
□□ 10gは　〔6　　　　〕mg　である．
□□ 1 gは　〔7　　　　〕μg　である．
□□ 1 Lは　〔8　　　　〕mL　である．
□□ 10dLは　〔9　　　　〕L　である．
□□ 10cmは　〔10　　　　〕mm　である．

選択肢	0.1　1　10　100　1,000　10,000　100,000　1,000,000

❸ 濃度（濃さ）の単位

□□ 濃度を示す%には，%（w/v），%（v/v），%（w/w）の3種類がある．wは〔1　　　　〕(weight)，vは〔2　　　　〕(volume) を示す．

□□ %（w/v）は，〔3　　　　〕を〔4　　　　〕に溶かしたときの百分率である．

□□ %（v/v）は，〔5　　　　〕を〔6　　　　〕に溶かしたときの百分率である．

□□ %（w/w）は，〔7　　　　〕と〔8　　　　〕を混ぜたときの百分率である．

□□ 1gの粉末を蒸留水に溶かし全体量を100mLにすると，1g/100mL×100＝〔9　　　　〕となる．

□□ 1mLの液体に蒸留水を加え全体量を100mLにすると，1mL/100mL×100＝〔10　　　　〕となる．

□□ 1gの粉末に別の粉末を加えて全体量を100gとすると，1g/100g×100＝〔11　　　　〕となる．

□□ 濃度を薄めるために，溶媒の量を増やすことを〔12　　　　〕するという．

選択肢	1％（v/v）　1％（w/w）　1％（w/v）　1％（v/w）　希釈　濃縮　液体　固体　気体　容積　面積　重量　単価　幅　高さ

❹ 国際単位，輸液セット

□□ 国際単位はアルファベットで〔1　　　　〕と表記する．

□□ インスリン1mgは〔2　　　　〕単位である．

□□ 一般用の輸液セットは，滴数〔3　　　　〕滴/mLである．

□□ 小児用および精密（微量）用輸液セットは，滴数〔4　　　　〕滴/mLである．

□□ 輸液セットを用いる際，投与速度は〔5　　　　〕(mg，mL，滴など）を〔6　　　　〕(通常は，時間〈hr〉または分〈min〉）で〔7　　　　〕したもので表される．

選択肢	足し算　掛け算　割り算　引き算　投与量　投与方法　投与時間　IU　UI　IUT　10　20　26　30　33　50　60

❺ 滴下数の計算方法

□□ 点滴静脈内注射1,800mL/日を，一般用輸液セットを使用して行う場合の1分間の滴下数は，
1,800mL÷（〔1　　　　〕×〔2　　　　〕）＝〔3　　　　〕mLとなる．
一般用輸液セットの1mLは〔4　　　　〕滴のため，
〔5　　　　〕mL/分×〔6　　　　〕滴/mL＝〔7　　　　〕滴／分となる．

選択肢	1　1.25　1.8　20　24　25　40　50　60　80　90

トレーニング

❶ 不整脈治療薬「2％キシロカイン®（リドカイン）注射液」の5mL入りアンプルから，50mg投与との指示が出た．何mL投与すればよいか．

〔1 〕 1mL
〔2 〕 2mL
〔3 〕 2.5mL
〔4 〕 3mL

❷ 250mg/5mLと表記された注射薬を，200mg投与するのに必要な薬液量はどれか．

〔1 〕 1mL
〔2 〕 2mL
〔3 〕 3mL
〔4 〕 4mL

❸ 静脈内点滴注射300mL/2時間（2時間かけて300mL投与する）の指示があった．正しい1分間の滴下数はどれか．

〔1 〕 30
〔2 〕 40
〔3 〕 50
〔4 〕 60

❹「注射薬15mgを静脈内注射」の指示が出た．注射薬のラベルには「20mg/2mL」の表示がある．注射量はどれか．

〔1 〕 0.5mL
〔2 〕 1.0mL
〔3 〕 1.5mL
〔4 〕 2.0mL

❺「10％抗不整脈薬10mLをブドウ糖液と混合し，500mLにして2mg/分で点滴静脈内注射」の指示が出た．注入速度で正しいのはどれか．

〔1 〕 1.0mL/分
〔2 〕 2.0mL/分
〔3 〕 5.0mL/分
〔4 〕 10.0mL/分

◆◆ 実力アップ ◆◆

❶ セファゾリン400mg筋肉内注射の指示が出た．500mgのバイアルには2mLの溶解液が付いている．何mL注射すればよいか． 〔　　　〕

1. 1.2mL
2. 1.4mL
3. 1.6mL
4. 1.8mL
5. 2.0mL

❷ 5%クロルヘキシジン液5mLを希釈し，0.05%溶液を作りたい．何mLの滅菌蒸留水を加えればよいか． 〔　　　〕

1. 415mL
2. 445mL
3. 475mL
4. 495mL
5. 515mL

❸ バンコマイシン1gを生理食塩水150mLに溶解し，90分かけて静脈内点滴を投与したい．輸液ポンプの設定は，1時間当たり何mLにすればよいか． 〔　　　〕

1. 70mL
2. 80mL
3. 90mL
4. 100mL
5. 110mL

❹ 抗けいれん薬「アレビアチン®（フェニトインナトリウム）注射液（250mg/5mL)」から150mgのフェニトインナトリウムを投与する指示があった．何mL投与すればよいか． 〔　　　〕

1. 1.5mL
2. 3mL
3. 3.5mL
4. 5mL
4. 5.25mL

❺ 不整脈治療薬「2％キシロカイン®（リドカイン）注射液」の5mL入りアンプルには，どれだけのリドカインが含まれているか． 〔　　　〕

1. 1mg
2. 10mg
3. 25mg
4. 100mg

❻ 不整脈治療薬「2％キシロカイン®（リドカイン）注射液」の5mL入りアンプルから70mgを投与したい．何mL投与すればよいか． 〔　　　〕

1. 7mL
2. 5mL
3. 3.5mL
4. 2.8mL

❼ 一般用の輸液セットを用いて，100mLの生理食塩液ボトルに抗菌薬1gを溶解したものを30分間で投与する場合，1分間に何滴落下させればよいか． 〔　　　〕

1. ≒30滴
2. ≒33滴
3. ≒67滴
4. ≒81滴

❽ 精密（微量）用の輸液セットを用いて，50mLの生理食塩液ボトルに抗菌薬200mgを溶解したものを30分間で投与する場合，1分間に何滴落下させればよいか． 〔　　　〕

1. 60滴
2. 80滴
3. 100滴
4. 150滴

❾ 5％の殺菌消毒剤を用いて，0.2％の希釈液2,000mLを作りたい．
必要な薬液量は何mLか． 〔　　　〕

1. 20mL
2. 40mL
3. 60mL
4. 80mL

⑩ 2%リドカイン塩酸塩注射液5mLを100mLの生理食塩液に混合し，2mg/分で点滴静脈内注射という処方が出された．正しい注入速度はどれか．〔　　　〕

1. 約1mL/分
2. 約2mL/分
3. 約5mL/分
4. 約10mL/分

⑪ 精密用輸液セットで1分当たり90滴（90滴/分）で投与していたが，輸液ポンプを装着することになった．輸液ポンプの流量を時間当たり何mLに設定すればよいか．

〔　　　〕

1. 60mL
2. 70mL
3. 80mL
4. 90mL

⑫ MRSA（メチシリン耐性黄色ブドウ球菌）用抗菌薬「バンコマイシン点滴静注用0.5g」注射用バイアルから350mgのバンコマイシンを投与したい．どのように必要な量を取り出せばよいか．

※本剤の医薬品添付文書「適用上の注意」には，「本剤0.5g（力価）バイアルに注射用水10mLを加えて溶解し，更に0.5g（力価）に対し100mL以上の割合で日局生理食塩液または日局5%ブドウ糖注射液等の輸液に加えて希釈し，60分以上かけて点滴静注すること」との記述がある．

〔　　　〕

1. 生理食塩液または5%ブドウ糖液10mLをバイアル中に注入して溶解し，混ぜる．この薬液の濃度は0.5g/10mL=50mg/mLである．350mg ÷ 50mg/mL=7mLのため，7mLを注射用生理食塩液または5%ブドウ糖注射液100mLボトルに混合する．
2. 生理食塩液または5%ブドウ糖液10mLをバイアル中に注入して溶解し，混ぜる．この薬液の濃度は0.5g/10mL=50mg/mLである．350mg − 50mg/mL = 300mLのため，300mLを注射用生理食塩液または5%ブドウ糖注射液100mLボトルに混合する．
3. 生理食塩液または5%ブドウ糖液10mLをバイアル中に注入して溶解し混ぜ，残りの90mLと混合する．この薬液の濃度は0.5g/100mL=5mg/mLである．350mg ÷ 5mg/mL=70mLのため，70mLを注射用生理食塩液または5%ブドウ糖注射液100mLボトルに混合する．
4. 生理食塩液または5%ブドウ糖液10mLをバイアル中に注入して溶解し混ぜ，残りの100mLと混合する．この薬液の濃度は0.5g/110mL=4.5mg/mLである．350mg ÷ 4.5mg/mL ≒ 77.78mLのため，77.78mLを注射用生理食塩液または5%ブドウ糖注射液100mLボトルに混合する．

⑬ 小児にアモキシシリン150mgを8時間毎に服用という指示が出され，5mL当たり125mg含む溶液が薬局より届いた．1回当たり何mL投与すればよいか．〔　　　　〕

1. 6mL
2. 6.5mL
3. 7mL
4. 7.5mL

⑭ 点滴静脈内注射100mL/2時間の指示があった．
小児用微量輸液セットを使う場合，1分間の滴下数で正しいのはどれか．〔　　　　〕

1. 25滴
2. 50滴
3. 75滴
4. 100滴

⑮ 「フロセミド注15mgを静脈内注射」の指示を受けた．注射薬のラベルに「20mg/2mL」と表示されている．注射量を求めよ．〔　　　　〕

1. 1.0mL
2. 1.5mL
3. 2.0mL
4. 2.5mL

⑯ 注射針の太さの単位はどれか．〔　　　　〕

1. ゲージ
2. アンプル
3. フレンチ
4. バイアル

⑰ 血漿と等張のブドウ糖溶液の濃度はどれか．〔　　　　〕

1. 5%
2. 10%
3. 20%
4. 50%

⑱ 生理食塩水の塩化ナトリウム濃度はどれか．〔　　　　〕

1. 0.9%
2. 5%
3. 9%
4. 15%

⑲ 点滴静脈内注射1,800mL/日を行う．成人用輸液セットを使用した場合，1分間の滴下数はどれか． 〔　　　　〕

1. 19滴
2. 25滴
3. 50滴
4. 75滴

⑳ 点滴静脈内注射750mL/5時間の指示があった．成人用輸液セットを使用した場合，1分間の滴下数はどれか． 〔　　　　〕

1. 25
2. 50
3. 75
4. 100

㉑ 点滴静脈内注射600mL/2時間の指示があった．成人用輸液セットを使用した場合，1分間の滴下数はどれか． 〔　　　　〕

1. 50
2. 75
3. 100
4. 150

㉒ 輸液ポンプを使用する目的はどれか． 〔　　　　〕

1. 異物の除去
2. 感染の防止
3. 薬物の効果判定
4. 薬液の注入速度の調整

付録

重要用語

指定第二類医薬品	第二類医薬品の中で，特別の注意を要するものとして厚生労働大臣が指定するもの.
要指導医薬品	販売時に薬剤師による対面での情報提供・指導が義務付けられた医薬品（2013〈平成25〉年改正薬事法〔現・医薬品医療機器等法〕で規定）．医療用医薬品から一般用医薬品に移行したばかりで安全性評価が終わっていない市販薬（スイッチOTC薬）と劇薬がこれに当たる.
一般用医薬品	消費者が自らの判断で薬局等で購入し，自らの責任で使用する医薬品．主に消費者に対する情報提供の必要性の程度によって，第一類～第三類の3種に分けられており，特にリスクの高い第一類医薬品は薬剤師が常駐する店舗販売業や薬局のみで販売される.
日本薬局方	医薬品の性状と品質の適正化を図るために厚生労働大臣が定めた医薬品の規格基準書．最新版は2016（平成28）年の第十八改正版．局方は先進諸国で発行されており，特に米国の局方（USP）の医薬品情報集（USP-DI）は有用である.
習慣性医薬品	連用することにより習慣性の可能性があるとして厚生労働大臣が指定する医薬品.
処方せん医薬品	薬局開設者または医薬品販売業者が医師，歯科医師または獣医師から処方せんの交付を受けた者以外の者に対して正当な理由なく，販売または授与してはならない医薬品.
危険ドラッグ	覚せい剤や大麻などの違法薬物とよく似た成分を含む「ドラッグ」を指す．催眠・興奮・幻覚作用などを引き起こす成分を含んでおり，危険性が高い．2015（平成27）年8月時点で2,316物質が指定薬物に指定されており，医薬品医療機器等法において指定薬物の輸入および販売は禁止されている.
オーファンドラッグ（希少疾病用医薬品）	orphan drug．治療法の確立されていない難病のための薬のこと．患者数が5万人未満の難病など治療が難しい病気である，他に代替する適切な医薬品や治療方法がないなどの基準を満たしオーファンドラッグに指定されると，研究開発のための助成金交付や，優先して承認審査が行われるなどの優遇措置が受けられる.
薬価基準	医薬品の公定価格．医療保険に請求できる医薬品の品目と価格は，厚生労働大臣の告示（薬価基準）により定められ，価格は卸売業者や医療機関に対して行われる薬価調査の結果により決定される.
プロドラッグ	薬の欠点を改善したもので，体内で代謝されてから作用を及ぼす薬をいう．例えば，体の特定の場所だけにはたらくようにしたもの，有害作用を軽減するよう吸収性を変えたものなど.
消失半減期（t1/2）	血液中の医薬品の濃度が半分の値になるまでの時間．単に，半減期とも呼ばれる．医薬品の作用や有害作用の持続性を考える際の重要なパラメータ（変数）.
リバウンド現象	薬を減量したり，急に投与を中止したときに，コントロールされていた原疾患が反動的に薬の投与以前よりも悪化する現象のこと．反跳現象ともいう.
交叉耐性	ある薬物に対して耐性が形成されたときに，その薬物と類似している構造や作用を有する別の薬物に対しても耐性が生じること.
ポリファーマシー	必要以上の薬や不要な薬が処方されることによって，好ましくない副作用の増加や，誤った方法での服薬（服薬過誤），服薬アドヒアランスの低下などの問題につながる状態をいう.
ジェネリック医薬品	新薬の特許期間が満了し，有効性と安全性が確かめられた後に売り出される医薬品．後発医薬品（後発品）とも呼ばれる.
アンプル	ガラスまたはプラスチックの単一の材質で作られた注射剤の容器で，頭部を折って用いる.
バイアル	ガラス容器の上部にゴム栓のついた構造の注射剤容器．ゴムの部分に注射針を刺し，必要量を吸引したり，複数の薬をバイアル内で混ぜ合わせたりして用いる.
プレフィルドシリンジ	シリンジ（注射器）に吸引後，あるいは溶解後に注射したり，他の薬に配合したりしなければならないアンプルやバイアルとは異なり，初めからシリンジに薬が詰めてある注射薬.
ハイリスク薬	特に安全管理が必要な医薬品は，「ハイリスク薬」と呼ばれる．診療報酬・調剤報酬上の「ハイリスク薬」は次の12種である．①抗悪性腫瘍剤，②免疫抑制剤，③不整脈用剤，④抗てんかん剤，⑤血液凝固阻止剤，⑥ジギタリス製剤，⑦テオフィリン製剤，⑧カリウム製剤（注射薬に限る），⑨精神神経用剤，⑩糖尿病用剤，⑪膵臓ホルモン剤，⑫抗HIV薬.

アドヒアランス	医療者は，「医療者の指示に患者がどの程度従うか（コンプライアンス；compliance）」という視点から患者を評価しており，指示通りに服薬しない「ノンコンプライアンス」の問題は患者側にあると考えがちであった．最近は，患者自身の治療への積極的な参加（アドヒアランス；adherence）が治療成功の鍵であるとの考えに移行している．
治療薬物モニタリング	therapeutic drug monitoring：TDM．薬物には体内で効果を発揮するための有効治療濃度範囲があるため，患者の薬物血中濃度を測定し，薬物動態学的な解析をもとに最適な薬用量，投与法を設定する手法．
サイレントキラー	脂質異常症，糖尿病，高血圧は，自覚症状がほとんどないままに進行し，ある日突然生命を脅かすような事態になることから，サイレントキラー（沈黙の殺人者）と呼ばれている．また，これらの疾患は，互いに合併しやすく，肥満が因子となる場合が多い．
BMI	肥満の判定には，体格指数の一つであるBMI（body mass index）を用いる．BMI＝体重（kg）／身長（m）^{2}で求められる．統計的に最も病気にかかりにくいBMI22を標準とし，25以上を肥満（肥満1～4度）とする．
メタボリック シンドローム	内臓に脂肪が蓄積した肥満（内臓脂肪型肥満：リンゴ型），高血圧，脂質異常症，糖尿病（インスリン抵抗性）を合併した状態をいい，心筋梗塞や脳梗塞など動脈硬化性疾患を発症する危険性が高い．ウエスト周囲径が男性で85cm，女性で90cm以上は要注意である．
仮面高血圧	医療機関で血圧を測定したときは正常範囲内であるのに，家庭や職場などで測定すると高値を示す状態．早朝高血圧の病態の一部である．
Ca拮抗薬と グレープフルーツジュース	グレープフルーツジュース中の成分が，消化管粘膜細胞内のシトクロムP450（CYP3A4）を抑制し，同時に服用するとCa拮抗薬（特にフェロジピン，ニソルジピン）の過度の降圧作用を引き起こす．
インクレチン関連薬	インクレチンは消化管から分泌されるホルモンで，膵臓β細胞に作用し，インスリン分泌を促進する．インクレチン関連薬としては，①GLP-1受容体作動薬，②DPP-4（GLP-1分解酵素）阻害薬が用いられる．
テープとパッチ	硝酸薬のテープは，フィルムに硝酸薬を配合した粘着剤を塗布した製剤． パッチは貯蔵層に硝酸薬をためて，皮膚との間に放出制御膜粘着剤を配置したもの．
徐放剤	成分がゆっくり溶解するように加工された薬で長時間，効果が持続する．噛んだり砕いたりして用いると急に血中濃度が高くなり，例えばニフェジピン製剤では，頭痛，顔面紅潮などが現れやすくなるため，成型された形を壊さないように服用する．
アスピリンジレンマ	アスピリンは，1日500mg以上の高用量を投与すると，血管内皮細胞におけるCOX阻害作用によって血小板凝集抑制作用をもつプロスタサイクリン（PGI_2）の生成を阻害し，抗血栓作用を抑制してしまう．これをアスピリンジレンマと呼ぶ．
負荷テスト （マンニトールテスト）	マンニトール注射液の0.2g/kgまたは12.5gを3～5分間かけて1回投与する．1時間当たり30～50mL程度の尿量が2～3時間出るようなら，腎機能は十分と考えられ治療を開始，尿量が不十分であれば，再度同量投与する．2回投与しても尿量が十分でなければ，マンニトールによる治療は中止する．
分子標的治療薬	シグナル伝達の経路，血管新生，タンパク質の分解，免疫調節など，腫瘍細胞内の特別な過程や，腫瘍細胞の特異な形質発現を標的とする治療薬．
看護師による 抗がん薬投与	日本看護協会による「静脈注射の実施に関する指針」（2003）では，静脈注射の実施範囲において「抗がん剤等，細胞毒性の強い薬物の静脈注射，点滴静脈注射」は，「医師の指示に基づき，一定以上の臨床経験を有し，かつ，専門の教育を受けた看護師のみが実施することができる（レベル3）」とされている．
infusion reaction	急性輸液反応．薬剤投与中または投与開始から24時間以内に現れる過敏反応の総称．
レスキュードーズ	疼痛管理（ペインコントロール）を目的に，すでに用いている鎮痛薬の効果を補助するため，短時間で効果が出る追加の鎮痛薬を服用すること．
オピオイド ローテーション	オピオイド鎮痛薬の薬物有害反応により，鎮痛効果を得るだけのオピオイド鎮痛薬を投与できない場合や，鎮痛効果が不十分な場合に，他のオピオイド鎮痛薬に変更すること．

ドパミン	dopamine．中枢神経系に存在する神経伝達物質で，運動機能やホルモン調節，感情や意欲などに関わるといわれている．アドレナリン，ノルアドレナリンの前駆体（生化学反応において，着目する生成物の前の段階にある物質）である．
ソーシャルディスタンス	社会的距離．感染防止の対策の一つ．人と人の間に一定の距離（約2m）をおくこと．
多剤耐性細菌	変異して多くの抗菌薬（抗生剤）が効かなくなった細菌のこと．抵抗力が落ちているときなどには，多剤耐性菌による感染症にかかりやすい．しかし，抗菌薬（抗生剤）が効かないため，治療が難しくなる．中でもMRSAは多くの薬に耐性を示し，有効な薬剤が少ない．治療にはバンコマイシンやアルベカシンが用いられる．
芽　胞	胞子ともいう．乾燥や栄養不足など不利な環境下で形態を変え，最適環境が訪れるまで増殖を停止している．破傷風菌やボツリヌス菌が代表例である．
不活化ワクチン	ホルマリン処理などで，殺菌または不活化（無毒化）した細菌やウイルスを用いたワクチン．
生ワクチン	毒性や発病力を弱めた生きているウイルスや細菌からつくられたワクチン．
遺伝子ワクチン	病原ウイルスを弱毒化，あるいは不活化したワクチンとは異なり，ウイルスの遺伝情報（m-RNA，DNA）に基づいて設計するという新しい方法でつくられたワクチン．COVID-19ワクチン（m-RNA）が，実用化第一号の遺伝子ワクチンである．
COVID-19	2020年から世界的に拡大している新種のコロナウイルスは，SARS（重症急性呼吸器症候群）を引き起こすウイルス（SARS-CoV）の姉妹種であるとして「SARS-CoV-2」，また，その感染症は，「coronaのCO」，「virusのVI」，「diseaseのD」，「感染者が報告された2019年の19」を組み合わせて「COVID-19」と命名されている．
抗菌薬の皮内反応テスト	予測性が乏しいこと，皮内反応テストでもアナフィラキシーショック発現の危険性があることから，2004年に静脈内注射用・坐剤用抗菌薬について皮内反応テストは廃止された．
出血回避のために休薬すべき医薬品	外科手術など出血を伴う処置を行う前に，患者の血液凝固阻害薬（ワルファリン，ダビガトランなど）と血小板凝固阻害薬（アスピリン，チクロピジンなど）の投与（服用）状況を確認し，患者の病態を考慮して休薬や代替薬（ヘパリン）投与などの対応を行う．
FEV_1	forced expiratory volume in one second．はじめの1秒間に呼出される量であり，1秒量ともいう．換気能力を示す（基準値2,500～5,000mL）．
ピークフロー（PEF）	peak expiratory flow．肺からの努力性最大呼気流量で気道狭窄程度の客観的な指標としてピークフローメーターを用いて測定する．患者の自己評価，自己管理により発作を事前に察知して対応できる．
Th2 サイトカイン	ヘルパーT細胞の亜群であるTh2細胞が産生するIL-4をはじめとするサイトカインの総称．アレルギー疾患に関与する．
肺活量	最大吸気後に肺から排出される最大空気量．
動脈血液ガスの基準値	pH 7.35～7.45　$PaCO_2$（動脈血二酸化炭素分圧）35～45mmHg PaO_2（動脈血酸素分圧）80～100mmHg（65歳以上：75～85mmHg） SaO_2（動脈血酸素飽和度）95%以上　HCO_3^- 22～28mmol BE（base excess）－2～＋2mEq/L
ランスバリー（Lansbury）指数	関節リウマチにおいて，炎症や疾患の活動レベルを評価する指標の一つ．朝のこわばり時間，握力，赤沈，活動性関節点数の4項目を指数化し評価する．
DMARDs	疾患修飾性抗リウマチ薬．関節リウマチの免疫異常を是正し，疾患活動性を阻止する薬だが，一般的に遅効性で効果発現までに1～3カ月かかる．すべての患者に有効なわけではなく，薬物有害反応（皮疹，口内炎，腎機能障害，血液障害）も多い．
生物学的製剤	最先端のバイオテクノロジー技術によって生み出された医薬品．生物が産生するタンパク質などが医薬品として利用されている．
COX（シクロオキシゲナーゼ）	風邪をひいたり，細胞が傷つけられると，プロスタグランジン（PG）が産生される．その産生時にはCOXという酵素が必要になる．この酵素には，COX-1とCOX-2の2種類がある．COX-1は通常時，胃粘膜保護，血小板凝集，腎血流量維持作用がある．COX-2は，炎症時だけに発現し，COX-2選択性阻害のNSAIDsは，胃腸障害を防ぐ．

ピリン系	ピラゾロン系ともいわれ，主な薬にスルピリンがある．アスピリンは名前は似ているが，薬の分類は異なる．ピリン系の薬は，NSAIDs以外の鎮痛，解熱薬であり，脳の体温中枢にはたらいて熱を放散させ，痛みに対する感度を下げる．ショックや皮膚障害を起こす過敏症がピリンアレルギーとして知られている．
プロスタグランジン（PG）	生体膜のリン脂質の構成成分であるアラキドン酸より生成される．血管，血圧など多くの生体反応の調節機構に関与し，体にとって重要な生理活性物質である．種々の疾患の病因にも関与し，痛み，炎症，発熱を起こす伝達物質でもある．
プロトンとプロトンポンプ	プロトン（H^+）は陽子，水素イオンともいい，水素（軽水素）の原子核である． プロトンポンプは実際に胃酸を出しているタンパク質を指す．
消化酵素	食物を消化するための酵素．唾液にはアミラーゼ（炭水化物分解酵素），胃液にはペプシン（タンパク質分解酵素），膵液にはトリプシン（タンパク質分解酵素），リパーゼ（脂肪分解酵素）などが含まれている．
過敏性腸症候群	「緊張」や「不安」などの精神的ストレスによって引き起こされる，腹痛と便通異常を起こす症候群．①腹痛を伴う便秘型，②腹痛を伴う下痢型，③腹痛を伴う下痢便秘交代型がある．
口腔内崩壊錠	唾液や少量の水で溶けやすくした薬．錠剤が飲み込みにくい患者でも服用しやすい上，味付けしたものもある．
指定難病	2015（平成27）年に施行された「難病の疾患に対する医療等に関する法律」（難病法）に基づく医療費助成の対象となる疾患．同年7月から306疾患が対象となった．それまでは「特定疾患」として，原因不明で治療法が確立していない難病のうち，治療が困難で医療費が高額な56疾病が，特定疾患治療研究事業の対象に指定されていた．クッシング病は2009（平成21）年に指定されている．
年齢と体液量	体液量は，年齢により異なる．一般に，新生児では体重の約80%，乳児では約70%と水分の占める割合が高く，高齢者では約55%と低い．ともに，細胞内液の比率が低下しているので，脱水による水分と電解質の異常が現れやすい．
生理食塩液	生理食塩液（0.9%食塩水溶液）のNa^+とCl^-の濃度はそれぞれ154mEq/Lであり，血漿中の濃度（Na^+142mEq/LとCl^-103mEq/L）と同一ではなく生理的ではないが，浸透圧が近いため生理食塩液と呼ぶ．また，5%ブドウ糖液の浸透圧は278mOsm/kgH_2Oで，生理食塩液の浸透圧308mOsm/kgH_2Oと近い．
メイラード反応	還元糖（ブドウ糖や果糖など）とアミノ化合物（アミノ酸，ペプチド，タンパク質）を混合した際に，褐色物質（メラノイジン）を生成する反応のこと．メイラード反応は加熱によって短時間で進行するが，常温でも長時間かけて進行する．これを防ぐために高カロリー輸液製剤のバッグは2室に分けられ，投与直前に混合する．
半消化態栄養剤	消化管を経由（経腸）する栄養補給は，注射手技が不要であること，感染の危険性が少ないなど，経静脈栄養に比べて利点が多く，経腸栄養剤とも呼ばれる．経腸投与される消化態栄養剤は，消化機能が障害されている腸管からも吸収されるため，クローン病においても投与される．ただし，味がよくないため経口摂取は困難である．また必須脂肪酸を併用するなどの制限がある．若干の消化機能を必要とする半消化態栄養剤は，重症の消化管障害に対しては不適切であるが，味の面で経口投与も可能であり，必須脂肪酸の追加も必要としない．経腸栄養剤には，肝不全や腎不全患者用に成分組成を変えたものも利用できる．
血管外漏出	薬液が血管外に漏れ出ること．薬剤によっては漏出局所の皮膚障害をきたしたり，難治性の皮膚潰瘍や組織の壊死に至り，機能性後遺症を残すこともある．
抗菌スペクトル	抗菌薬が，病原微生物のどの種類にどの程度有効かを表で示したもの．抗菌スペクトラムともいう．
ステロイド	人の体内に存在する副腎皮質ホルモンのこと．主に抗炎症作用，抗アレルギー作用，免疫抑制作用があり，さまざまな疾病に用いられている．効果が高い薬ではあるが，投与を急に中止したり，増量や減量をすると，副作用が現れやすいため，決められた量を決められた時間に確実に投与しなければならない．主な薬物有害反応にはムーンフェース，多毛，体重増加などがあり，重篤なものには感染症，ステロイド糖尿病，消化性潰瘍，骨粗鬆症，緑内障などがある．

過去問題に挑戦!!

看護師国家試験過去問題集

1 カルシウム拮抗薬の血中濃度を上げる食品はどれか. 〔第110回AM問17〕

1. 牛　乳
2. 納　豆
3. ブロッコリー
4. グレープフルーツ

〔　　　〕

2 Aさん(63歳, 男性)は, 右肺癌で化学療法を受けていたが, 右腕を動かしたときに上腕から肩にかけて痛みが生じるようになった. 検査を行ったところ骨転移が認められ, 疼痛の原因と判断された. WHO3段階除痛ラダーに基づいてがん疼痛のコントロールを開始することとなった. 〔第110回AM問40〕

この時点でAさんに使用する鎮痛剤で適切なのはどれか.

1. 非オピオイド鎮痛薬
2. 弱オピオイド鎮痛薬
3. 強オピオイド鎮痛薬
4. 鎮痛補助薬

〔　　　〕

3 更年期女性のホルモン補充療法によってリスクが低くなるのはどれか. 〔第110回AM問57〕

1. 乳　癌
2. 骨粗鬆症
3. 子宮体癌
4. 静脈血栓症

〔　　　〕

4 選択的セロトニン再取り込み阻害薬〈SSRI〉で正しいのはどれか. 〔第110回AM問62〕

1. パニック障害に対して有効である.
2. 抗コリン作用は三環系抗うつ薬よりも強い.
3. うつ症状が改善したら使用はすぐに中止する.
4. 抗うつ効果の評価は使用開始後3日以内に行う.

〔　　　〕

5 ループ利尿薬について正しいのはどれか. 〔第110回PM問16〕

1. 作用発現が速い.
2. 眠前の服用が望ましい.
3. 抗不整脈薬として用いられる.
4. 副作用〈有害事象〉に高カリウム血症がある.

〔　　　〕

6 経口投与後の薬物が初回通過効果を受ける場所はどれか. 〔第110回PM問17〕

1. 胃
2. 肝　臓
3. 小　腸
4. 腎　臓

〔　　　〕

7 薬物の有害な作用を予測するために収集する情報はどれか. 〔第110回PM問22〕

1. 居住地
2. 家族構成
3. 運動障害の有無
4. アレルギーの既往

〔　　　〕

8 経口薬と食品の関係について, 正しいのはどれか. 〔第110回PM問39〕

1. テトラサイクリン系抗菌薬は牛乳の摂取によって吸収が高まる.
2. 非ステロイド性抗炎症薬は炭酸飲料の摂取によって吸収が早まる.
3. 抗ヒスタミン薬はアルコールの摂取によって副作用〈薬物有害事象〉が出現しやすくなる.
4. キサンチン系気管支拡張薬は納豆の摂取によって副作用〈薬物有害事象〉が出現しやすくなる.

〔　　　〕

9 血圧を上昇させるのはどれか．2つ選べ．〔第110回PM問83〕

1. セロトニン
2. ヒスタミン
3. バソプレシン
4. ブラジキニン
5. 心房性ナトリウムペプチド

〔　　　〕

10 6％の次亜塩素酸ナトリウム液を用いて0.1％次亜塩素酸ナトリウム液を1,000mL作るために必要な6％次亜塩素酸ナトリウム液の量を求めよ．ただし，小数点以下の数値が得られた場合には，小数点以下第1位を四捨五入すること．〔第110回PM問90〕

解答：① ② mL

〔　　　〕

11 医薬品医療機器等法による毒薬の表示を示す．正しいのはどれか．〔第109回AM問14〕

1. ①
2. ②
3. ③
4. ④

① 毒 白地・赤枠・赤字　② 毒 白地，黒枠，黒字　③ 毒 赤地，白枠・白字　④ 毒 黒地，白枠，白字

〔　　　〕

12 小細胞癌で正しいのはどれか．〔第109回AM問27〕

1. 患者数は非小細胞癌より多い．
2. 肺末梢側に発生しやすい．
3. 悪性度の低い癌である．
4. 治療は化学療法を行う．

〔　　　〕

13 細菌の芽胞を死滅させるのはどれか．〔第109回AM問32〕

1. 紫外線
2. ポピドンヨード
3. 70％アルコール
4. 酸化エチレンガス

〔　　　〕

14 薬の内服方法における頓用で正しいのはどれか．〔第109回AM問39〕

1. 週に1回服用する．
2. 食事の前に服用する．
3. 指定された時間に服用する．
4. 症状が現れたときに服用する．

〔　　　〕

15 幼児を対象とする定期予防接種はどれか．〔第109回AM問56〕

1. DTワクチン（二種混合）
2. ロタウイルスワクチン
3. BCGワクチン
4. 水痘ワクチン

〔　　　〕

16 赤血球製剤の保存温度で適切なのはどれか．〔第109回PM問22〕

1. −6～−2℃
2. 2～6℃
3. 12～16℃
4. 22～26℃

〔　　　〕

17 散瞳薬を用いて眼底検査を受ける成人患者への対応で適切なのはどれか．〔第109回PM問52〕

1. 検査中は室内を明るくする．
2. 散瞳薬の点眼は検査直前に行う．
3. 検査前に緑内障の有無を確認する．
4. 検査後1時間で自動車の運転が可能になると説明する．

〔　　　〕

18 与薬の事故防止に取り組んでいる病院の医療安全管理者が行う対策で適切なのはどれか．〔第109回PM問74〕
1. 与薬の業務プロセスを見直す．
2. 医師に口頭での与薬指示を依頼する．
3. 病棟ごとに与薬マニュアルを作成する．
4. インシデントを起こした職員の研修会を企画する．〔　　　〕

19 Aさん（28歳，男性）．海外出張で訪れたアフリカ地域から帰国後1週に39℃の発熱と解熱を繰り返すため外来を受診した．腹部症状は特にない．予測される感染症はどれか．〔第109回AM問77〕
1. マラリア
2. コレラ
3. 赤痢
4. 破傷風〔　　　〕

20 1,500mLの輸液を朝9時からその日の17時にかけて点滴静脈内注射で実施する．20滴で1mLの輸液セットを用いた場合の1分間の滴下数を求めよ．ただし，小数点以下の数値が得られた場合には，小数点以下第1位を四捨五入すること．〔第109回PM問90〕
解答：① ② 滴／分〔　　　〕

21 骨髄抑制が出現するのはどれか．〔第108回AM問16〕
1. 麻　薬
2. 利尿薬
3. 抗癌薬
4. 強心薬〔　　　〕

22 副腎皮質ステロイドの作用はどれか．〔第108回AM問25〕
1. 体重の減少
2. 血糖の低下
3. 血圧の低下
4. 免疫の促進
5. 炎症の抑制〔　　　〕

23 20℃から24℃で保存するのはどれか．〔第108回AM問42〕
1. 全血製剤
2. 血漿製剤
3. 赤血球液
4. 血小板製剤〔　　　〕

24 狭心症発作時に舌下投与するのはどれか．〔第108回PM問15〕
1. ヘパリン
2. ジゴキシン
3. アドレナリン
4. ニトログリセリン〔　　　〕

25 緑内障患者への投与が禁忌なのはどれか．〔第108回PM問16〕
1. コデイン
2. アスピリン
3. アトロピン
4. フェニトイン〔　　　〕

26 中心静脈から投与しなければならないのはどれか.　〔第108回PM問21〕

1. 脂肪乳剤
2. 生理食塩水
3. 5％ブドウ糖液
4. 高カロリー輸液　〔　　　〕

27 成人患者への薬剤の投与方法で正しいのはどれか.　〔第108回PM問38〕

1. 筋肉内注射は大殿筋に行う.
2. 点眼薬は結膜囊に滴下する.
3. 皮下注射は前腕内側に行う.
4. 食間の指示の経口薬は食事中に服用させる.　〔　　　〕

28 成人患者の気管支喘息の治療で正しいのはどれか.　〔第108回PM問43〕

1. テオフィリンの投与中は血中濃度の測定が必要である.
2. 副腎皮質ステロイド薬吸入後の含嗽は必要ない.
3. インフルエンザワクチン接種は禁忌である.
4. 発作時にはβ遮断薬を内服する.　〔　　　〕

29 Aさん（52歳，男性，独身）は，銀行員．切除不能の大腸癌と診断され，外来で抗癌薬の点滴静脈内注射を受けることになった．Aさんは「治療を受けながら仕事を続けたいのですが，どうすれば良いか教えてください」と外来看護師に相談した．外来看護師が行うAさんへの助言で最も適切なのはどれか.　〔第108回PM問67〕

1. 「所属部署の変更を上司に申し出ましょう」
2. 「副作用が出てから対応を考えましょう」
3. 「会社の健康管理部門に相談しましょう」
4. 「有給休暇を使って治療を受けましょう」　〔　　　〕

30 抗甲状腺薬の副作用（有害事象）で正しいのはどれか.　〔第108回PM問78〕

1. 頻　脈
2. 肝障害
3. 低血糖
4. 不整脈
5. 眼球突出　〔　　　〕

31 アナフィラキシーショックで正しいのはどれか．2つ選べ.　〔第108回PM問84〕

1. 徐脈になる.
2. 重症例では死に至る.
3. 気道粘膜の浮腫を生じる.
4. Ⅲ型アレルギー反応である.
5. 副腎皮質ステロイドは禁忌である.　〔　　　〕

32 他の医薬品と区別して貯蔵し，鍵をかけた堅固な設備内に保管することが法律で定められているのはどれか.　〔第107回AM問17〕

1. ヘパリン
2. インスリン
3. リドカイン
4. フェンタニル　〔　　　〕

33 経腸栄養剤の副作用（有害事象）はどれか.　〔第107回AM問21〕

1. 咳　嗽
2. 脱　毛
3. 下　痢
4. 血　尿　〔　　　〕

34 静脈内注射を行う際に，必ず希釈して用いる注射液はどれか．〔第107回AM問22〕
1. 5％ブドウ糖
2. 15％塩化カリウム
3. 0.9％塩化ナトリウム
4. 7％炭酸水素ナトリウム 〔　　　〕

35 輸血後，数日から数週間経過してから出現する副作用（有害事象）はどれか．〔第107回AM問39〕
1. 溶血性反応
2. 末梢血管収縮反応
3. アナフィラキシー反応
4. 輸血後移植片対宿主病〈PT-GVHD〉 〔　　　〕

36 Aさん（56歳，男性）は，化学療法後の血液検査にて好中球数300/mm^3であった．〔第107回AM問45〕
Aさんの状態で正しいのはどれか．
1. 入浴を控える必要がある．
2. 日和見感染症のリスクが高い．
3. 口腔ケアには歯間ブラシを用いる必要がある．
4. 化学療法の開始前と比べリンパ球数は増加している． 〔　　　〕

37 出血傾向を考慮し手術前に投与の中止を検討するのはどれか．〔第107回PM問15〕
1. アドレナリン
2. テオフィリン
3. ワルファリン
4. バンコマイシン 〔　　　〕

38 インドメタシン内服薬の禁忌はどれか．〔第107回PM問16〕
1. 痛　風
2. 膀胱炎
3. 消化性潰瘍
4. 関節リウマチ 〔　　　〕

39 モルヒネの副作用（有害事象）はどれか．〔第107回PM問20〕
1. 出　血
2. 便　秘
3. 高血圧
4. 粘膜障害 〔　　　〕

40 ジギタリスの副作用（有害事象）はどれか．〔第107回PM問21〕
1. 難　聴
2. 悪　心
3. 易感染
4. 低血糖 〔　　　〕

41 薬剤とその副作用（有害事象）の組合せで正しいのはどれか．〔第107回PM問29〕
1. 副腎皮質ステロイド ―――― 低血糖
2. ニューキノロン系抗菌薬 ―――― 髄膜炎
3. アミノグリコシド系抗菌薬 ―――― 視神経障害
4. スタチン〈HMG-CoA還元酵素阻害薬〉―― 横紋筋融解症 〔　　　〕

42 感染症の成立過程において，予防接種が影響を与える要素はどれか．〔第107回PM問36〕

1. 病原体
2. 感染源
3. 感染経路
4. 宿主の感受性 〔　　　〕

43 麻薬の取り扱いで正しいのはどれか．〔第107回PM問40〕

1. 看護師は麻薬施用者免許を取得できる．
2. 麻薬を廃棄したときは市町村長に届け出る．
3. アンプルの麻薬注射液は複数の患者に分割して用いる．
4. 麻薬及び向精神薬取締法に管理について規定されている．〔　　　〕

44 インスリン製剤について正しいのはどれか．〔第107回PM問43〕

1. 経口投与が可能である．
2. 冷凍庫で長期保存できる．
3. 皮下注射は同じ部位に行う．
4. 飛行機に搭乗する際は手荷物として持ち込む．〔　　　〕

45 高齢者の薬物動態の特徴で正しいのはどれか．〔第107回PM問50〕

1. 薬物の吸収の亢進
2. 薬物の代謝の亢進
3. 薬物の排泄の増加
4. 血中濃度の半減期の延長 〔　　　〕

46 乳児への散剤の与薬について，親に指導する内容で適切なのはどれか．〔第107回PM問54〕

1. ミルクに混ぜる．
2. はちみつに混ぜる．
3. 少量の水に溶かす．
4. そのまま口に含ませる．〔　　　〕

47 血液中の濃度の変化が膠質浸透圧に影響を与えるのはどれか．〔第107回PM問72〕

1. 血小板
2. 赤血球
3. アルブミン
4. グルコース
5. ナトリウムイオン 〔　　　〕

48 院内感染の観点から，多剤耐性に注意すべきなのはどれか．〔第107回PM問73〕

1. ジフテリア菌
2. 破傷風菌
3. 百日咳菌
4. コレラ菌
5. 緑膿菌 〔　　　〕

49 目的とする効果が安定して発現するまでに最も時間がかかる薬はどれか．〔第106回AM問16〕

1. 睡眠薬
2. 鎮痛薬
3. 抗うつ薬
4. 抗血栓薬 〔　　　〕

50 医薬品表示を別に示す．劇薬の表示で正しいのはどれか． 〔第106回AM問17〕

1. ①
2. ②
3. ③
4. ④

① 劇 黒地・枠なし・白字
② 劇 白地・黒枠・黒字
③ 劇 赤地・枠なし・白字
④ 劇 白地・赤枠・赤字

〔　　　〕

51 点滴静脈内注射中の刺入部位の腫脹を確認したときに，最初に実施するのはどれか． 〔第106回AM問22〕

1. 体位を変える．
2. 注入を中止する．
3. 刺入部位を挙上する．
4. 周囲のマッサージを行う． 〔　　　〕

52 アルドステロンで正しいのはどれか． 〔第106回AM問27〕

1. 近位尿細管に作用する．
2. 副腎髄質から分泌される．
3. ナトリウムの再吸収を促進する．
4. アンジオテンシンⅠによって分泌が促進される． 〔　　　〕

53 点滴静脈内注射によって抗癌薬を投与している患者の看護で適切なのはどれか． 〔第106回AM問49〕

1. 悪心は薬で緩和する．
2. 留置針は原則として手背に挿入する．
3. 血管痛がある場合は直ちに留置針を差し替える．
4. 2回目以降の投与では過敏症の症状の確認は必要ない． 〔　　　〕

54 Aさん(65歳，男性)は，胃癌を疑われ検査入院した．入院時，認知機能に問題はなかった．不眠を訴え，入院翌日からベンゾジアゼピン系の睡眠薬の内服が開始された．その日の夜，Aさんは突然ナースステーションに来て，意味不明な内容を叫んでいた．翌朝，Aさんは穏やかに話し意思疎通も取れたが「昨夜のことは覚えていない」と言う．Aさんの昨夜の行動のアセスメントで最も適切なのはどれか． 〔第106回PM問55〕

1. 観念奔逸
2. 感情失禁
3. 妄想気分
4. 夜間せん妄 〔　　　〕

55 Aさん（80歳，女性）は，1人で暮らしている．内科と整形外科とを受診しているが，2週前から内服薬の飲み間違いがあり，主治医から訪問看護師に服薬管理の依頼があった．Aさんがセルフケアを維持して内服するための訪問看護師の服薬管理の支援で最も適切なのはどれか． 〔第106回PM問69〕

1. 内服薬は薬局から訪問看護師が受け取る．
2. 自宅での内服薬の保管場所を分散する．
3. 内服指導を診療科ごとに依頼する．
4. 内服薬を1回分ごとにまとめる． 〔　　　〕

56 6%A消毒液を用いて，医療器材の消毒用の0.02%A消毒液を1,500mL作るために必要な6%A消毒液の量を求めよ．ただし，小数点以下第2位を四捨五入すること． 〔第106回PM問89〕

解答：①.②mL 〔　　　〕

57 狭心症の治療に用いる薬はどれか．2つ選べ． 〔第106回PM問77〕

1. ビタミン製剤
2. スルホニル尿素薬
3. ジギタリス製剤
4. 抗血小板薬
5. 硝酸薬 〔　　　〕

58 体重9.6kgの患児に，小児用輸液セットを用いて体重1kg当たり1日100mLの輸液を行う．このときの1分間の滴下数を求めよ．ただし，小数点以下の数値が得られた場合には，小数点以下第1位を四捨五入すること．

解答：①②滴／分 〔第106回PM問90〕

〔　　　〕

59 ステロイド薬の副作用（薬物有害反応）はどれか． 〔第105回AM問17〕

1. 便秘
2. 口内炎
3. 低血圧
4. 骨粗鬆症

〔　　　〕

60 薬剤の血中濃度の上昇が最も速い与薬方法はどれか． 〔第105回AM問22〕

1. 坐　薬
2. 経口薬
3. 筋肉内注射
4. 静脈内注射

〔　　　〕

61 Aさん（59歳，男性）は，糖尿病で内服治療中，血糖コントロールの悪化を契機に膵癌と診断され手術予定である．HbA1c7.0%のため，手術の7日前に入院し，食事療法，内服薬およびインスリンの皮下注射で血糖をコントロールしている．Aさんは，空腹感とインスリンを使うことの不安とで，怒りやすくなっている．Aさんに対する説明で適切なのはどれか． 〔第105回AM問44〕

1. 「手術によって糖尿病は軽快します」
2. 「術後はインスリンを使用しません」
3. 「少量であれば間食をしても大丈夫です」
4. 「血糖のコントロールは術後の合併症を予防するために必要です」

〔　　　〕

62 低用量経口避妊薬について正しいのはどれか． 〔第105回AM問56〕

1. 血栓症のリスクは増加しない．
2. 1日飲み忘れたときは中止する．
3. 授乳期間を通じて内服は可能である．
4. 副効用に月経前症候群（PMS）の軽減がある．

〔　　　〕

63 Aさん（60歳，男性）は，胃癌の手術目的で入院した．大動脈弁置換術を受けた既往があり，内服していたワルファリンをヘパリンに変更することになった．確認すべきAさんの検査データはどれか． 〔第105回AM問72〕

1. PT-INR
2. 赤血球数
3. 白血球数
4. 出血時間
5. ヘモグロビン値

〔　　　〕

64 500mLの輸液を50滴／分の速度で成人用輸液セットを用いて順調に滴下し，現在80分が経過した．このときの輸液の残量を求めよ．ただし，小数点以下の数値が得られた場合には，小数点以下第1位を四捨五入すること．

解答：① ② ③ mL 〔第105回AM問90〕

〔　　　〕

65 カルシウム拮抗薬の服用時に避けた方がよい食品はどれか． 〔第105回PM問17〕

1. 納　豆
2. 牛　乳
3. わかめ
4. グレープフルーツ

〔　　　〕

66 成人用輸液セット1mL当たりの滴下数はどれか. 〔第105回PM問22〕
1. 20滴
2. 40滴
3. 60滴
4. 80滴 〔　　　〕

67 向精神薬と副作用（薬物有害反応）の組み合わせで正しいのはどれか. 〔第105回PM問58〕
1. 抗精神病薬 ―――― 多毛
2. 抗認知症薬 ―――― 依存性
3. 抗てんかん薬 ―――― 急性ジストニア
4. 抗うつ薬 ―――― セロトニン症候群 〔　　　〕

68 副作用（薬物有害反応）として低血糖症状を起こす可能性があるのはどれか. 〔第104回AM問16〕
1. ジゴキシン
2. インスリン
3. フェニトイン
4. ワルファリン 〔　　　〕

69 医薬品に関する禁忌を示すことが定められているのはどれか. 〔第104回AM問17〕
1. 処方箋
2. 診断書
3. 看護記録
4. 医薬品添付文書 〔　　　〕

70 血中濃度を確認する必要性が最も高い医薬品はどれか. 〔第104回AM問22〕
1. アスピリン
2. フロセミド
3. テオフィリン
4. インドメタシン 〔　　　〕

71 在宅中心静脈栄養法〈HPN〉について適切なのはどれか. 〔第104回AM問72〕
1. 輸液ポンプは外出時には使えない.
2. 24時間持続する注入には適さない.
3. 輸液の調剤は薬局の薬剤師に依頼できる.
4. 家族が管理できることが適用の必須条件である. 〔　　　〕

72 抗癌薬の副作用（薬物有害反応）である骨髄抑制を示しているのはどれか. 〔第104回PM問16〕
1. 嘔　吐
2. 下　痢
3. 神経障害
4. 白血球減少 〔　　　〕

73 貼付剤として用いられる薬剤はどれか. 〔第104回PM問17〕
1. フェンタニル
2. リン酸塩コデイン
3. モルヒネ塩酸塩
4. オキシコドン塩酸塩 〔　　　〕

74 前立腺癌の治療薬はどれか. 〔第104回PM問34〕
1. インターフェロン
2. α交感神経遮断薬
3. 抗アンドロゲン薬
4. 抗エストロゲン薬 〔　　　〕

75 Aさん(60歳，男性)は，統合失調症で20年前から抗精神病薬を服用している．常に口を動かしているため，何か食べていないか看護師が口の中を確認するが，何も口には入っていない．Aさんは「勝手に口と舌が動いてしまう」と言う．Aさんに現れている症状はどれか．〔第104回PM問79〕

1. 被害妄想
2. 作為体験
3. カタレプシー
4. 遅発性ジスキネジア
5. 静座不能〈アカシジア〉

〔　　　〕

76 Aさん（60歳，男性）は，1年前に膵癌と診断されて自宅で療養中である．疼痛管理はレスキューとして追加注入ができるシリンジポンプを使用し，オピオイドを持続的に皮下注射している．訪問看護師のAさんへの疼痛管理の指導で適切なのはどれか．〔第104回PM問71〕

1. シリンジの交換はAさんが実施する．
2. 疼痛がないときには持続的な注入をやめてもよい．
3. レスキューとしてのオピオイドの追加注入はAさんが行う．
4. レスキューとして用いるオピオイドの1回量に制限はない．

〔　　　〕

77 抗コリン薬の投与が禁忌の疾患はどれか．2つ選べ．〔第104回PM問84〕

1. 疥　癬
2. 緑内障
3. 大腿骨骨折
4. 前立腺肥大症
5 前頭側頭型認知症

〔　　　〕

索　引

数字・A-Z

あ

か

さ

た

な

は

ま

や

ら

編　集

古川 裕之　医療安全システムデザイナー／
元 山口大学大学院医学系研究科教授，元 山口大学医学部附属病院薬剤部長

執　筆（掲載順）

古川 裕之　医療安全システムデザイナー／
元 山口大学大学院医学系研究科教授，元 山口大学医学部附属病院薬剤部長
……序章・1章・6章・11章

木津 純子　薬学共用試験センター顧問／元 慶應義塾大学薬学部実務薬学講座教授
……2章・9章

土屋 雅勇　帝京大学医学部附属病院薬剤部／元 帝京大学薬学部実務薬学研究室教授
……2章・9章

赤瀬 智子　横浜市立大学大学院医学研究科看護生命科学分野教授　……3章・7章・8章

荒井 有美　北里大学病院医療の質・安全推進室副室長・医療安全管理者／
北里大学看護学部臨床教授　……4章・10章

神 一夢　北里大学病院医療の質・安全推進室主任／薬剤師　……4章・10章

林正 健二　聖徳大学看護学部兼任講師室／山梨県立大学名誉教授　……5章

本書は、小社刊行の書籍『G supple イメージできる臨床薬理学』改訂2版（2012年刊行）を加筆・修正したものです。

ナーシング・サプリ
改訂２版　イメージできる臨床薬理学

2017年9月10日発行　第1版第1刷
2021年8月 5日発行　第2版第1刷 ©

編　集　ナーシング・サプリ編集委員会
発行者　長谷川 翔
発行所　株式会社メディカ出版
〒532-8588
大阪市淀川区宮原３－４－30
ニッセイ新大阪ビル 16F
https://www.medica.co.jp/
編集担当　永宮智子／出射さよ／田郷明恵
装　幀　（株）くとうてん
本文イラスト　（有）デザインスタジオ EX
印刷・製本　株式会社廣済堂

ISBN978-4-8404-7575-4　Printed and bound in Japan

当社出版物に関する各種お問い合わせ先（受付時間：平日９：00～17：00）
●編集内容については、06-6398-5045
●ご注文・不良品（乱丁・落丁）については、お客様センター 0120-276-591

改訂２版 イメージできる臨床薬理学【解答・解説】

1章　医薬品総論

■要点整理

❶食品と医薬品の分類（p.18）

1　健康　2　特定保健用　3　消費者庁
4　トクホ　5　栄養機能　6　機能性表示
7　医療　8　一般　9　要指導　10　日本薬局方

❷法規による分類（p.18）

1　厚生労働　2　強　3　普通　4　施錠保管
5　習慣　6　廃棄　7　中枢
8　中脳毛様体賦活　9　下
10　パーキンソン病　11　気管支拡張

❸医薬品の名前（p.19）

1　化学　2　商品　3　剤形　4　会社名
5　薬価基準

❹薬理作用の原理（p.19）

1　細胞膜　2　受容体　3　作用　4　刺激
5　拮抗　6　遮断　7　酵素　8　阻害
9　特異性　10　選択性

❺体内における薬の動き（p.19）

1　薬物動態　2　分布　3　代謝　4　経口
5　小腸　6　脂溶　7　門脈　8　肝臓
9　初回通過効果

❻医薬品の分布（p.20）

1　血漿アルブミン　2　遊離　3　薬理作用
4　8　5　5　6　4～5　7　受容体
8　血液脳関門　9　胎盤　10　脂溶

❼医薬品の代謝（p.20）

1　腎臓　2　酵素　3　減少　4　プロドラッグ
5　肝臓　6　肝ミクロソーム
7　混合機能オキシダーゼ　8　酸化　9　肝
10　腎　11　遅

❽医薬品の排泄（p.20-21）

1　腎臓　2　糸球体濾過　3　非イオン
4　再吸収　5　pH　6　増加　7　十二指腸
8　腸肝循環

❾好ましくない副作用（薬物有害反応）（p.21）

1　副作用　2　薬物有害反応　3　用量
4　アナフィラキシーショック　5　HIV
6　HBV

❿薬の併用による薬理作用の変化（p.21）

1　相互作用　2　ハーブ　3　グレープフルーツ
4　ビタミンK　5　抗菌薬　6　低下
7　酸性飲料　8　サブタイプ　9　有害作用

⓫依存，耐性と中毒（p.22）

1　薬物依存　2　精神的　3　身体的　4　退薬
5　離脱　6　リバウンド　7　増やす
8　薬物耐性　9　麻薬性鎮痛　10　交叉耐性
11　薬物中毒

⓬医薬品と母体の関係（p.22）

1　12　2　9　3　発育抑制　4　胎盤　5　乳汁

⓭医薬品の公文書（p.22-23）

1　医薬品医療機器等　2　緊急安全性情報
3　警告　4　禁忌　5　使用上の注意
6　重篤　7　可逆　8　不可逆
9　医薬品添付文書

⓮処方から投与まで（p.23）

1　処方せん　2　調製　3　疑義照会　4　患者
5　目的　6　血管外漏出　7　組織傷害　8　壊死

⓯医薬品の化学反応（p.23）

1　液体　2　高く　3　酸　4　アルカリ
5　上昇　6　低下　7　白濁

⓰安全管理および医薬品と転倒転落の関係（p.23）

1　ハイリスク　2　過量投与　3　血糖降下
4　血管拡張

■トレーニング（p.24-25）

❶1　○　2　　3　　4　○　5　　6　○

毒薬：普通薬と区別し，施錠保管する．
劇薬・向精神薬：普通薬と区別し，保管場所が無人になる場合，保管室や棚は施錠する．
麻薬・覚せい剤・覚せい剤原料：普通薬と区別し施錠する．３種を同じ保管庫で保管しない．

❷1　　2　○　3　○

臨床において化学名が使用されることはほとんどないが，化学構造のグループ名（例：フェノチアジン系など）が使用されることはある．

❸

薬理作用の原理

1　○　2　○　3　○　4　○　5　×

受容体には，アセチルコリン受容体やアドレナリン受容体などがある．それらはさらに立体構造が少しずつ異なるサブタイプに分類される．

体内における薬の働き

1　×　2　○　3　○　4　○　5　×

経口投与後の医薬品は，主に小腸から吸収される．小腸粘膜に存在する酵素の働きにより，より吸収されやすい形に変化する医薬品をプロドラッグという．従来，皮膚に貼付する医薬品は局部痛を軽減するために使用されていたが，近年は，狭心症治療薬や喘息治療薬などで全身性経皮吸収薬が広く使用されている．

体内における薬の分布

1 ○ 2 ○ 3 ○ 4 × 5 ○
6 ○ 7 × 8 ○ 9 ○

血液中でアルブミンに結合した医薬品は組織に移行しにくいため，作用部位への到達が困難になり薬理作用が発揮できない．医薬品の移行において障壁（バリア）となるのは，血液脳関門と胎盤だが，P糖タンパク質も能動的に医薬品を排除しようとする．ただし，乳汁中への移行は，医薬品の濃度差と脂溶性の影響を受けており，特別な障壁はない．

好ましくない副作用（薬物有害反応）

1 × 2 ○ 3 × 4 ○ 5 ×
6 ○ 7 ○

目的とする薬理作用：主作用

主作用以外の薬理作用：副作用と分類されるが，必ずしもすべてが好ましくない作用ではない．例えば，アスピリンの副作用である血小板凝集抑制作用は，患者によっては有用である．多くの薬物有害反応は，投与量が増えることで発現する可能性が高くなる．薬物相互作用は医薬品同士だけで起きるものではなく，食品やハーブ，サプリメントとの間でも現れることがある．

薬物依存

1 ○ 2 ○ 3 ○ 4 ○ 5 ○ 6 ×

抗がん薬や抗生物質でも，薬物耐性は認められる．一部の抗がん薬の耐性にはP糖タンパク質が関与しており，作用部位からの排出により作用が低下する．また，医薬品を分解する酵素を有する細菌に変化することで，抗生物質が作用しなくなることも知られている．

医薬品投与時の注意事項

1 ○ 2 ○ 3 ○ 4 ×

投与時に血中濃度を測定する必要がある医薬品はハイリスク薬のため，投与量を誤ると薬物有害反応が発現したり，逆に必要とする薬理作用が発現しないなどの問題が生じやすい．

転倒転落と医薬品投与

1 ○ 2 ○ 3 × 4 ○ 5 ○ 6 ○

転倒転落には患者の病態も関与するため，必ずしも医薬品の投与が起因するとは限らないが，引き金になることがある．糖尿病治療薬，高血圧症治療薬，睡眠薬，抗がん薬などを服薬している患者には，注意が必要である．

■実力アップ (p.26-27)

❶ 2

カリウム塩化物➡普通薬，モルヒネ塩酸塩➡麻薬，リドカイン塩酸塩とインスリン➡劇薬

❷ 2

残った薬液は勝手に廃棄せず，薬剤部（薬局）に返却する．

❸ 4

静脈内に直接注入する静脈内注射の薬理作用が，最も早く現れる．皮内注射，皮下注射，筋肉内注射は，投与部位から毛細血管の壁を通過して全身循環へと移行する．これを利用した，薬理作用の持続化を目的とした医薬品（例：前立腺癌治療用ホルモン製剤など）もある．

❹ 2

相互作用は医薬品同士をはじめ，医薬品と食品の間でも起こる．最も代表的な組み合わせは，ワルファリンと納豆である．納豆菌が腸内で産生するビタミンKが，ワルファリンの作用を妨害し，ワルファリンの効果が減弱する．カルシウム拮抗薬の代謝を阻害するグレープフルーツは，カルシウム拮抗薬の作用を増強させる．

❺ 1

医薬品を食後に服用すると吸収が遅れ，最高血中濃度に到達するまでの時間が長くなる．作用を早く発現させるためには，空腹時にコップ1杯の水で服用することが最適である．しかし，一部の医薬品には食後投与により最高血中濃度レベルが高くなるものもある．

❻ 4

薬剤の効果の持続性や飲みやすさなど，薬の形状には各々理由がある．錠剤や顆粒の粉砕や，カプセルを外しても問題がないかについては，医薬品添付文書の「適用上の注意」で確認する，または薬剤師に相談する．

❼ 2

一部のカプセル剤は胃酸では分解されず，小腸に移動してから溶けるよう特殊フィルムで覆われている．また，作用の持続化を図るため，胃で溶ける部分と小腸で溶ける部分の顆粒で構成されているものもある．このような加工が施されているカプセルは，有効成分の胃内での

分解によって作用が減弱する危険性があるため，カプセルを外してはならない．服用しづらい等の訴えがあったときは，製剤加工の有無を確認する．また，カプセルの中身が加工されている場合があるため，噛み砕かないよう留意する．

❽ 4

リバウンド現象：薬を減量したり，急に投与を中止したときに，薬でコントロールされていた原疾患が反動的に薬の投与以前よりも悪化する現象のこと．反跳現象ともいう．

❾ 2

コンプライアンス：薬物治療において，患者が指示されたとおり服薬すること．

薬物有害反応：医薬品の副作用のうち，好ましくない作用のこと．

プラシーボ効果：偽薬効果．実は薬理学的活性を有しないもの（例えば小麦粉や砂糖など）でも薬と信じて服用すると，何らかの改善（例えば，痛みが和らぐなど）がみられること．

2章　主な生活習慣病に使用する薬

■要点整理：生活習慣病とは

❶生活習慣病の原因 (p.28)

1　ストレス　2　糖尿病　3　コレステロール
4　血管壁　5　動脈硬化　6　肥満　7　運動

❷メタボリックシンドローム (p.28)

1　脂肪　2　脂質異常症　3　動脈硬化性
4　85　5　90　6　BMI　7　22

■要点整理：高血圧とは

❶高血圧の診断と原因 (p.29)

1　血管壁　2　圧力　3　140　4　90
5　家庭血圧　6　本態性　7　塩分　8　肥満

❷高血圧の治療薬 (p29)

1　利尿　2　アンジオテンシン変換酵素
3　グレープフルーツジュース

■要点整理：糖尿病とは

❶糖尿病 (p.30)

1　高血糖　2　増加　3　妊娠　4　2　5　網膜

❷糖尿病の治療薬 (p.30)

1　経口血糖降下　2　インスリン　3　膵臓
4　混合　5　持効　6　24　7　低血糖
8　シックデイ　　※4と5は順不同．

■要点整理：脂質異常症とは

❶脂質異常症の特徴と治療 (p.31)

1　LDLコレステロール　2　トリグリセライド
3　HDLコレステロール　4　動脈硬化
5　血清脂質　6　狭心症
7　HMG-CoA還元酵素阻害

■要点整理：動脈硬化とは

❶動脈硬化の治療 (p.32)

1　予防　2　スタチン　3　高い

■要点整理：不整脈とは

❶不整脈と抗不整脈薬 (p.32)

1　心拍　2　自律　3　シシリアン・ガンビット
4　頻脈性　5　電気生理学　6　ボーン・ウィリアムズ

■要点整理：狭心症とは

❶狭心症と治療薬 (p.33)

1　酸素　2　胸痛　3　労作性　4　壊死
5　水平降下　6　冠攣縮性　7　上昇
8　不安定　9　カリウムチャネル開口
10　硝酸　11　β遮断　12　Ca拮抗

■要点整理：心不全とは

❶心不全と心不全治療薬 (p.34)

1　拡張　2　血流　3　酸素　4　前負荷
5　後負荷　6　慢性　7　ACE阻害
8　アンジオテンシンII受容体拮抗
9　ジギタリス中毒

■要点整理：心筋梗塞とは

❶心筋梗塞 (p.35)

1　冠状動脈　2　血栓　3　壊死　4　激痛
5　ニトログリセリン　6　上昇

❷心筋梗塞の治療薬 (p.35)

1　血栓溶解　2　6

■要点整理：脳血管障害とは

❶脳血管障害の分類 (p.36)

1　脳梗塞　2　ラクナ　3　脳内出血
4　くも膜下出血　5　動脈瘤
6　一過性脳虚血　7　血栓溶解

■トレーニング (p.37)

❶1　○　2　×　3　×　4　○　5　○

〈高血圧治療薬の使用方法〉

①低用量から開始する，②1日1回服用の薬剤が望ましい，③2～3カ月で降圧目標に達することを目指す．

目標に達しない場合：④増量または相加・相乗作用が期待できるほかの種類の降圧薬を併用する．

❷1　×　2　○　3　○　4　×　5　○

選択的セロトニン再取り込み阻害薬は抗うつ薬，フィブラート系薬は脂質異常症治療薬．

❸1　×　2　○　3　○　4　×　5　○

プラバスタチンは，妊婦・授乳婦に投与禁忌．腎機能障害のある患者には注意が必要である．1日1回投与の場合，夕食後の服用が望ましい．薬物有害反応として横紋筋融解症が現れることがある．

❹1　○　2　○　3　○　4　×　5　×

狭心症発作時には，硝酸薬（ニトログリセリン）を使用する．非発作時の労作性狭心症にはβ遮断薬が用いられ，経過によっては持続性硝酸薬，Ca拮抗薬を併用する．安静時狭心症には持続性硝酸薬と，Ca拮抗薬を用いる．ベンゾジアゼピン系薬は睡眠薬，H_2受容体拮抗薬は消化性潰瘍治療薬である．

❺1　×　2　×　3　○　4　○　5　○

非ステロイド性抗炎症薬（NSAIDs）は鎮痛消炎薬である．硝酸薬（ニトログリセリン）は狭心症治療薬である．

■実力アップ (p.38〜40)

❶ 4

生活習慣病は肥満と関係が深く，治療の基本は食事療法と運動療法である．エネルギーを効率よく消費できる有酸素運動を行い，肥満を改善することが重要である．

❷ 4，5

喫煙は血圧，糖代謝，脂質代謝のすべてに悪影響を与えるといわれている．生活習慣病の予防に禁煙は重要である．また，たばこから直接吸入する煙（主流煙）より，空気中に立ち上る煙（副流煙）のほうが有害物質を多く含んでいる．

❸ 3

選択的エストロゲン受容体モジュレーターは，骨粗鬆症治療薬である．

❹ 2

グレープフルーツジュースと一緒に服用すると，薬の代謝が遅れて降圧作用が増強する．

❺ 2，4

腎保護効果がある．カリウム保持性利尿薬と併用すると，高カリウム血症を起こすことがある．過量投与すると血圧は低下する．

❻ 4

早朝空腹時血糖値126mg/dL以上，75gOGTTで2時間値200mg/dL以上，随時血糖値200mg/dL以上，HbA1cが6.5以上のいずれかが確認された場合は，糖尿病型と判定される．

❼ 3，5

インスリンの薬物有害反応は低血糖，アナフィラキシーショック，血管神経性浮腫などである．懸濁製剤はゆっくりと振り，中身を均一に混ぜる．未使用のものは2〜8℃で遮光して保存する．

❽ 1

日本の糖尿病患者の90％以上は，2型糖尿病である．

❾ 3

脂質異常症の治療方針や管理目標値は，加齢や高血圧などの危険因子の数によって決定する．高トリグリセリド血症は，トリグリセリドが150mg/dL以上，高LDLコレステロール血症は，LDLコレステロールが140mg/dL以上をいう．

❿ 1

アンジオテンシン変換酵素阻害薬は，高血圧治療薬（降圧薬）である．

⓫ 3

ボーン・ウィリアムズ分類では，ベラパミルはⅣ群Ca拮抗薬，アミオダロンはⅢ群Kチャネル遮断薬，ジソピラミドはⅠa群Naチャネル抑制薬に分類される．

⓬ 3

ピルシカイニドの薬物有害反応は，心室細動，心室頻拍，急性腎不全，肝機能障害などである．

⓭ 2

ジゴキシンを過量投与すると，ジギタリス中毒が起こる．ジギタリス中毒発現時はジギタリスの投与を中止し，カリウム製剤の点滴静注を行う．薬物有害反応は不整脈，心房頻脈，視覚異常，めまい，悪心・嘔吐などである．

⓮ 2

テープ剤は，1日1回1枚を胸部，腰部，上腕部のいずれかに貼付するが，皮膚刺激を避けるため，毎回，貼付部位を変えることが望ましい．狭心症に効果があるニトログリセリンでは，心筋が壊死する心筋梗塞は改善しない．

⓯ 1

β遮断薬は，主に心臓のβ_1受容体を遮断して，心拍出量や心拍数を減少させて循環血液量を減らし，血圧を下げる．また，血圧を上げるレニンの分泌も抑制する．

⓰ 1

発症後，6時間以内に投与する．

⑰ 2

納豆中のビタミンKとワルファリンが拮抗し，効果が減弱する．

⑱ 2

アスピリンは，血小板凝集抑制作用を示す．抗血小板薬としては，1日1回81～100mgを経口投与する．空腹時の服用は避ける．

3章　がん・痛みに使用する薬

■要点整理：がん（悪性腫瘍）の薬物療法

❶がんの薬物療法（p.42）

1　化学　2　多剤併用　3　サイトカイン
4　腫瘍細胞　5　DNA　6　核酸合成
7　細胞膜　8　結合　9　インターフェロン
10　肝炎

❷内分泌療法と分子標的療法（p.42）

1　合成ホルモン　2　女性ホルモン　3　内分泌
4　エストロゲン　5　抑制　6　前立腺　7　分子
8　有害作用　9　乳癌　10　イマチニブ

■要点整理：抗がん薬の有害作用

❶抗がん薬の投与と異常（p.43）

1　中心静脈　2　髄腔　3　血管外漏出
4　逆流　5　静脈炎　6　利尿　7　血液透析
8　対症療法

❷抗がん薬の主な有害作用（p.43）

1　骨髄抑制　2　口内炎　3　精神神経
4　分子標的治療　5　血管外漏出　6　抜去
7　毒性　8　気化

❸骨髄抑制（p.44）

1　骨髄抑制　2　血球　3　造血　4　2
5　120　6　白血球　7　易感染

❹消化器障害（悪心・嘔吐）（p.44）

1　小腸粘膜　2　セロトニン　3　嘔吐中枢
4　遅発　5　24　6　24～48　7　腎
8　制吐　9　食物

❺消化器障害（口内炎）（p.44）

1　フリーラジカル　2　白血球　3　疼痛
4　メトトレキサート

❻脱毛，皮膚障害（p.45）

1　頭皮毛根細胞　2　心理的影響　3　2
4　可逆的　5　手足症候群

❼WHO方式がん疼痛治療法（p.45）

1　WHO3段階除痛ラダー　2　非オピオイド
3　弱オピオイド　4フェイススケール
5　レスキュードーズ　6　禁断　7　中毒

❽がん性疼痛に使用する薬（p.45）

1　弱　2　強　3　オピオイド受容体
4　脊髄　5　軽度　6　鎮痛薬

■トレーニング（p.46～47）

❶1　○　2　○　3　　4　○

急性白血病，悪性リンパ腫，精巣腫瘍，絨毛癌は，化学療法に対しての感受性が高い．子宮癌は化学療法で症状はよくなるが，感受性が高いとまではいえない．脳腫瘍は化学療法の効果はほとんど期待できない．

❷1　○　2　○　3　○　4　×　5　×

成人では，骨髄性白血病が急性白血病の80％以上を占める．慢性骨髄性白血病の治療には，分子標的治療薬のイマチニブによる薬物療法が有効である．

❸1　×　2　○　3　○　4　×　5　○

乳癌の発生には女性ホルモン（エストロゲン）が大きく関与しているが，最も強力な因子は遺伝的要素である．また，化学療法は腫瘍細胞のホルモン受容体やHER2タンパク質の有無にかかわらず，治療対象となる．

❹1　×　2　○　3　×　4　×　5　○

オピオイド鎮痛薬は，弱オピオイド鎮痛薬と強オピオイド鎮痛薬に分けられる．アセトアミノフェンは非オピオイド鎮痛薬，コデインは弱オピオイド鎮痛薬である．

❺1　×　2　　3　　4

モルヒネ製剤には徐放剤（細粒，カプセル，スティック），散剤，錠剤，内用液，注射剤，坐剤がある．

❻1　○　2　○　3　×　4　○　5　○

プレドニゾロンなどのステロイドは主に脳圧亢進，神経圧迫による疼痛に，内臓痛にはオピオイド，非オピオイド系鎮痛薬を用いる．

■実力アップ（p.48～51）

❶　1

抗がん薬の全身投与には末梢静脈，中心静脈，局所投与には動脈内，胸腔内，腹腔内，髄腔内，膀胱内投与などがある．抗がん薬の多剤併用療法は有害反応を軽減し，抗腫瘍効果を高める．また，抗がん薬はがん細胞のみに作用するわけではなく，正常細胞にも作用することがある．ただし，分子標的治療薬は，がん細胞に特異的に発現するタンパクなどを標的に効果を現す．

❷ 4
抗がん薬は，がん細胞以外のすべての細胞に対して毒性をもつ．特に造血細胞ががん細胞に対して高い感受性をもつため，正常な血球（白血球など）も傷害される．

❸ 1
白血球の約6割を占める好中球は，体内に侵入した細菌や異物を貪食し，排除する．好中球の機能低下や減少は，感染に対する抵抗力の低下につながる．

❹ 2
インターフェロンは腎癌，多発性骨髄腫，慢性骨髄性白血病などの治療に用いる．

❺ 4
化学療法時において留置針が正しく刺入されていなければ，血管外漏出は起こる．投与速度は速すぎても遅すぎても静脈炎のリスクを高める．

❻ 3
抗がん薬は，少量の漏出でも強い疼痛を伴い，皮膚の赤斑，発赤，腫脹，硬結，水疱形成，びらん，皮膚壊死を生じ，難治性潰瘍へと進行する．患者が痛みを訴えたときは，直ちに注入を中止し，血管外漏出の有無を確認する．

❼ 2
シスプラチンの主な薬物有害反応には，腎毒性がある．水分の出納は常にチェックし，尿量が減少したら投与量を調整する．

❽ 4
イリノテカンの薬物有害反応である下痢には，特に症状が重篤なものもあり，継続投与が中止されることもある．

❾ 1
シクロホスファミドとイホスファミドを投与する際には，出血性膀胱炎の予防のために十分量の輸液を投与し，1時間当たり100～200mLの尿量を確保する．頻回に臨床検査を行うことが，出血性膀胱炎の早期発見につながる．

❿ 3
フルオロウラシルの薬物有害反応は口内炎，下痢，骨髄抑制などである．

⓫ 4
WHO 3段階除痛ラダーでは，痛みが軽度（弱）であれば，非オピオイド鎮痛薬であるアセトアミノフェンや，非ステロイド性抗炎症薬（アスピリンなど）を用いる．

⓬ 4
がん性疼痛は，痛みの度合いとWHO3段階除痛ラダーにより選択される．神経障害性疼痛には，抗けいれん薬や抗うつ薬などが使用される．がん性疼痛は長時間持続し，がんの進行に伴って疼痛が強くなることが多い．また，精神的，社会的，霊的因子によって痛みが和らいだり強くなったりすることがある．

⓭ 2
モルヒネの主な有害作用は便秘，悪心・嘔吐，眠気，呼吸抑制などである．

⓮ 2
オピオイド（麻薬性）鎮痛薬は，施錠保管する．アセトアミノフェンは非オピオイド薬のため，鍵をかけて保管しなくてよい．

⓯ 1
オピオイド（麻薬性）鎮痛薬は，使用後のアンプルも麻薬管理者が廃棄する．使用後のアンプルは速やかに薬剤部へ返却する．

⓰ 2
〈各薬剤の主な有害作用〉
モルヒネ：依存性，呼吸抑制，錯乱，せん妄，無気肺，麻痺性イレウス，便秘等
メトトレキサート：ショック，アナフィラキシー，骨髄抑制，腎・肝障害，間質性肺炎等
シスプラチン：腎障害，骨髄抑制，間質性肺炎，聴力障害等
アスピリン：出血，血小板減少，喘息発作の誘発等

⓱ 4
モルヒネ錠10mgを1日2回でコントロールされている痛みが，突然強くなったり間欠的な場合は，レスキュードーズで調整する．その際，吸収の早いモルヒネ散，モルヒネ水，モルヒネ内用液を使用する．レスキュー時の1回投与量は，1日モルヒネ量の5分の1から6分の1である．

⓲ 1
腎機能が低下している患者にモルヒネを投与すると，活性代謝物の蓄積によって鎮静の増強が起こる．腎障害時にはオピオイド鎮痛薬であるオキシコドンやフェンタニルを用いる．

⓳ 3
患者の苦痛を最小限にする対処法を考え，継続使用を勧奨する．嘔気の原因を明らかにするとともに，薬剤，使用経路や量を医師と再

検討し，オピオイドを継続使用するメリットを患者や家族に理解してもらう．

⑳ 1

設問にある言動は，モルヒネによるせん妄と考えられる．せん妄はモルヒネの投与期間や投与量と必ずしも直結しないが，腎機能の低下に伴ったモルヒネ代謝物によって発現することがある．疼痛で減量できない場合は，フェンタニルへの変更が有効なことがある．ハロペリドールの定期的投与や，睡眠薬による夜間の睡眠の確保，規則正しい生活リズムの確保，不安・心配ごとの改善なども必要である．

㉑ 3

刺入部痛は，血管外漏出が疑われる．

4章　脳・中枢神経系疾患で使用する薬

■要点整理：中枢神経系とは

❶中枢神経系の働きと薬 (p.53)

1　中枢　2　脳　3　情報伝達　4　シナプス
5　シナプス間隙　6　アミノ酸　7　ドパミン

■要点整理：てんかんとは

❶てんかんの病態 (p.54)

1　大脳　2　電気的　3　脳波　4　部分
5　全般　6　欠神　7　ミオクローヌス
8　強直間代　9　脱力

❷抗てんかん薬の投与と注意点 (p.54)

1　有効治療濃度範囲
2　治療薬物モニタリング　3　部分発作
4　低下　5　飲み忘れ　6　中止
7　減らす　8　相互作用

■要点整理：パーキンソン病とは

❶パーキンソン病 (p.56)

1　ドパミン　2　錐体外路系
3　神経伝達物質　4　大脳皮質　5　中高
6　安静時振戦　7　筋固縮　8　無動
9　姿勢反射　10　ヤール

❷パーキンソン病治療薬 (p.56)

1　レボドパ　2　ドパミン遊離促進
3　ドパミン受容体作動　4　抗コリン
5　ドパミン

❸パーキンソン病治療薬の薬物有害反応 (p.56)

1　悪性症候群　2　on-off　3　ジスキネジア

■要点整理：アルツハイマー型認知症とは

❶アルツハイマー型認知症 (p.57)

1　記銘　2　変性　3　初老　4　老年
5　海馬　6　アセチルコリン
7　グルタミン酸　8　興奮
9　コリンエステラーゼ

■要点整理：統合失調症とは

❶統合失調症 (p.58)

1　統合　2　思春　3　脳　4　陽性　5　欠如

❷抗精神病薬と有害作用 (p.58)

1　抗精神病　2　ドパミン　3　遮断　4　抑制
5　非定型　6　定型　7　悪性症候群
8　急性ジストニア　9　アカシジア

■要点整理：うつ病とは

❶うつ病と抗うつ薬 (p.59)

1　身体　2　セロトニン　3　ノルアドレナリン
4　受容体　5　神経伝達物質　6　情報伝達
7　三環系　8　SSRI　9　SNRI　10　少ない

❷抗うつ薬の有害作用 (p.59)

1　眠気　2　拮抗　3　禁忌
4　セロトニン　5　ノルアドレナリン

■要点整理：睡眠障害とは

❶不眠症の分類 (p.60)

1　入眠障害　2　熟眠障害　3　中途覚醒
4　早朝覚醒

❷睡眠薬と有害作用 (p.60)

1　ベンゾジアゼピン　2　情動中枢　3　比例
4　筋弛緩　5　持ち越し　6　記憶　7　健忘
8　奇異反応　9　反跳（リバウンド）
10　離脱（退薬）

❸抗不安薬の特徴と有害作用 (p.61)

1　ベンゾジアゼピン　2　GABA　3　抑制
4　ベンゾジアゼピン受容体拮抗　5　移行
6　避ける　7　運動失調　8　呼吸
9　アルコール　10　中枢
11　急性閉塞隅角緑内障　12　抗コリン
13　重症筋無力症

❹気分安定薬（抗躁薬） (p.61)

1　言動　2　炭酸リチウム　3　狭
4　血中濃度　5　リチウム中毒　6　振戦
7　中枢神経　8　高　9　脱水

■トレーニング (p.62～63)

❶1　○　2　○　3　○　4　×　5　○
6　○　7　×

フェニトインは経口投与が基本だが，けいれん等で経口投与が不可能なときは，静脈内注射で投与する．てんかんは数十年に及ぶ長期の治療が必要である．長期間発作が起きないからといって，自己判断で服用を中止したり，服用回数を減らしたりすると，再発する危険性が高まる．

❷1 × 2 ○ 3 ○ 4 ○

パーキンソン病は，中脳黒質の神経細胞が変性脱落し，線条体でのドパミン含有量が低下することで起こる錐体外路系変性疾患である．

❸1 ○ 2 ○ 3 4 ○ 5 ○ 6

〈抗精神病薬の主な薬物有害反応〉

悪性症候群，パーキンソン症候群（パーキンソニズム），遅発性ジスキネジア（不随意運動），急性ジストニア，アカシジア（静座不能）など．

❹1 ○ 2 ○ 3 ○ 4 ○ 5 ×

〈抗不安薬の主な薬物有害反応〉

①精神運動機能低下→高齢者には慎重投与

②肝機能障害 ③興奮，錯乱

④眼圧上昇→緑内障患者には投与しない

⑤筋弛緩→重症筋無力症患者には投与しない

❺1 ○ 2 × 3 ○

中途覚醒や早朝覚醒には，中間作用型以上の薬を用いる．

❻1 ○ 2 ○ 3 ○ 4 ○ 5 ×

躁病には気分を安定させるために，炭酸リチウムが第一選択薬として使用される．フェノバルビタールは抗てんかん薬である．

❼1 ○ 2 ○ 3 ○ 4 ×

脳梗塞の治療において，アスピリンはチクロピジンと同様，血小板凝集抑制作用を期待して投与される．

■実力アップ (p.64)

❶ 4

脳血管障害は，血栓や塞栓により血流が極度に低下した状態で，多くは脳の機能を障害する．選択肢中，脳の障害に関連して生じるのは嘔吐である．

❷ 4

浸透圧性の下剤として用いられるラクツロースは，アンモニア産生菌の増殖を抑制する．結腸の細菌がラクツロースを乳酸と酢酸に分解するため，腸管内のpHが下がり，アンモニアの結腸から血流への非イオン性拡散（吸収）が抑制される．

❸ 1

入眠障害には，まず超短時間作用型の睡眠薬から開始し，効果がなければ短時間作用型を使用する．

❹ 2

向精神薬を服用した患者の75％で錐体外路症状が現れる．向精神薬が錐体外路症状を引き起こす原因は，脳における神経伝達物質ドパミン受容体を遮断し，ドパミンによる神経伝達を抑制するためと考えられている．症状は服薬の開始直後や増量後，血中濃度がある一定レベルに達したときに現れることが多い．

❺ 1

抗不安薬の投与時には，ふらつきやめまい，眠気が認められ，転倒の誘因になる．エチゾラムでは，起立性低血圧でみられる立ちくらみにも注意する．

5章 感染症に使用する薬

■要点整理：細菌感染症とは

❶細菌感染症 (p.66)

1 細胞壁 2 細胞膜 3 真菌 4 宿主
5 選択毒性 6 リボソーム 7 蛋白質合成
8 耐性 9 空気 10 飛沫

❷抗菌薬 (p.67)

1 細胞壁合成酵素 2 窒素 3 βラクタム
4 βラクタマーゼ 5 上昇 6 腎毒性
7 静脈内注射 8 耐性
9 メチシリン耐性黄色ブドウ球 10 MRSA
11 抗酸菌

■要点整理：ウイルス感染症とは

❶ウイルスとは (p.67)

1 細胞壁 2 抗菌薬 3 代謝機構 4 宿主

❷抗インフルエンザウイルス薬 (p.68)

1 48 2 A 3 RNA 4 複製
5 ポリメラーゼ 6 ノイラミニダーゼ 7 吸入

❸その他の抗ウイルス薬 (p.68)

1 B 2 帯状疱疹 3 免疫能 4 日和見
5 抑制 6 死滅

❹真菌感染症 (p.68)

1 真核 2 爪 3 表在性 4 深在性
5 阻害 6 傷害 7 阻害 8 拮抗

❺消毒薬 (p.69)

1 滅菌 2 消毒 3 高水準 4 細菌芽胞
5 できない 6 抗菌スペクトル

❻予防接種 (p.69)

1 ワクチン 2 免疫能 3 一次 4 不活化
5 トキソイド 6 任意 7 副反応

■トレーニング（p.70～71）

❶1　○　2　×　3　○　4　○　5　×
ペニシリンは細菌の細胞壁合成を阻害する．βラクタムはβラクタマーゼで加水分解される．

❷1　○　2　×　3　○　4　○　5　○
病原微生物が耐性を獲得する機序は複数ある．

❸1　○　2　×　3　○　4　○　5　×　6　○
バンコマイシンとアミノグリコシドの薬物有害反応は，ショック，アナフィラキシー，急性腎不全などである．

❹1　○　2　○　3　×　4　○　5　○　6　○
アマンタジンは，A型インフルエンザウイルスの宿主細胞への進入や脱殻を阻害する．

❺1　　2　　3　○　4　○　5
ミカファンギンは，アスペルギルス属，カンジダ属の深在性真菌感染症が適応．アムホテリシンBとフルシトシンはアスペルギルス属，カンジダ属・クリプトコッカス属の深在性真菌感染症が適応である．

❻1　○　2　×　3　○　4　×　5　○
吸虫は肺，肝臓，消化管，膵臓などいろいろな器官に寄生する．トリコモナスは主に性行為によって感染し，腟炎などの原因となる．

❼1　○　2　○　3　○　4　○　5　×
グルタラールは主に医療器具専用の高水準消毒薬で，エタノールより殺菌力が強い．

❽1　○　2　○　3　○　4　○　5
6　○　7　○　8　○　9　○　10　○
11　○　12　13　○
水痘，B型肝炎，結核，ロタウイルスも定期予防接種である．

■実力アップ（p.72～75）

❶　2
アミノグリコシド系抗菌薬は第8脳神経障害を生じやすく，特に聴力障害（難聴）をきたしやすい．ゲンタマイシン，トブラマイシンによる内耳神経障害は不可逆的なため，注意を要する．

❷　4
アミノグリコシド系のゲンタマイシン，トブラマイシンは，腎機能障害を生じることがある．用量依存性のため，大量または長期連用の場合は，尿タンパク質や血中尿素窒素（BUN），クレアチニンを定期的に検査する．

❸　1
ポビドンヨードは細菌や真菌，ウイルスまで幅広く死滅させるが，人体への影響は少ない．耐性菌であるMRSAの消毒にも高い効果がある．

❹　3
内視鏡などの光学器械は外部の被膜が高熱によって傷むため，加熱消毒は避ける．グルタラールは毒性が強く，人体に付着すると化学熱傷を起こすため，手指の消毒には用いない．普通石けんと逆性石けんを同時に使用すると，消毒力は低下する．クロルヘキシジンは一般の細菌には殺菌効果があるが，真菌や結核菌，ウイルス，芽胞には無効である．

❺　1
アムホテリシンBは，真菌の細胞膜を障害する．テトラサイクリンとアミノグリコシドは真菌のタンパク質合成を阻害し，ペニシリンは細胞壁の合成を阻害することで殺菌効果を示す．

❻　2
グルタラールは❹参照．次亜塩素酸ナトリウムは，塩素ガスが粘膜を刺激するため手指には使わない．両性界面活性剤は生体には低毒性だが，脱脂作用が手を荒らすため手指消毒には使わない．

❼　1
エタノールは70～80％が最も殺菌力が強く，100％だとほとんど殺菌力がない．クロルヘキシジンはウイルスに無効である．消毒薬は効力により高水準（グルタラール），中水準（次亜塩素酸ナトリウム，エタノール，ポビドンヨード），低水準（ベンザルコニウム，クロルヘキシジン，両性界面活性剤）に大別される．逆性石けんは，喀痰などの有機物を含む汚物によって有効性が低下する．

❽　4
4種混合ワクチン（DPT-IPV）は，ジフテリア，破傷風，百日咳，ポリオの4種類．

❾　3
ポリオワクチン，麻疹風疹混合ワクチン，おたふくかぜワクチンの三種は，生きているが感染力をほとんどもたない弱毒化病原体を用いた生ワクチンである．インフルエンザワクチンはホルマリン処理で殺菌，または無毒化したインフルエンザウイルスを用いた不活化ワクチンである．

❿ 2

ピラジナミドはイソニアジドとの併用療法に用いられる．

⓫ 2

キノロン系抗菌薬は，細菌のDNA複製に関わる酵素であるDNAジャイレースとDNAトポイソメラーゼⅣを阻害し，緑膿菌にも有効である．近年，点滴静注用薬が製品化されている．

⓬ 3

リファンピシン（RFP），イソニアジド（INH），エタンブトール（EB），ピラジナミド（PZA）の4剤で2カ月加療後，RFP+INHまたはRFP+INH+EBをさらに4カ月内服する．

⓭ 2

抗ヘルペスウイルス薬であるアシクロビルは，単純疱疹，帯状疱疹，水痘に用いられる．

⓮ 2，3

インターフェロン（α，β）は，肝炎ウイルスに感染した細胞内でmRNAを分解する酵素を産生し，DNAポリメラーゼ活性を抑制する．対象はB型慢性肝炎とC型急性・慢性肝炎である．

⓯ 1

ザナミビルは吸入投与により，気道粘膜上皮細胞の表面に直接分布し，インフルエンザウイルスのノイラミニダーゼを選択的に阻害する．

⓰ 4

けいれんなどが生じることがある．

⓱ 2

熱や消毒薬に対して強い抵抗性がある芽胞は，複製された遺伝子をもっており，細菌が死滅したあともその遺伝子によって増殖することができる．死滅させるにはオートクレーブ滅菌や乾熱滅菌が必要で，消毒薬としてはグルタールアルデヒドしか効果がない．主な芽胞は破傷風菌，ボツリヌス菌，炭疽菌，ウェルシュ菌，セレウス菌である．

⓲ 2

2以外はすべて抗菌薬である．

⓳ 1

〈主な副作用（薬物有害反応）〉

スルホニル尿素薬：低血糖

非ステロイド性抗炎症薬：胃腸障害

アンジオテンシン変換酵素阻害薬：咳

⓴ 3

セフェム系抗菌薬の薬物有害反応は，アナフィラキシーショックである．

6章　救命救急時に使用する薬

■ビジュアルチェック

❶救急カートに常備しておく薬（注射薬） (p.76)

1　アドレナリン　2　ジアゼパム

3　アシドーシス　4　ドパミン　5　ショック

6　フェニトイン　7　リドカイン

❶特異的解毒薬 (p.77)

1　アセチルシステイン　2　ビタミンK

3　アトロピン　4　プロタミン

■要点整理

❶アナフィラキシーとアナフィラキシー様反応 (p.78)

1　免疫グロブリンE　2　化学伝達

3　アレルギー反応　4　数分　5　同じ

6　抗生物質　7　アレルギー歴　8　救命救急

9　蕁麻疹　10　呼吸困難　11　低血圧

12　悪心

❷過量投与 (p.78)

1　エラー　2　投与量　3　流量設定

4　飲み間違い　5　誤飲　6　意図的

7　自殺　8　犯罪　9　延命

❸ショックに対して使用する薬 (p.79)

1　減少　2　代謝活性　3　輸液　4　血管収縮

5　ジギタリス　6　交感神経刺激　7　増加

8　電解質輸液　9　上昇　10　アドレナリン

11　ジギタリス中毒

❹ステロイドと輸液製剤，血液製剤 (p.79)

1　糖質　2　鉱質　3　性ホルモン

4　糖質コルチコイド　5　静脈

6　生理食塩液　7　電解質　8　血液製剤

❺医薬品に関連した中毒の治療に使用する薬 (p.79)

1　胃　2　分布　3　排泄　4　拮抗

❻救急カートに必要な薬 (p.80)

1　不整脈　2　徐脈

3　アナフィラキシーショック

4　カルシウム拮抗薬　5　アレルギー

6　鎮静　7　心拍出量　8　アシドーシス

9　麻薬　10　高血圧　11　副交感神経刺激

12　ショック　13　けいれん　14　特異的解毒

15　交感神経遮断　16　心室性不整脈

❼麻酔時に使用する薬 (p.80)

1　筋弛緩　2　局所　3　吸入　4　肺胞

5　中枢神経　6　全身麻酔　7　神経線維

8　遮断　9　疼痛　10　伝達　11　神経

12　静脈内

❽術前に投与を中止すべき薬 (p.81)

1　血液凝固　2　血小板凝固阻害
3　抗凝血　4　ヘパリン

❾麻酔補助薬 (p.81)

1　局所　2　前　3　薬物有害反応
4　ベンゾジアゼピン　5　気道分泌
6　ヒスタミンH_2受容体

❿筋弛緩薬 (p.81)

1　遮断　2　骨格筋　3　脱分極
4　競合　5　アセチルコリン　6　阻害
7　呼吸抑制　8　人工呼吸　9　紛失

⓫血液製剤 (p.82)

1　輸血用血液　2　血漿分画製剤
3　特定生物由来　4　感染症　5　同意
6　製造番号　7　20　8　冷凍
9　血小板濃厚液　10　20～24
11　アルブミン　12　免疫グロブリン
※11と12は順不同.

⓬薬物の除去と特異的解毒薬 (p.82)

1　血液透析　2　アルカリ　3　7.35～7.45
4　4.5～8.0　5　弱酸　6　拮抗　7　解毒
8　アセチルシステイン　9　プロタミン
10　アトロピン　11　ビタミンK
12　イダルシズマブ

■トレーニング (p.83)

❶1　×　2　○　3　○　4　○
アナフィラキシー（anaphylaxis）は，免疫グロブリンE（IgE）を介した肥満細胞からの化学伝達物質の放出により発現する全身性アレルギー反応である．ほとんどの重篤な反応は，医薬品投与後数分以内に発現するため，投与後数分間は患者の状態を十分に観察する．

❷1　○　2　○　3　×　4　○　5　○
中毒症状と臨床検査結果から原因医薬品を特定することは難しいため，医薬品の容器，ラベル，包装，医薬品識別コード，胃内容物，血中薬物濃度などの情報を集める必要がある．

❸1　　2　　3　　4　○　5　○　6　○
一部の薬には，その薬理作用に拮抗する特異的な薬（特異的解毒薬）があり，過量投与時や薬物中毒時の解毒目的で投与される．アセトアミノフェン↔アセチルシステイン，ヘパリン↔プロタミン，ワルファリン↔ビタミンKである．

❹1　×　2　×　3　○　4　×　5　○　6　○
ブプレノルフィンとペンタゾシンは，非麻薬性鎮痛薬（オピオイド），ジアゼパムはベンゾジアゼピン系である．

■実力アップ (p.84)

❶　4
意識障害者の救命救急処置において最優先されるのは，呼吸管理のための気道確保である．

❷　3
口から呼吸によって吸収することで，中枢神経細胞の機能が抑制される吸入麻酔薬は，全身麻酔薬である．

❸　2
血小板凝固阻害薬であるアスピリンやチクロピジン，抗凝血薬のワルファリンなど，血液凝固に影響を与える薬剤は，手術前に中止する．疾病治療のため投与を中止できない場合は，ヘパリンに変更する．

❹　1
筋弛緩薬は呼吸抑制を起こしやすいため，必ず人工呼吸が行える状態で投与する．

❺　4
クロルフェニラミンは，アレルギー症状の改善に用いられる．

7章　アレルギー・免疫不全状態の患者に使用する薬

■要点整理：気管支喘息とは

❶気管支喘息に使用する薬の分類 (p.86)

1　発作治療　2　ステロイド　3　気管支拡張
4　長期管理　5　肺　6　抗アレルギー
7　予防　8　量　9　治療ステップ

❷テオフィリン製剤（気管支拡張薬） (p.86)

1　一般　2　ネオフィリン®　3　テオフィリン
4　発作治療　5　点滴静注　6　短　7　拡張
8　80　9　中毒症状　10　血中濃度半減期
11　血中濃度　12　酵素　13　阻害　14　腸

❸β_2刺激薬 (p.87)

1　交感　2　拡張　3　短　4　発作　5　長期
6　ステロイド　7　エアロゾル　8　速効
9　頓用　10　中　11　ネブライザー
12　口腔　13　ツロブテロール　14　就寝

❹抗コリン薬 (p.87)

1　アセチルコリン　2　収縮　3　抑制　4　吸入

❺ステロイド（吸入・注射） (p.87)

1　抗炎症　2　気道　3　吸入　4　速効

5　有害　6　カンジダ　7　発作　8　静脈内注射

❻抗アレルギー薬 (p.88)

1　肥満　2　化学伝達　3　ヒスタミン

4　血小板活性化　5　ロイコトリエン受容体

6　ヒスタミンH_1受容体

■要点整理：咳（咳嗽）と痰（喀痰）

❶鎮咳薬 (p.89)

1　粘膜　2　延髄　3　咳中枢　4　横隔膜

5　声門　6　収縮　7　気道粘膜　8　炎症

9　鎮咳　10　咳中枢　11　反射

❷去痰薬 (p.90)

1　気道分泌物　2　滲出液　3　ムチン

4　分子　5　気道粘液溶解　6　線毛運動

7　気道潤滑　8　杯細胞

9　気道分泌細胞正常化

■要点整理：関節リウマチとは

❶関節リウマチ (p.91)

1　寛解　2　進行　3　多発性関節炎

4　ランスバリー　5　滑膜　6　対称

7　陽性　8　腫脹　9　疼痛　10　破壊

11　変形　12　生活の質

❷抗リウマチ薬 (p.91-92)

1　炎症　2　抗リウマチ

3　非ステロイド性抗炎症　4　NSAIDs

5　DMARDs　6　早期　7　免疫異常

8　遅効　9　1～3カ月　10　口内炎　11　腎

12　メトトレキサート　13　生物学的

❸非ステロイド性抗炎症薬（NSAIDs） (p.92)

1　疼痛緩和　2　プロスタグランジン

3　シクロオキシゲナーゼ　4　強力　5　後

6　抗潰瘍　7　胃腸　8　アスピリン喘息

❹全身性エリテマトーデス（SLE） (p.93)

1　蝶形紅斑　2　多発性関節炎　3　自己免疫

4　臓器　5　ステロイド　6　プレドニゾロン

7　シクロホスファミド　8　パルス

❺体のコルチゾール産生量 (p.93)

1　副腎皮質　2　糖質　3　鉱質　4　20

5　ステロイド　6　2,000　7　100　8　副腎

■トレーニング (p.94～95)

❶1　　2　　3　　4　　5　×

喘鳴は，気管や気管支が狭くなることで起こる．FEV_1は1秒率のことで，換気能力を示す．PaO_2は動脈血酸素分圧，ピークフローは肺からの努力性最大呼気流量のことである．スペーサーは薬剤を吸入するときの補助具である．

❷1　　2　×　3　　4　　5

アセトアミノフェンは，非ピリン系の解熱鎮痛薬である．

❸1　　2　×　3　　4　　5

ペンタゾシンは，非オピオイド（非麻薬性）鎮痛薬で，がん性疼痛の緩和に用いられる．

❹1　　2　×　3　　4　×

気管支喘息の患者の観察は，呼吸状態だけでなく，随伴症状である血圧上昇や発汗，チアノーゼ，緊張感，倦怠感なども常に観察する．呼吸パターンの乱れは，恐怖感など精神状態にも左右されるため，不安の緩和に努める．

❺1　○　2　○　3　　4

PaO_2（動脈血酸素分圧）の基準値は，80～100mmHg（65歳以上：75～85mmHg），HCO_3^-（重炭酸イオン）の基準値は22～26mmol/L．

❻1　　2　○　3　　4　○　5　○

関節リウマチとは，寛解と再燃，再生を繰り返しながら慢性かつ進行性に経過する原因不明の多発性関節炎である．治療に用いられる抗リウマチ薬は，早期投与ほど有効性が高いといわれているが，一般的に遅効性で効果発現までに1～3カ月かかる．

❼1　○　2　　3　○　4　　5　○

白金製剤のシスプラチンはがんの治療に，抗ヒト免疫不全ウイルス薬のジドブジンは，HIV感染の治療に用いられる．

❽1　　2　○　3　○　4　○　5

メトトレキサートの薬物有害反応は，血液障害，肝機能障害，腎機能障害，間質性肺炎，口内炎である．

❾1　×　2　　3　　4　　5　×

非ステロイド性抗炎症薬は，nonsteroidal anti-inflammatory drugsで，NSAIDsと略す．主な薬物有害反応は胃腸障害だが，肝機能障害や血液障害などを起こすこともある．

❿1　×　2　　3　　4　　5

全身性エリテマトーデスでは蝶形紅斑という皮疹が顔面に発現する．

■実力アップ (p.96～99)

❶　2

短時間作用性β_2刺激薬 ― 吸入 ― 気管支拡張である．

❷　3

気管支喘息の長期管理時には，短時間作用性β_2

刺激薬は使用しない．長時間作用性β_2刺激薬を気管支拡張目的で吸入，貼付，経口で使用する．

❸ 1
テオフィリンには注射薬，内服薬(錠剤，散剤，液剤)，坐薬があるが，貼付薬はない．

❹ 4
短時間作用性β_2刺激薬（吸入）は頓用として早めに用いると発作の予防薬となるが，過度の使用は，不整脈や心停止を起こす要因ともなる．

❺ 4
喫煙によってテオフィリンの代謝が促進され，肝機能障害や心機能障害によってテオフィリンの代謝が抑制される．

❻ 3
吸入後はしっかりうがいをしないと，口腔内にカンジダが繁殖したり，声がかすれたりする．

❼ 4
喘息患者へは，呼吸は口すぼめ呼吸や腹式呼吸，体位はファウラー位や起座位などの安楽な姿勢を指導する．呼吸困難や酸素消費量を少なくするため体動を控え，痰が喀出しやすくなるよう水分補給も併せて指導する．

❽ 2
喀痰は季節要因（特に冬）による気道への刺激に影響を受けるが，特に高温と関連はない．

❾ 1
気管支喘息時の喀痰は，漿液性粘性痰である．膿性粘性痰は，慢性気管支炎やびまん性汎細気管支炎時の痰の性状で，病原微生物や好中球が多く含まれている．

❿ 2
抗リウマチ薬は遅効性で，効果が発現するまでに1～3カ月かかる．

⓫ 1
薬物療法の説明は医師が行うが，患者がどのように受けとめ，正しく理解しているかを知る必要がある．理解していない場合は，正しい理解を促す．薬物有害反応は早期発見・早期対応のためにも，患者にも理解してもらう．

⓬ 4
非ステロイド性抗炎症薬には，鎮痛作用のほかに抗血小板作用がある．主な薬はアスピリンだが，鎮痛作用の場合は1.5～3g，抗血小板作用の場合は0.04～0.1g（40mg～100mg）程度と，目的によって用量が異なる．

⓭ 4
メトトレキサートを飲み忘れた場合，決して後から服用してはならない．常に決められた時間に服用し，忘れたときは医師に報告する．

⓮ 2
関節保護は大切だが，痛みがあってもできることはなるべく行うほうがよい．医師は病気の説明を行うが，患者が正しく理解し納得しているとは限らない．胸やけや食欲不振，嘔気などの訴えは精神的なものだけでなく，アスピリンによる薬物有害反応の可能性も考慮する．

⓯ 3
ステロイドの薬物有害反応には消化性潰瘍，多幸感，多毛などがあるが，脱毛はない．胃薬が処方されることはあるが，抗菌薬は使用しない．朝や昼に服用量を多くし夕方は少なくするなど，体内のホルモンリズムに合わせて投与する．

⓰ 4
多量のステロイドを静脈内注射するため，体の抵抗力が減弱し，感染症に罹患しやすくなる．特に呼吸器感染症と皮膚感染症を起こすことが多い．ステロイドを多量に投与した際は安静を促し，病室外ではマスク着用を，帰室後は手洗いとうがいを行うよう指導する．

⓱ 4
関節炎があるときは，重い荷物を持ったり運動したりすると，炎症の悪化につながる．

⓲ 2
ステロイド薬は，急に中止するとステロイド離脱症候群や急性副腎不全を起こす可能性があるため，徐々に減量していく．

⓳ 3，4
COX-1には胃粘膜保護作用があるが，薬物有害反応で胃腸障害が少ないのは，COX-2阻害薬である．基本的に，妊婦には薬を使用しない．また，けいれんの報告があるのは，NSAIDsとニューキノロン系抗菌薬の併用である．

⓴ 2
プロスタグランジンは，炎症などを引き起こす化学伝達物質である．

㉑ 2
副腎から出る副腎皮質ホルモンには，糖質コルチコイド（コルチゾール）と鉱質コルチコイドがあり，糖質コルチコイドと薬物のステロイドは同様の機序で作用する．ステロイドを長

期間服用すると，副腎に負担がかかり萎縮する．

8章　消化器系疾患に使用する薬

■要点整理：消化性潰瘍とは

❶胃酸分泌のしくみと消化性潰瘍 (p.101)

1　ペプシン　2　攻撃　3　胃酸　4　防御
5　十二指腸　6　多い　7　粘膜
8　ヘリコバクター・ピロリ　9　上腹　10　吐血
11　下血　12　空腹　13　夜間

❷消化性潰瘍治療薬 (p.101)

1　ガストリン　2　H_2受容体
3　ムスカリン受容体　4　プロトンポンプ
5　プロトンポンプ阻害薬　6　ヒスタミンH_2
7　抗コリン薬　8　プロスタグランジン

❸制吐薬，鎮吐薬 (p.102)

1　防御　2　胃粘膜　3　嘔吐中枢
4　直接的　5　制吐　6　鎮吐

❹便秘に対する薬 (p.102)

1　3　2　頻度　3　硬度　4　減少
5　少なく　6　増　7　瀉下薬　8　亢進
9　蠕動　10　弛緩性　11　けいれん性
12　直腸性

❺下痢に対する薬 (p.103)

1　水分含有量　2　85　3　65　4　泥
5　水様　6　頻回　7　感染　8　自律神経
9　止瀉　10　腸運動抑制　11　収斂
12　吸着　13　殺菌　14　整腸

❻腸疾患治療薬 (p.103)

1　粘膜　2　びらん　3　腸内細菌　4　抗炎症
5　ベタメタゾン　6　線維　7　消化管
8　回盲　9　インフリキシマブ
10　便通異常　11　交代　12　ストレス

❼胆嚢・胆道，膵臓の疾患に使用する薬 (p.104)

1　胆汁　2　胆嚢　3　排泄
4　タンパク質分解酵素阻害　5　トリプシン
6　自己消化　7　血管外漏出

❽肝炎に使用する薬 (p.104)

1　ウイルス　2　血液　3　重症　4　肝硬変
5　急性　6　肝癌　7　80　8　C型肝炎
9　インターフェロン製剤　10　間質性
11　自殺企図　12　小柴胡湯

■トレーニング (p.105～106)

❶1　○　2　○　3　　4　○　5　○
消化性潰瘍では，胃酸分泌促進物質のヒスタミン，アセチルコリン，ガストリンの働きを抑える．中でもヒスタミンの抑制が最も効果が高い．ヒスタミンにはH_1とH_2受容体があるが，胃にはH_2受容体がある．ドパミンは脳内の神経伝達物質である．

❷1　○　2　　3　○　4　○　5　○
消化性潰瘍とは，胃壁から分泌される胃酸とペプシンにより，自分自身の胃や十二指腸の粘膜が侵される疾患である．攻撃因子と防御因子とのバランスの崩れや，ヘリコバクター・ピロリが潰瘍形成因子である．主な攻撃因子抑制薬にプロトンポンプ阻害薬，ヒスタミンH_2受容体拮抗薬，制酸薬などがある．胃酸分泌を抑えるにはプロトンポンプの働きを抑制する．防御因子増強薬には，プロスタグランジン製剤などがある．また，ヘリコバクター・ピロリの除菌療法として，プロトンポンプ阻害薬と抗菌薬が用いられる．

❸1　○　2　×　3　×　4　○　5　×
頭痛による鎮痛薬の愛用，アルコール量の増加，不規則な生活が胃潰瘍誘発因子と考えられる．酸分泌抑制作用の強いヒスタミンH_2受容体拮抗薬は，急な服用中止によってリバウンド現象を引き起こすため，正しく服用することが大切である．頭痛は胃潰瘍と関係ないが，鎮痛薬（非ステロイド性抗炎症薬）は胃腸障害を起こしやすい．食事は暴飲暴食，辛味・甘味・酸味が強い物は避け，たばこやアルコールなどの嗜好品も控えるよう指導する．リラクセーションはストレス防御に大切だが，運動量を増やすことがよいとは限らない．

❹1　×　2　×　3　　4　×　5
悪心・嘔吐は，更年期障害や高所を原因として起こるわけではない．抗がん薬に伴う悪心・嘔吐には，5-HT_3受容体拮抗薬を用いる．

❺1　×　2　×　3　　4　　5　　6
7　　8　　9　×
便秘は少なくとも3日間以上便通がなく，排便回数が減少し，便の量が少なく硬度が増した場合をいう．便秘には弛緩性，けいれん性，直腸性があり，タイプに応じた薬を選択する．また，瀉下薬は薬ごとに排便効果発現時間が異なる．一概に就寝前がよいとは言えない．

❻1　　2　○　3　○　4　○　5　　6　○
7　　8　○　9　○
下痢とは便の水分含有量が増加し，泥状または水様の糞便を排泄する状態である．排便回数は問題ではない．潰瘍性大腸炎の治療には，抗炎症作用のあるサラゾスルファピリジンというサルファ薬（抗生物質）とステロイドが用いられるが，サラゾスルファピリジンは抗結核薬ではない．ウルソデオキシコール酸などの利胆薬は利胆作用や肝血流量増加作用を示し，無症状の胆道疾患や病態の落ち着いている肝疾患に用いる．胆道内圧を上昇させるため，疼痛や黄疸の増悪を招くことがある．急性の炎症や高度の肝障害，完全閉塞性黄疸が認められる場合は，使用を避ける．

■**実力アップ**（p.107～109）

❶ 2
消化性潰瘍とは，胃酸とペプシンにより消化管粘膜が侵される疾患で，原因は攻撃因子と防御因子のバランスの崩れにある．その両因子にヘリコバクター・ピロリが関与しており，これを除去するために抗生物質が用いられる．

❷ 3
胃潰瘍の治療には，攻撃因子抑制薬としてプロトンポンプ阻害薬，ヒスタミンH_2受容体拮抗薬，選択的ムスカリン受容体拮抗薬，抗コリン薬，抗ガストリン薬，制酸薬，抗ペプシン薬が，防御因子増強薬としてプロスタグランジン製剤，粘膜保護薬，組織修復・粘液産生分泌促進薬，粘膜血流改善薬が使用される．また，ストレスを緩和する抗不安薬や，ヘリコバクター・ピロリの除去を目的とした抗生物質を併用することがある．抗炎症作用があるステロイド薬は，胃潰瘍には用いない．

❸ 1
腸運動抑制薬のロペラミドは，下痢時に使用する．

❹ 4
化学療法時の悪心・嘔吐は，抗がん薬投与後14日以内の早期の薬物有害反応として起こることが多い．主に5-HT_3受容体拮抗薬やメトクロプラミド（抗ドパミン薬）が制吐薬として用いられる．予測性の悪心・嘔吐には，ロラゼパムなどの抗不安薬の投与が有効である．

❺ 3
臥床患者の嘔吐直後は，吐物が気道に詰まらないようすぐに側臥位にし，気道を確保する．

❻ 4
嘔吐により電解質バランスが乱れたり脱水の可能性はあるが，事前に水分補給の必要はない．

❼ 2
酸化マグネシウム（塩類下剤）は腸管内に水分を集め便を軟化増大し，排便を促す．浣腸薬であるグリセリンは直腸粘膜を刺激し，排便を促す．センナ（大腸刺激性下剤）は大腸を刺激し，腸の運動を活発にして排便を促す．

❽ 3
グリセリン浣腸は通常50％濃度で，1回10～150mL使用する．直腸内への挿入は，粘膜を傷つけないようゆっくりと6～10cm挿入する．直腸の長さは約20cmだが，10cm以上だと直腸壁を傷つけやすく，6cm以下だと肛門括約筋を刺激し便意が起こり，浣腸効果が得られない．浣腸液は38～41℃に温めて使用する．小児や高齢者，硬結便のある患者には注意して使用するが，希釈する必要はない．

❾ 3
ロペラミドは，腸管のオピオイド受容体に作用し，腸運動亢進抑制作用を示す．

❿ 1
下痢は原因に応じた薬を選択し，止瀉薬はむやみに投与しない．便培養は，止瀉薬の使用時には不必要だが，感染性の下痢が疑われるときは行う．脂肪や糖質の摂取は消化吸収を障害する．腹痛を伴う場合は腹部を保温し，腸蠕動を鎮静する．

⓫ 3
人工肛門造設患者にとって，排便コントロールは重要である．便通をよくするために緊張やストレスを取り除き，果物や野菜，穀物，豆類の摂取を心がける．退院時に緩下薬が処方されるが，服用しても便秘が続いたり，ガスが出ず腹痛がある場合は，受診するよう指導する．

⓬ 2
クローン病は限局性回腸炎ともいわれ，消化管のどの部位にも発生し，再発と再燃を繰り返す．主にステロイド薬や炎症を引き起こすTNF-αと結合するため，炎症を抑える生物学的製剤のインフリキシマブを用いて治療する．

⓭ 4
インターフェロン製剤の薬物有害反応で特に注意すべきは，間質性肺炎と自殺企図である．

⓮ 3

抗コリン薬は，副交感神経の働きを阻害するため口渇，排尿障害，便秘，心悸亢進をきたしやすい．血糖値を下げる作用はない．

⓯ 1

ワクチンが有効なウイルス性肝炎は，A型とB型で，日本の肝癌患者の80％が感染しているといわれるC型肝炎は，慢性化しやすい．

9章　その他の症状に使用する薬

■要点整理：痛風・高尿酸血症とは

❶代謝機能障害に使用する薬 (p.111)

1　尿酸結晶　2　痛風　3　上昇　4　高尿酸血
5　コルヒチン　6　非ステロイド性抗炎症
7　血清尿酸　8　7.0　9　再吸収
10　尿酸排泄促進　11　尿酸生成抑制
12　8.0　13　9.0

■要点整理：内分泌障害

❶内分泌障害に使用する薬 (p.112)

1　甲状腺機能亢進　2　バセドウ　3　抗甲状腺
4　β遮断　5　甲状腺機能低下　6　橋本
7　アジソン　8　指定難病　9　クッシング症候群
10　コルチゾール　11　多尿

■要点整理：血液・造血器障害

❶貧血治療薬 (p.112-113)

1　ヘモグロビン濃度　2　低下　3　鉄欠乏性
4　巨赤芽球　5　B_{12}　6　葉酸
7　免疫抑制　8　ステロイド　9　腎性

❷血栓治療薬 (p.113)

1　血栓　2　血管　3　塞栓症　4　動脈
5　ワルファリン　6　アスピリン
7　ウロキナーゼ

❸その他の血液・造血器障害に使用する薬 (p.113)

1　播種性血管内凝固　2　出血傾向
3　微小血栓　4　減少　5　基礎疾患
6　ヘパリン　7　血友　8　凝固異常
9　特発性血小板減少性紫斑　10　出血
11　自己抗体　12　脾臓　13　ステロイド
14　摘脾（脾臓摘出）

■要点整理：腎機能障害

❶腎機能障害に使用する薬 (p.114-115)

1　間質性　2　IgA腎症　3　ネフローゼ
4　血小板　5　免疫抑制　6　抗菌　7　血液
8　アシドーシス　9　高カリウム　10　急性
11　一過　12　不可逆　13　透析　14　利尿

■要点整理：骨粗鬆症とは

❶骨粗鬆症治療薬 (p.115)

1　骨量　2　全身性　3　閉経　4　女性
5　減少　6　ビスホスホネート　7　SERM

■要点整理：性・生殖機能障害

❶女性ホルモン製剤 (p.116)

1　低下　2　エストロゲン　3　分泌
4　骨吸収抑制　5　動脈硬化
6　ホルモンバランス　7　更年期　8　ホルモン補充

❷月経異常とその治療薬 (p.116)

1　停止　2　続発性無月経　3　卵胞ホルモン
4　骨粗鬆症　5　カウフマン　6　1　7　不妊
8　排卵誘発

❸妊娠中の疾患と治療薬 (p.117)

1　分娩　2　陣痛　3　22　4　流産　5　37
6　早産　7　正期産　8　子宮収縮抑制　9　脱水
10　妊娠悪阻　11　20　12　12　13　タンパク
14　妊娠高血圧症候群　15　降圧　16　子癇

■要点整理：泌尿器・生殖機能障害

❶排尿障害治療薬 (p.117-118)

1 自律　2 乏尿　3 尿失禁　4 抑制　5 促進
6 切迫性尿失禁　7　高齢　8 α_1受容体遮断

■要点整理：皮膚障害

❶皮膚障害と治療薬 (p.118)

1　褥瘡　2　床ずれ　3　皮下脂肪　4　仙骨
5　感染　6　外用　7　アレルゲン　8　瘙痒
9　接触皮膚炎　10　ステロイド

■要点整理：視覚障害

❶視覚障害と治療薬 (p.119)

1　水晶体　2　手術　3　進行遅延　4　羞明
5　結膜嚢　6　30　7　上昇　8　視野欠損
9　眼圧　10　加齢黄斑変性
11　血管内皮増殖因子　12　高齢
13　アレルギー　14　充血　15　5

❷頭痛と月経痛に使用する薬 (p.120)

1　一次　2　コントロール　3　緊張　4　両側
5　非ステロイド　6　側頭　7　拍動　8　片側
9　セロトニン　10　三叉　11　子宮収縮
12　芍薬甘草湯

❸体内の水分・電解質組成 (p.120)

1 電解質　2 補充　3 酸塩基平衡　4 投与経路
5 タンパク質　6 塩基　7 60　8 40　9 脂肪
10 細胞内液　11 細胞外液　12 細胞膜　13 年齢
14 80　15 70　16 55　17 低い　18 浸透圧
※ 5と6は順不同

❹血漿の浸透圧と輸液の種類 (p.121)

1 高張 2 等張 3 低張 4 電解質
5 栄養 6 血漿増量 7 0.9 8 154

❺栄養輸液 (p.121)

1 経腸 2 末梢静脈 3 中心静脈
4 高カロリー 5 アシドーシス 6 ビタミンB_1
7 出血性 8 低下 9 原疾患 10 酸化剤

■トレーニング (p.122～123)

❶1 ○ 2 × 3 ○ 4 × 5 ○
橋本病などの甲状腺機能低下症の治療には甲状腺ホルモンを用いるが，レボチロキシン（T_4製剤）が第一選択薬であり，リオチロニン（T_3製剤）や乾燥甲状腺末の使用頻度は低い．クッシング症候群は，副腎でコルチゾールが過剰に産生されることで発症する．

❷1 ○ 2 × 3 × 4 ○ 5 ○
6 × 7 ○ 8 ○ 9 ○ 10 ×
播種性血管内凝固症候群；DIC.
特発性血小板減少性紫斑病；ITPは血小板が減少し，出血症状を引き起こす原因不明の疾患である．血栓には抗凝固薬としてワルファリンやヘパリンを，抗血小板薬としてアスピリンなどを用いる．

❸1 ○ 2 × 3 ○ 4 × 5 ○
6 ○ 7 × 8 ○
シクロスポリンは，再生不良性貧血の治療に用いる．透析しても除去されない．ネオーラル®とサンディミュン®は生物学的に同等ではないので，切り替えには注意する．

❹1 ○ 2 ○ 3 × 4 × 5 ○ 6 ○
空腹である起床時にコップ1杯の水で服用し，30分以上は横にならず飲食も避ける．

❺1 × 2 × 3 ○ 4 ○ 5 ○ 6 ○
卵胞ホルモン作用を示す．重大な薬物有害反応に，長期連用による血栓症がある．

❻1 × 2 ○ 3 × 4 × 5 ○ 6 ○
子宮収縮薬の使用目的は，①出産時の胎盤娩出後の子宮収縮の促進，②出血量の最少化，③流産あるいは人工妊娠中絶時の子宮収縮促進，④分娩誘発，⑤陣痛促進である．

❼1 ○ 2 × 3 × 4 ○ 5 ○ 6 ×
他剤と混合して使用してはならない．

■実力アップ (p.124～127)

❶ 1
コルヒチンは白血球，好中球の作用を阻害する．特に好中球の走化性因子に対する反応性を著明に低下させる．

❷ 3
腎尿細管における尿酸の再吸収を抑制して尿中排泄を促進し，血清尿酸値を低下させる．

❸ 2
急性痛風発作が治まるまで，アロプリノールは投与しない．

❹ 4
甲状腺に取り込まれたヨウ素から甲状腺ホルモンが産生されるのを阻害する．

❺ 3
大量投与した場合は胃腸からの吸収抑制（胃洗浄や活性炭などの投与），および対症療法（換気維持のための酸素投与，交感神経興奮症状に対するβ遮断薬などの投与）を行う．

❻ 3
長期連続大量投与により，脳の機能障害を起こすことがある．

❼ 4
腎の尿細管における水の再吸収を促進し，抗利尿ホルモン不足による尿濃縮能の低下を回復させる．

❽ 3
血小板の活性化を抑制し，尿タンパク減少作用を示す．

❾ 2
連用後，投与を急に中止すると発熱，頭痛，ショックなどの離脱症状が現れることがある．中止する場合は徐々に減量する．

❿ 3
生体内で本剤1g当たり約1mEqのカリウムと交換する．

⓫ 3
服用後，少なくとも30分は横にならない．食道および局所への薬物有害反応出現の可能性を低下させるため，飲食（水は除く）やほかの薬剤の経口摂取を避ける．

⓬ 1
エストロゲンと同様の骨吸収抑制作用を示す．

⓭ 1
高カルシウム血症を起こしたときは，直ちに休薬し，血清カルシウム値が正常域に達したら，減量して投薬を再開する．

⓮ 3
卵胞ホルモン製剤は，卵胞ホルモン作用，骨吸収抑制作用を示す．

⓯ 2
カンゾウが含まれているため，血清カリウム値や血圧値に注意し，異常が認められた場合は投与を中止する．

⓰ 2
間脳に作用して内因性エストロゲンと競合的に受容体と結合し，ゴナドトロピン放出ホルモンを分泌させる．その結果，下垂体から卵胞刺激ホルモンと黄体化ホルモンが分泌され，卵巣を刺激して排卵が誘発される．

⓱ 4
作用発現は経口投与で3～5分，静脈内注射で0.5～1分，筋肉内注射で2～5分で，作用持続時間は6～8時間である．

⓲ 1
子宮筋のβ_2受容体を選択的に刺激して，子宮収縮を抑制する．

⓳ 4
成人には1日1回，性行為の約1時間前に経口投与する．投与間隔は24時間以上とする．

⓴ 2
溶解後は10℃以下の冷暗所で保存し，2週間以内に使用する．

㉑ 3
合成副腎皮質ホルモン薬である．

㉒ 2
1日1回，1回1滴点眼する．頻回投与により眼圧下降作用が減弱する可能性がある．

㉓ 1
重篤な腎機能障害のある患者には禁忌．主に腎より排泄されるため，体内に蓄積する恐れがある．

10章　薬液がもたらす効果・障害と患者安全のためのポイント

■要点整理

❶抗がん薬と薬液がもたらす障害 (p.129)

1　血管外漏出　2　皮膚障害　3　潰瘍
4　pH　5　血管収縮　6　組織傷害
7　機械的圧迫　8　細菌感染　9　酸素欠乏
10　壊死　11　起壊死性　12　炎症性
13　起炎症性　14　流量　15　刺入部

❷血管外漏出時の対処方法（特に抗がん薬の場合） (p.129)

1　発赤　2　中止　3　吸引　4　陰圧
5　遅発　6　1週　7　観察

❸ステロイドの基礎知識 (p.130)

1　副腎皮質ホルモン　2　副腎　3　視床下部
4　下垂体前葉　5　副腎皮質刺激ホルモン
6　ステロイドホルモン　7　抑制　8　CRF放出
9　低下　10　抗炎症　11　免疫抑制
12　全身性エリテマトーデス　13　炎症
14　中止　15　副腎機能不全　16　減量
※10と11は順不同

❹ステロイドの薬物有害反応 (p.130)

1　感染　2　糖尿病　3　壊死
4　ムーンフェース　5　浮腫

❺薬物有害反応への対処 (p.131)

1　自覚　2　患者自身　3　健康被害　4　初期
5　疾病　6　異常　7　先入観

❻細菌感染症と起炎菌 (p.131)

1　抗菌スペクトル　2　抗菌薬　3　表
4　医師　5　薬物管理
6　メチシリン耐性黄色ブドウ球菌　7　耐性
8　グラム陽性球菌　9　バンコマイシン

■トレーニング (p.132)

❶1　○　2　○　3　○　4　×　5　○
6　○　7　○
血管外漏出に伴う障害の主な原因は，①薬剤のpH，②薬剤の浸透圧，③薬剤の血管収縮作用，④薬剤の組織障害作用，⑤輸液・輸注ポンプ等の機械的圧迫，⑥点滴刺入部からの細菌感染である．

❷1　○　2　×　3　○　4　×　5　○
副腎皮質ホルモンは副腎で分泌される．多くの疾病に非常に効果的だが，勝手な判断で中止，増量，減量したり，他の人に与えてはならない．

❸1　×　2　○　3　×　4　○　5　○
重篤な薬物有害反応の初期症状を患者に理解してもらうことで，患者自身による異常の気づきにも迅速に対応でき，患者を健康被害から守ることができる．患者からの異常の訴えには，先入観をもたずに耳を傾けることが大切である．

■実力アップ (p.133)

❶ 3

散剤とは有効成分のみ（原末），または原末に乳糖などを加えて希釈した粉末状のもの．粉末を固めて大型の粒に成型した製剤は顆粒剤．

❷ 1

ステロイド皮膚症は，塗布により皮膚が赤または茶色になる，皮膚が萎縮し薄くなる，毛細血管が浮き出る，などである．

❸ 3

緑膿菌にはピペラシリン，セフタジジムなどを用いる．セファゾリンは肺炎球菌，レンサ球菌，大腸菌に有効である．

❹ 3

長期にわたりステロイドを服用すると，骨からカルシウムやタンパク質が失われ，骨がもろくなり骨粗鬆症になることがある．

❺ 4

コルチゾン↔短時間型，プレドニゾロン↔中間型，デキサメタゾン↔長時間型

11章 正しく投与するために必要な投与量計算

■要点整理

❶重量・容積の単位 (p.135)

1 マイクログラム 2 ミリリットル
3 1,000 4 100万 5 マイクロリットル

❷重量・容積の換算 (p.135)

1 1,000 2 1,000 3 1,000 4 100
5 1,000 6 10,000 7 1,000,000
8 1,000 9 1 10 100

❸濃度（濃さ）の単位 (p.136)

1 重量 2 容積 3 固体 4 液体 5 液体
6 液体 7 固体 8 固体 9 1%（w/v）
10 1%（v/v） 11 1%（w/w） 12 希釈

❹国際単位，輸液セット (p.136)

1 IU 2 26 3 20 4 60 5 投与量
6 投与時間 7 割り算

❺滴下数の計算方法 (p.136)

1 24 2 60 3 1.25 4 20 5 1.25
6 20 7 25

※1と2は順不同.

■トレーニング (p.137)

❶1　2　3 ○ 4

「何mL投与するか?」という問題であるため，「注射液1mL中に何mgの薬の成分が含まれているか」を計算する．まず，2%キシロカイン注射液5mLアンプルの中に入っているキシロカインの全量（mg）を計算する．キシロカインの固体を蒸留水で溶かしているので，正確にはこの2%は2%（w/v）のことである．2%（w/v）は，100分の2（2/100）なので，少数で表すと0.02（w/v）．言い換えれば，0.02（g/mL）である．5mLアンプルなので，入っているキシロカインの全量は，5（mL）× 0.02（g/mL）= 0.1（g）．すなわち，5（mL）中に100（mg）の薬の成分が含まれていることになる．

次に，1mL当たりの薬の成分量（mg）を計算する．全体量が5mLなので，100（mg）÷ 5（mL）=20（mg/mL）と計算される．問題では，50（mg）投与の指示が出ているので，50（mg）÷ 20（mg/mL）= 2.5（mL）と計算され，5mLのうち2.5mLを抜き取って投与すればよいことになる．

❷1　2　3　4 ○

「250mg/5mL」と書かれている場合は，薬の成分の全量がわかっているので，1mL中に溶けている薬の量（mg）を計算する．250（mg）÷ 5（mL）= 50（mg/mL）となる．つまり，1mLには50mgの薬の成分が溶けている．設問では「200mg投与」なので，必要な薬液量（mL）は200（mg）÷ 50（mg/mL）= 4mLと計算できる．

❸1　2　3 ○ 4

静脈内点滴注射は，時間をかけてゆっくり投与する．「滴数」の計算では，最初に全体の液量を滴数に変換するとわかりやすい．設問の輸液量は300mLである．一般用の輸液セットは，1mLが20滴（20滴/mL）なので，全体の滴数は300（mL）× 20（滴/mL）= 6,000（滴）と計算する．6,000滴を2時間（60分 × 2=120分）かけて投与するので，1分当たりの滴下量は6,000（滴）÷ 120（分）= 50（滴/分）となる．

❹1　2　3 ○ 4

注射薬の容器に「20mg/2mL」と書かれているとき，薬の成分の全量がわかっているので，❶と同様に，1mL中の量（mg）を計算する．20（mg）÷ 2（mL）= 10（mg/mL）と計算され，1mLに10mgの薬の成分が溶けていることになる．問題では「15mg投与」なので，必要な薬液量（mL）は，15（mg）÷ 10（mg/mL）

＝1.5mLと計算できる．

❺1 ○ 2 3 4

別の薬を輸液の中に混合して投与することはよくある．まず，10％抗不整注射液10mL中に溶けている成分の量（mg）を計算する．この問題は，「％」表示なので，❶と同様，少し計算が複雑である．10％（w/v）は，100分の10（10/100）なので，少数で表すと0.1（w/v）．言い換えれば，0.1（g/mL）である．10mLアンプルなので，入っているキシロカインの全量は10（mL）×0.1（g/mL）=1（g）．すなわち，1,000mgである．続いて，注射液1mL中に含まれている薬の成分量（●mg/mL）を計算する．輸液の全体量は500mLなので，1mL当たりの薬の量は，1,000（mg）÷500（mL）＝2（mg/mL）となる．指示は2mg/分（1分当たり2mg）なので，2mg/分÷2（mg/mL）=1（mL/分）と計算される．

■**実力アップ** (p.138~142)

❶ 3

まず，溶解した液1mL中に含まれているセファゾリンの量を計算する．500mgを2mLの液に溶かすので，2mL中に500mgのセファゾリンが含まれており，1mL当たりでは500（mg）÷2（mL）=250（mg/mL）と計算される．この先は，トレーニング問題❶の解説を参照．

❷ 4

消毒薬の希釈の問題は，「何倍に薄めるのか」の計算から始めるとわかりやすい．この問題は，5％のクロルヘキシジンを0.05％に薄めるので，5（％）÷0.05（％）＝100と計算され，100倍に薄めることになる．元の液量が5mLで100倍に薄めるということは，5mL×100=500mLと計算され，全体を500mLにすればよい．つまり，元の液量5mLに滅菌精製水495mLを加えて薄める．もちろん，容器をよく振って十分に混合することを忘れないでください．

❸ 4

全体の液量が150mLの薬液を90分（1.5時間）かけて投与するというものなので，150（mL）÷1.5（時間）＝100（mL/時）と計算され，1時間あたり100mLの速度で投与すればよい．

❹ 2

溶解した薬液1mL中に含まれているアレビアチンの量を計算する．その後は，トレーニング問題❶の解説を参照．

❺ 4

トレーニング❶の解説を参照．

❻ 3

トレーニング❶の解説を参照．

❼ 3

トレーニング❸の解説を参照．

❽ 3

トレーニング❶の解説を参照．ただし，微量用輸液セットの問題なので，「1mLは60滴」として全体の滴数を計算しよう．

❾ 4

実力アップ❷と関係しているが，異なる点は，こちらは「薄めた後の量」が分かっていることである．このような問題では，「薄める前」と「薄めた後」で含まれている薬の成分量は同じであることに注目する．つまり，「薄める前」は5％＝5/100（0.05），必要な液量が不明（XmL）なので，薬の成分量はX（mL）×0.05と計算される．また，「薄めた後」は0.2％＝0.2/100（0.002），液量は2,000mLなので，含まれている薬の成分量は2,000（mL）×0.002となる．この両者は等しいので，X（mL）×0.05=2,000（mL）×0.002となり，Xは80mLと計算される．

❿ 2

2％リドカイン注射液5mLを生理食塩液100mLに溶解するので，全体の液量は5mL＋100mL=105mLと計算する．この中に含まれるリドカインの量は，トレーニング❶で説明したように，100mgと計算できる．つまり，105mL中に100mgのリドカインが含まれていることになる．続いて，1mL中のリドカイン量を計算すると，100mg÷105mL=0.95mg/mLとなる．この問題では，注入速度が「2mg/分」なので，1分当たりの注入量は，2（mg/分）÷0.95（mg/mL）=2.1（mL/分）と計算される．

⓫ 4

自然落下による注入から輸液ポンプへ切り替えるときのものである．まず，精密輸液セットは1mL=60滴であること，注入の速度が「分」単位から「時間」単位に変わることを認識する．現在の注入速度は90滴／分なので，これを液量（mL）に換算すると，90（滴）÷60（滴/mL）=1.5（mL）と計算される．つまり，1分当たり1.5mL（1.5mL/分）の注入なので，1時間（60分）では1.5（mL/分×60（分）=90（mL）と計算できる．

⓬ 1
固形の薬を溶かすことから始まるので，実力アップ❶の解説を参照．

⓭ 1
内服するための水薬についてのものである．注射薬のときと同じように，1mL当たりの薬の成分量の計算から始める．125（mg）÷5（mL）=25（mg/mL）と計算され，1mL中に25mgの薬の成分が含まれていることがわかる．指示は「9時間ごとに150mg」なので，150（mg）÷25（mg/mL）=6（mL）と計算される．

⓮ 2
小児用微量輸液セットを使用していることから「1mL=60滴」ということを押さえ，投与する液量（100mL）が何滴に相当するかを計算する．すると，60（滴/mL）×100（mL）=6,000（滴）となる．この6,000滴を2時間（120分）かけて注入するので，1分当たりの注入量は6,000（滴）÷120（分）=50（滴）と計算される．

⓯ 2
注射薬のラベルに「20mg/2mL」と書かれているので，「1mL当たりの薬の成分量（mg）」から始める．トレーニング❹の解説を参照．

⓰ 1
注射針の太さの単位はゲージである．

⓱ 1
5％ブドウ糖液の浸透圧は，278mOsm/kgH_2Oで，生理食塩液（0.9％食塩水溶液）の浸透圧308mOsm/kgH_2Oと近い．

⓲ 1
⓱参照．

⓳ 2
トレーニング❸の解説を参照．

⓴ 2
トレーニング❸の解説を参照．

㉑ 3
トレーニング❸の解説を参照．

㉒ 4
輸液ポンプは，薬液の注入速度の調整を行う．

付録　看護師国家試験過去問題集 (p.147~156)

❶ 4
グレープフルーツとCa拮抗薬を同時に摂取すると，過度の降圧作用が引き起こされる．

❷ 1
非オピオイド鎮痛薬から段階を追って痛みをコントロールする．

❸ 2
女性ホルモンの不足により進行する骨粗鬆症は，ホルモン補充療法によってリスクが軽減される．

❹ 1
パニック障害や強迫性障害にも有効とされる．

❺ 1
尿量が増えるため，眠前ではなく午前中の投与が望ましい．降圧薬として用いられる．副作用には低ナトリウム血症，低カリウム血症，低マグネシウム血症がある．

❻ 2
一部の医薬品は，肝臓を通過するときに著しく代謝される．

❼ 4
アレルギーの既往を確認する．

❽ 3
テトラサイクリン系薬は，牛乳や一部の制酸薬は吸収を阻害するため併用しない．抗ヒスタミン薬はアルコールと併用すると効果が増強し，副作用が出現しやすくなる．

❾ 1，3
ヒスタミンには，血圧降下血管透過性亢進，血管拡張作用がある．ブラジキニン（生理活性ペプチド）は血管拡張により全身の血圧低下を起こす．心房性ナトリウムペプチドには利尿作用があり，体液量を減らして心臓の負荷を下げる．

❿ 17
6％次亜塩素酸ナトリウム液で0.1％次亜塩素酸ナトリウム液を作るので，6%÷0.1%＝60で，6％の原液量は1/60である．0.1％（6％の原液量は1/60）次亜塩素酸ナトリウム液を1,000mLを作るので，1,000÷60＝16.6666667となり，小数点以下第1位を四捨五入すると，17mLになる．

⓫ 4
毒薬は黒地・白枠・白字である．

⓬ 4
扁平上皮癌，大細胞癌では主に手術が優先され，小細胞癌では放射線療法と化学療法が優先される．

⓭ 4
酸化エチレンガスは，細菌の芽胞を含むすべて

の微生物に有効である．

⓮ 4

頓用薬は，発熱，疼痛などの症状出現時や発作時に服用する．

⓯ 4

水痘ワクチンは1歳～1歳3カ月の幼児期が標準的な接種時期である．

⓰ 2

赤血球製剤は凍結することにより溶血を起こす可能性があるため，2～6℃の適切な温度での保管が重要である．

⓱ 3

急性閉塞隅角緑内障の発作を起こす恐れがあるため，緑内障や狭隅角の患者には禁忌である．

⓲ 1

与薬業務には，医師の指示，薬剤師による調剤，看護職による与薬など種々のプロセスがあり，エラー発生の機会は数多い．与薬事故防止対策としては，作業方法の改善が有効である．

⓳ 1

マラリアの潜伏期間は1～4週間．アフリカ，東南アジアなど熱帯地域で多くみられる．症状は高熱である．

⓴ 63

1mL＝20滴の輸液セットを用いて，1,500mLの輸液を8時間かけて投与する場合の1分間の滴下数は，次のような計算式になる．

①1時間あたりの輸液量

1,500mL ÷ 8時間＝187.5mL/時間

②1分間あたりの滴下数

187.5mL × 20滴 ÷ 60分＝62.5滴／分

四捨五入して約63滴／分となる．

㉑ 3

造血器官である骨髄は，造血幹細胞の細胞分裂によって赤血球，白血球，リンパ球，血小板の基になる巨核球など，血球系細胞をつくり出す．抗癌薬はこの分裂を抑制する．

㉒ 5

副腎皮質ステロイドの一つである糖質コルチコイドは，胸線やリンパ系を萎縮させることで，炎症反応や免疫反応を抑制する．

㉓ 4

血小板振盪器を用いて20～24℃で緩やかに水平振盪して保存する．冷所で保存すると血小板の寿命の低下や不可逆的な形態変化を引き起こし，輸血効果が低下する．1と3の保存温度は2～6℃，2の保存温度は－20℃以下である．

㉔ 4

狭心症に対しては，血管拡張作用のあるニトログリセリンを舌下投与する．発作を抑え，心筋梗塞を予防する目的がある．

㉕ 3

抗コリン薬であるアトロピンは，眼底検査で瞳孔を散大させるために用いられる．緑内障患者への投与は禁忌である．

㉖ 4

高カロリー輸液や50％ブドウ糖液は，血漿より高い浸透圧の高張液である．末梢静脈から点滴を行うと血管炎を起こすため，中心静脈から行う．

㉗ 2

点眼時の患者の体位は仰臥位または半坐位で顔を真上に向ける．開眼してもらい，拭き綿を患者の下眼瞼にあてて下方へ引き，点眼薬を下眼瞼結膜嚢の中央に1滴滴下する．

㉘ 1

テオフィリンの血中濃度は，他の薬物との相互作用などによって変化するため，適宜，薬物血中濃度をモニタリングする．

㉙ 3

外来で抗癌薬の点滴静脈内注射を受けるためには，外来の時間内（平日の昼間）に外来受診する必要がある．勤務日，時間，休暇の取得が可能かどうか，Aさんの勤務先の健康管理部門に相談することが望ましい．

㉚ 2

抗甲状腺薬の副作用（有害事象）には無顆粒球症，肝機能障害，発疹，蕁麻疹，瘙痒感，関節痛などがある．

㉛ 2・3

アナフィラキシーショックでは気道粘膜の浮腫による気道閉塞が生じ，重症例では，アレルゲンに曝露してから数分で呼吸停止や心停止に至ることもある．

㉜ 4

フェンタニルは全身麻酔，全身麻酔における鎮痛に使用する合成麻薬である．合成麻薬は，麻薬及び向精神薬取締法第34条に鍵をかけた堅固な設備内で保管することが定められている．

㉝ 3

下痢は経腸栄養剤の副作用（有害事象）である．

❸❹ 2
カリウムとして40mEq/L以下の濃度に必ず希釈して使用する．原液のまま投与すると心臓伝導障害を起こす．希釈する場合は，日本薬局方注射用蒸留水，5％ブドウ糖注射液，生理食塩液などが使用される．

❸❺ 4
輸血の副作用（有害事象）には輸血開始直後～終了数時間以内に発症する即時型副作用と，輸血終了後24時間経過して発症する遅発型副作用とがある．この問題では4の遅発型副作用を選択する．

❸❻ 2
化学療法により骨髄抑制が起こると，白血球が減少する．好中球が減少し免疫力が低下すると，常在菌による日和見感染を起こす可能性が高い．

❸❼ 3
ワルファリンは抗凝固薬で，ビタミンKと拮抗し凝固因子の生成を阻害する．血栓塞栓症の治療・予防に使用される．出血傾向となるため，手術前に中止を検討する必要がある．

❸❽ 3
インドメタシン内服薬は，非ステロイド性抗炎症薬（NSAIDs）の一つで，胃炎や消化性潰瘍などの胃腸障害を引き起こすため，消化性潰瘍のある患者への投与は禁忌である．

❸❾ 2
がん性疼痛など慢性疼痛に使用する場合の3大副作用（有害事象）に，便秘，悪心・嘔吐，眠気がある．便秘はほぼ必発である．

❹⓿ 2
ジギタリス中毒の初期症状として，悪心・嘔吐などの消化器症状，黄視症などの眼症状，頭痛・眩暈などの精神神経症状が出現する．

❹❶ 4
スタチン（HMG-CoA還元酵素阻害薬）は脂質異常症や家族性高コレステロール血症の治療薬である．主な副作用として，横紋筋融解症，肝機能障害がある．

❹❷ 4
宿主の感受性とは，病原体に対する抵抗力の強弱で，高齢者や乳幼児，体力の低下した人などは抵抗力が弱く，感染に対する感受性が高い．

❹❸ 4
麻薬の管理や取り扱いについては，麻薬及び向精神薬取締法によって規定されている．

❹❹ 4
飛行機の貨物室の温度は氷点下になることがあり，インスリンが使用できなくなることがあるため，手荷物と一緒に機内に持ち込む．

❹❺ 4
薬物の血中濃度の半減期とは，薬物の成分の血中濃度が半減するまでの時間のことである．高齢者は，排泄率の低下や脂溶性薬物の脂肪組織への蓄積など，薬物が体内に蓄積されやすい状態にあり，血中濃度の半減期は延長する．

❹❻ 3
少量の水で散剤を溶かしたものを，スポイドなどを用いて乳児の口腔内に入れ，内服させる．

❹❼ 3
血清中のアルブミンを主としたタンパク質は，膠質浸透圧として血管内に水を保持する作用をもつ．

❹❽ 5
多剤耐性菌は，多くの抗菌薬に耐性を獲得している．大腸菌や肺炎桿菌，エンテロバクター，緑膿菌，黄色ブドウ球菌，腸球菌などがある．

❹❾ 3
抗うつ薬の半減期は6～46時間で，血中濃度が安定するまでに1～2週間程度を要する．

❺⓿ 4
劇薬は白地に赤枠，赤文字で「劇」と表示，毒薬は黒地に白枠，白文字で「毒」と表示する．

❺❶ 2
刺入部に腫脹が認められた場合は，薬液が血管外に漏出していることが推測される．点滴の注入を中止するのが適切である．

❺❷ 3
副腎皮質から分泌されるアルドステロンは，ナトリウムの再吸収を促進するホルモンである．

❺❸ 1
抗がん薬と制吐薬を一緒に服用することで，嘔気・嘔吐をコントロールする．

❺❹ 4
ベンゾジアゼピン系薬剤の単独使用は，せん妄を悪化させる要因となる．夜間せん妄は夕方から夜間に出現し，高齢者に多くみられる．

❺❺ 4
薬を1回分ごとに分け，飲み間違いを防ぐ．

㊻ 5.0
希釈倍率＝元の濃度（％）÷希釈したい濃度（％）なので，6÷0.02＝300，つまり6％A消毒液を300倍に希釈したものが，0.02％A消毒液1,500mLとなる．よって，元の6％消毒液の量は，1,500mL÷300＝5.0mL必要となる．

㊼ 4，5
狭心症の治療には，冠動脈の血流を改善させる硝酸薬，カルシウム拮抗薬，β遮断薬，抗血小板薬などが用いられる．

㊽ 40
体重1kg当たり100mLなので，1日の総輸液量は100mL×9.6＝960mLである．1分間の滴下数は，1日の総輸液量（mL）×1mLの滴数（滴/mL）÷輸液時間数（分）＝960×60÷（24×60）＝40滴となる．

㊾ 4
ステロイド薬は腸でのカルシウムの吸収を抑制し，尿中へのカルシウム排泄を促進するため骨形成が低下し，骨密度が減少するリスクがある．

㊿ 4
血中濃度の上昇が最も速いのは静脈内注射で，坐薬，筋肉内注射，経口薬の順である．

(61) 4
Aさんの不安を受け止めた上で，血糖コントロールの重要性を説明することが大切である．

(62) 4
副効用として排卵抑制や月経量の減少，プロスタグランジン産生低下などによる月経前症候群・月経困難症・過多月経の改善，骨粗鬆症予防などがある．

(63) 1
PT-INRとは，プロトロンビン時間国際標準比で，血液凝固能に関する検査値であり，ワルファリンコントロール時の指標となる．

(64) 300
成人用輸液セットは1mL＝20滴．500mLの輸液を50滴／分であれば，1分間に2.5mL投与していることになる．80分経過しているので，80（分）×2.5（mL）＝200mLとなる．残量は500mL－200mL＝300mLである．

(65) 4
グレープフルーツとカルシウム拮抗薬を同時に摂取すると，カルシウム拮抗薬の作用が増強し，血圧が過度に低下する恐れがある．

(66) 1
成人用輸液セットの1mLの滴下数は20滴．

(67) 4
選択的セロトニン再取り込み阻害薬（SSRI）や三環系抗うつ薬の多量投与や，他の抗精神病薬との相互作用によって，脳内のセロトニンが過剰となり，不安などの精神症状や自律神経症状などの薬物有害反応が起こる．

(68) 2
糖尿病治療薬で，血糖を下げる効果があるが，多量投与などにより低血糖症状を引き起こす．

(69) 4
法律により，医薬品に必ず添付するよう規定されている公文書．2021年8月より原則，電子化された．

(70) 3
気管支喘息の治療薬であるテオフィリンは，有効安全域が狭い．適切に血中濃度のモニタリングを行い，慎重に投与しなければならない．

(71) 3
医療機関や調剤薬局で無菌的に調製してもらうことが望ましい．

(72) 4
細胞分裂が活発な組織に作用する抗がん薬は，血液をつくる働きを低下させるため，白血球や赤血球，血小板が減少する．特に白血球は減少しやすく，これを骨髄抑制という．

(73) 1
合成麻薬で強オピオイドのフェンタニルは皮膚吸収が良好なため，貼付剤として用いられる．

(74) 3
前立腺癌はアンドロゲンの影響を受けて増殖するため，抗アンドロゲン薬が用いられる．

(75) 4
口唇や舌の持続的な不随意運動である遅発性ジスキネジアは，抗精神病薬の長期服用によって起こる．

(76) 3
一定量，および回数制限を守ることができる場合は，療養者自らが追加注入を行ってもよい．

(77) 2，4
ムスカリン受容体遮断薬である抗コリン薬には，副交感神経と拮抗する作用がある．眼圧が上昇する緑内障と，前立腺が肥大する前立腺肥大症の患者への投与は禁忌である．